D1641267

Hans-Jürgen Albrecht (Herausgeber)

Kreative Homöopathie

Gesammelte Veröffentlichungen
von Antonie Peppler

Band III

Die Deutsche Bibliothek – CIP-Einheitsaufnahme

Albrecht, Hans-Jürgen (Herausgeber):
Kreative Homöopathie – Gesammelte Veröffentlichungen von Antonie Peppler Band III,
Hans-Jürgen Albrecht, CKH®Verlag Großheubach

1.Auflage 2004
ISBN 3-933219-13-2

Verlag:	CKH® Verlag, Klingenweg12, D-63920 Großheubach
Einband:	CKH® - Centrum für Klassische Homöopathie
	in Zusammenarbeit mit WK Werbestudio & Druck
	Pfarrer-Henning-Straße 2-4, D-63868 Großwallstadt
Layout:	Marietta Bachmann
Korrektur:	Ursula Wenzel
Druck:	WK Werbestudio & Druck,
	Pfarrer-Henning-Straße 2-4, D-63868 Großwallstadt
Vertrieb:	CKH® Versandbuchhandlung und Vertrieb
	Klingenweg 12, D-63920 Großheubach
	Telefon: 0049 (0) 2059
	Fax: 0049 (0) 67030
	Internet: www.ckh.de
	Email: info@ckh.de

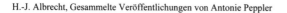

„Die wahrhaft große Tradition in den Dingen liegt nicht darin, das nachzumachen,
was die anderen gemacht haben, sondern den Geist wieder zu finden,
der diese großen Dinge hervorgebracht hat
und zu einer anderen Zeit ganz andere daraus erschaffen würde."

(Paul Valery)

Vorwort der Autorin

Liebe Leserinnen, liebe Leser,

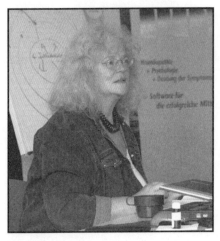

.. und wieder ist ein Buch mit vielen, neuen Artikeln, ausführlichen Tabellen und Darstellungen fertig gestellt.

Darf ich der Resonanz bezüglich den ersten beiden Bände Glauben schenken, dann helfen diese Bücher, die essentiellen Inhalte der Kreativen Homöopathie noch besser zu verstehen. Von unterschiedlichen Seiten beleuchtet und assoziativ verknüpft, sei ein gedanklicher Ansatz oft nachvollziehbarer als in der knappen Darstellung eines Kompendiums.

Eine versteckte oder auch offene Aufforderung endlich weiter zu schreiben? Damit wieder etwas zum Lesen da sei? „Man wolle mich ja nicht drängen ...". Nun, ich hatte noch einige freie Nächte. So wurde dieses Buch konzipiert als gesunde Mischung „alltäglicher" Themen, homöopathischen Wissens und praktischer Beispiele.

Unsere eigene Freude, wieder etwas Neues bieten zu können ist verbunden mit der Hoffnung, die sicher nicht abbrechende „Jagd" nach weiterem „kreativem" Lesestoff zumindest über den Jahreswechsel etwas „abzulenken". In diesem Sinne wünsche ich allen Lesern viel Spaß bei der Lektüre dieses Bandes.

Herzlichst

Antonie Peppler

Dezember 2004

Vorwort des Herausgebers

Zwanzig Jahre und kein bißchen leiser…

Liebe Leserinnen und Leser,

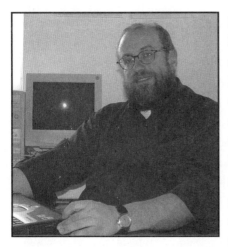

keine Bange, die Kreative Homöopathie kommt nicht „in die Jahre". Dennoch, nach mehr als zwanzig Jahren homöopathischer Forschungsarbeit und Praxis-Tätigkeit wäre es da nicht Zeit, zurückzublicken? Zum Beispiel auf die wissenschaftliche Kleinarbeit der ersten Jahre, die intensive Auswertung des Kent'schen Repertoriums und die Vergleiche zwischen den Repertorien oder auf die erfolgreichen Behandlungen von Patienten, die europaweit abgehaltenen Vorträge und Seminare?

Wenn da nur die Zeit wäre. So aber blicken wir nach vorn, auf die nächsten Jahre - auf weitere, geplante Veröffentlichungen und Bücher - und auf die Aufgabe der nächsten Jahre, unsere Aufgabe, den philosophischen, synergetischen und ganzheitlichen Ansatz des homöopathischen Erklärungsmodells der Kreativen Homöopathie nach Antonie Peppler® noch bekannter , verständlicher und… „verinnigbarer" zu machen.

So freuen wir uns darüber, nun schon den dritten Band unserer Gesammelten Veröffentlichungen einer - so hoffen wir „Never-Ending-Story" - vorlegen zu können.
Dem Gedanken der Eigenverantwortung ist leichzüngig und schnell zugestimmt, ihn in der Konsequenz zu verstehen und eben auch zu leben ist ein Prozess, der mit Erkenntnissen beginnt und dennoch über die bloße Theorie weit hinausgeht.
In diesem Sinne wünsche ich uns allen noch zwanzig Jahre…und kein bisschen leise.

Ihr Hans-Jürgen Albrecht

Dezember 2004

Inhaltsverzeichnis

Kinder, Küche, Kirche?

Auf den Zahn gefühlt

Vergiftete Umwelt?

Aude sapere – Wage es, (weiter) zu denken…

Die Kreative Homöopathie und ihre „Nachbarn"

„Alltägliche" Erkrankungen?

„Kleine Mittel" vorgestellt:

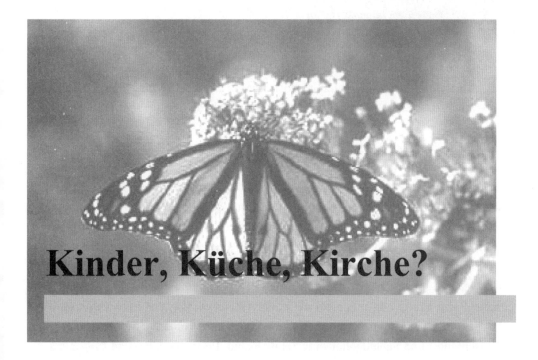

Kinder, Küche, Kirche?

Die hohe Kunst des „Loslassen"

Die Transformation hin zum Leben der eigenen Bedürfnisse

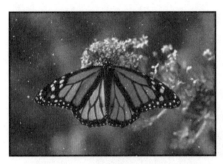

Fast in jeder homöopathischen Behandlung fällt das Wort „loslassen". Das „Loslassen" bisheriger Verhaltens- und Denkmuster ist wichtig, um gesund zu werden. Oft genug schauen die Patienten mit großen Augen und vermitteln, dass sie nicht wissen, was dieses „Loslassen" bedeutet und wie sie es machen sollen. Um diese Thematik erfassen zu können, ist es sinnvoll, auf die Weisheit unserer Sprache zurückzugreifen. Dort gibt es das Wort „Vorstellung", eine „Vorstellung loslassen". Das Wort „Vorstellung" bedeutet wortwörtlich, dass etwas vor die Realität, vor das wirkliche Leben vorgestellt wurde.

Jede Persönlichkeit hat eine eigene Lebensdynamik, die auf der Basis dessen, was dieses Individuum oder dessen Seele sich selbst kreiert hat, entsteht. Diese individuelle Lebensdynamik wird gewöhnlich kontrolliert durch unsere bewussten Gedanken, Vorstellungen und Glaubenssätzen, die gewöhnlich aus der alten Tradition geprägt sind. So sei es beispielsweise nicht erlaubt, sich zu trennen, da es die Kirche verboten hat, egal wie glücklich oder unglücklich die Menschen sind. Jene unbewussten Diktate oder Glaubenssätze gilt es „loszulassen". Dies bedeutet, dass die Persönlichkeit an Stärke so wachsen muss, dass sie sich traut, sich der Tradition entgegen zu stellen. Das geschieht sehr häufig nur mit einem schlechten Gewissen, was den Entwicklungsprozess entsprechend hemmt. An jener Stelle helfen homöopathische Arzneien, die bei Gewissensangst und Schuldgefühlen wesentlich sind. Beispiele dafür sind *Coffea cruda, Coffea tosta, Ignatia amara* usw.

Wenn ein Mensch begriffen hat, dass bestimmte Rituale und Glaubenssätze vor seiner eigenen Lebensdynamik stehen, also vorgestellt sind, hat er in diesem Augenblick die Möglichkeit, sich zu transformieren und sein Leben auf seine eigenen Bedürfnisse abzustellen.

In der Praxis kommt es häufig vor, dass Patienten bestimmte Vorstellungen über ihre eigenen Eltern haben. Als Kinder waren wir sicher, dass die Eltern allwissend und „all fähig", die Nachfolger vom „lieben Gott" sind (primäre Sozialisation). Der Vater war allmächtig, die Mutter ebenso auf einer anderen Ebene. Sie haben uns beschützt, sie haben uns dirigiert und den Weg gewiesen. Bei vielen Menschen ist der Inhalt des Gottesbegriffes identisch mit dem Inhalt des Elternbegriffes.

Erst später, wenn wir älter geworden sind, stellen wir fest, dass die Eltern auch nur ganz normale Menschen sind. Unser Wertesystem verändert sich (sekundäre Sozialisation). Dabei ist die Bereitschaft, dies wahrzunehmen, ausschlaggebend.

Sehen wir die Eltern als ganz normale Menschen, lösen wir sie aus den Idealvorstellungen der absolut optimalen, schützenden und liebevollen Funktion, dann geht uns möglicherweise unser Halt, der Gottesbegriff verloren. Dies ist Grund genug, sich dagegen zu wehren und die Eltern als Idealbild zu behalten. In unserer Kultur ist „loslassen" kontraproduktiv, denn Sicherheit, Gewohnheit, Tradition geben Schutz, ordnen unser Leben durch das Setzen von Grenzen. Loslassen „ist grenzenlos, haltlos, unsicher. Es bedarf großer innerer Sicherheit, um mit Freiheit umgehen zu können. Die Anforderung, mit Freiheit und innerer Selbstbestimmung umgehen zu lernen, ist ein wesentlicher Teil wirklicher Gesundheit. Es ist wichtig zu akzeptieren, dass die Welt anders ist, als wir sie uns in der Kinderzeit vorgestellt haben, oder wie sie uns auf Grund traditioneller Rituale vorgegeben wurde. Die Welt besteht aus vielen Möglichkeiten, die alle mehr oder weniger gleichberechtigt nebeneinander existieren. Wird dies begriffen, akzeptiert und umgesetzt, entsteht Toleranz und Akzeptanz.

Das Leben wird zum Spiel. Toleranz ist die Basis von „Loslassen können" bzw. „Loslassen wollen". Erst wenn Toleranz entstanden ist, besteht die Möglichkeit zu wählen. Unsere Vorstellungen geraten ins Wanken, und wir können die Vorstellungen und Glaubenssätze verändern. Der große Vorteil - wenn wir dies wirklich tun - ist, dass unser Leben individueller wird, dass wir dasjenige im Leben nutzen können, was letztendlich uns und unserer Lebensdynamik entspricht. Gehen wir davon aus, dass sich die Seele, bevor sie sich inkarniert hat, einen Lebensplan erstellt, dann gilt es diesen auch zu nutzen. Der individuelle Lebensplan ist unter Umständen den üblichen traditionellen Denkstrukturen entgegengesetzt. Damit wird das „Loslassen" besonders wichtig, um gesund zu sein. Vielleicht sogar lebenswichtig. Erst in dem Augenblick, in dem wir die Fähigkeit der Wahl und damit die Fähigkeit des „Loslassens" erworben haben, sind wir in der Lage, unser individuelles Leben so zu gestalten, wie es uns als Persönlichkeit entspricht.

Das „Gute Mutter" - Syndrom

Frauen in der Zwickmühle ?

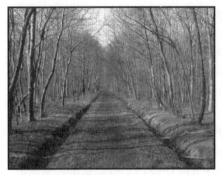

In alten Zeiten, bevor empfängnisverhütende Maßnahmen und Möglichkeiten so sicher wie heute waren, sah die Welt ganz anders aus: Die Familien waren mit bis zu zwölf oder mehr Kindern gesegnet, moderne Haushaltsgeräte gab es auch noch nicht, kurz: der Tag war erfüllt mit viel Arbeit, um das Notwendigste zu bewältigen. Viel Zeit zum Nachdenken war wohl nicht. Ganz im Gegenteil zu heute. Die moderne Familie hat durchschnittlich zwei Kinder, die in Schach gehalten werden müssen. Hilfen für den Haushalt wie Waschmaschine, Trockner, Spülmaschine erleichtern das Leben. Es ist also viel mehr Zeit vorhanden als früher. Die große Frage ist, wie diese Zeit verbracht werden soll: Das Genießen, etwas für sich tun, …wenn das nur legitim wäre.

Aus alten Zeiten heraus ist die Frau ein Arbeitstier, direkt im Sinne von *Apis mellifica*, der Biene. Mehr als zehn Kinder zu managen, macht richtig Arbeit. In der homöopathischen Praxis ist zu beobachten, dass es vielen modernen Frauen schwer fällt, ihre Zeit so zu organisieren, dass die Möglichkeit zu genießen bleibt. Dabei sind die Argumente, warum keine Zeit übrig bleibt, für einen Außenstehenden kaum nachvollziehbar. Die Kinder müssen täglich zur Schule, zu zusätzlichen Kursen, zu zusätzlichem Musik- und Nachhilfeunterricht gefahren und abgeholt werden. Wenn ich dann die Frauen frage, warum sie sich für ihre Kinder so verausgaben, warum sie ihre Kinder zudem noch so verwöhnen, dass sie in aller Selbstverständlichkeit anspruchsvoll werden müssen, erhalte ich meist keine zufrieden stellende Antwort.

Nur ein Schluss ist möglich: Genießen darf nicht sein. An Stelle des Genusses steht das „Gute Mutter" - Syndrom.

Die Definition des Begriffs "gute Mutter" ist dann auch vielfältig: So manche Frau wertet sich über die Identifikation mit ihren Kindern auf. Die Hausfrau und Mutter hat immer noch ein schlechtes Image. Diese Wertung kommt allerdings meist von den Frauen selbst.

Die Kinder, die gut in der Schule sind, die Erfolge im Sport, Ballett oder sonst haben, werten das schlechte Image der „Nur-Hausfrau" auf. Dies hat natürlich zur Folge, dass auch die Kinder in Rollen gezwungen werden, die sie gar nicht wollen. Die Mutter hätte gerne Klavier gelernt, das Kind muss dies nun tun und argumentiert, es würde ihm eine „Möglichkeit geboten", die die Eltern nicht hatten. Dass das Kind möglicherweise ein anderes Instrument lernten wollte oder lieber etwas anderes getan hätten, spielt keine Rolle. Folglich sind alle unzufrieden.

Diese Problematik spiegelt sich in der homöopathischen Arznei *Asarum*, die Identifikation, wieder. In diesem Fall identifiziert sich die Mutter mit dem Kind, natürlich kann dies auch für den Vater gelten.

Ein Merkmal des „guten Mutter-Syndroms" ist, dass oft Image- oder egoistische Gründe hinter der vorgeschobenen Fürsorge stehen.

Eine weitere Ursache des „guten Mutter Syndroms" ist der Kampf der Frau um die Anerkennung durch die eigene Mutter. Es ist verblüffend, wie viele Frauen zu putzen beginnen, wenn die eigene Mutter zu Besuch kommt. Das Urteil der Mutter scheint unendlich wichtig. Dabei handelt es sich im Zusammentreffen der Frauen nicht immer um eine klare Rollenverteilung. Oft genug führen die beiden Frauen einen nie endenden Image- und Anerkennungskampf. Wer ist die Bessere? Wer hatte den meisten Erfolg, z.B. in der Kindererziehung? Es ist der Kampf zweier Bienenköniginnen um die Vorherrschaft, das homöopathisch direkt mit der Arznei *Apis regia* umgesetzt werden kann. Der geheime Vorwurf: „Meine Mutter hat sich nicht genug um mich gekümmert, sie hätte viel mehr für mich tun können, sie hat meinen Bruder, meine Schwester bevorzugt, sie hat mich nicht genug gefördert…" usw. und die damit verbundenen eigenen Vorstellungen werden nun versucht, an den eigenen Kinder zu realisieren. Sie bekommen all die Wünsche, die die Frauen selbst an ihre eigenen Mütter meist unausgesprochen gehabt hätten, unter Aufbietung aller Kräfte erfüllt, ob die Kinder wollen oder nicht.

Die Frauen sind nun zweimal die Verlierer: Einmal sind die eigenen Wünsche in der Kindheit nicht erfüllt worden, zum zweiten erkennen die eigenen Kinder das, was die Mütter für sie tun wollen, nicht an, denn die Kinder wollten es ja gar nicht und haben das Defizit der Mutter nicht. Übrig bleibt der große Frust mit dem Gefühl, alles falsch gemacht zu haben. Als Hausfrau und Mutter ist man wertlos. Dies scheint nun bestätigt. Selbst von den Kindern kommt keine Anerkennung. Der Ehemann, der arbeiten gehen darf und sicher seine Anerkennung bekommt, wird beneidet und bekommt die daraus resultierende Frustration unweigerlich zu spüren.

Diese ganze Tragik läuft natürlich unbewusst ab und trägt sich von Generation zu Generation.

Es macht als Therapeut besonders große Freude, diese unbewusste Problematik bewusst zu machen. Dies nimmt meist einige Zeit in Anspruch, denn es ist nicht leicht, sich selbst unbewusste Schuldzuweisungen anderen gegenüber einzugestehen und die Kritik an den Eltern loszulassen. Jeder hat seine eigene Vorstellung von einer wunderbaren und glücklichen Kindheit. Meist entspricht die Vorstellung gerade dem, was man nicht hatte. Zufrieden zu sein mit dem, was man vor allem von den Eltern bekommen hat, wie immer es auch war, ist eine große Kunst, aber auch, ist das Thema bewältigt, fast eine Garantie für ein eigenes zufriedenes Leben. Wenn dann die Mütter selbst beispielsweise die Instrumente lernen, welche sie ihren Kindern „aufdrücken" wollten, wenn sie sich erlauben, Spaß zu haben, weil der unbewusste Vorwurf an die eigene Mutter wegfällt und sie sich nicht mehr beweisen müssen und wollen, dann wird das Leben für alle Familienmitglieder erheblich lebenswerter. Denn jeder hat die Chance, das zu tun oder zu sagen, was ihm selbst am Herzen liegt.

Mamma Carcinom

Die Kränkung der verletzten Loyalität

Die alte traditionelle Ordnung und das Rollenspiel haben sich in der heutigen Zeit verändert. Heutzutage ist die Möglichkeit, sich seine Aufgaben und seinen Lebensinhalt selbst zu wählen, sehr viel größer geworden. Es ist offensichtlich nicht so ganz einfach, mit dieser neuen Freiheit umzugehen. Persönlichkeitsstärke und der Wille, die eigene Individualität zu leben, sind notwendig, um diese neue Rolle selbst zu gestalten.

Die traditionelle, fest umrissene Rolle für den Mann und für die Frau hat eine gewisse Sicherheit gegeben. Die Persönlichkeiten haben ihr Selbstwertgefühl aus der Erfüllung ihrer Rollen gezogen. Dies ist heute schwierig geworden. Es ist ein neues Image entstanden, welches fast schon diktiert, dass jede Einzelperson, ob Mann oder Frau, auf eigenen Füßen stehen sollte und sich auch selbst versorgen können muss.

Die alte traditionelle Rolle der Hausfrau und Mutter hat heute ein äußerst negatives Image. Frauen selbst verachten sich in dieser Rolle. Selbständig sein, selbst Geld zu verdienen, lernen, auf den eigenen Füßen stehen zu können, ist heutzutage fast zum Zwang geworden.

In der Wandlung des alten Rollenspiels ist das Miteinander auf der Strecke geblieben.

Im Kampf um die eigene Selbständigkeit sind Gemeinschaft, „füreinander da sein", Hingabe und Loyalität Fremdwörter geworden. Ein Ausdruck dieser neuen Entwicklung sind bestimmte Erkrankungen, die heute vermehrt um sich greifen. Eine davon ist das *Mamma Carcinom*. Die Brust symbolisiert das Geben, ein Geben ohne ein Nehmen gibt es aber nicht. Im Brustkrebs finden wir also eine gravierende Störung in der Thematik „ich versorge jemanden, ich bin für jemanden da", aber auch „ich werde versorgt, ich bekomme, ich kann nehmen, ich darf nehmen, ich kann geben, ich darf geben". Hat sich das Geben-können schließlich in ein Geben-müssen verwandelt und hat eine Persönlichkeit das Gefühl, nichts zurück zu bekommen oder ist diesbezüglich sehr verletzt, dann ist das Terrain für Brustkrebs gelegt. Es besteht ein gewisser Unterschied, ob der Brustkrebs links oder rechts erscheint. Der Brustkrebs rechts beschreibt die Amazone, die willensbetont und kraftvoll ihren eigenen Mann stehen will und ihre eigene Verletzung über Trotz nach außen dekoriert.

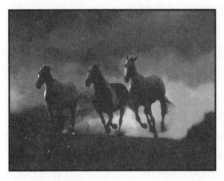

Immerhin, die Amazonen von damals haben sich selbständig und ganz freiwillig die rechte Brust abgenommen, um besser Bogen schießen zu können. Sie haben die Männer damals schon abgelehnt und verleugnet und versuchten, selbständig zu sein. Ein Spiegel dieser alten Tradition liegt in der Erkrankung des Brustkrebses rechts. *Mamma Carcinom* links beschreibt eine Persönlichkeit, die sehnsüchtig angenommen werden will, die schwer verletzt ist durch die Ignoranz ihres Gegenübers. Die Patientinnen mit Brustkrebs links sind oft mit Partnern zusammen, die sehr freiheitsliebend und abenteuerlich sind, die sogar von den Frauen bewundert werden. Bei diesen bleibt allerdings die Sehnsucht nach Aufgehobensein und Gemeinschaft auf der Strecke. An Stelle dessen entsteht der Brustkrebs links, als Ausdruck der Verbitterung, der nicht ausgedrückten Wut über die fehlende Zugehörigkeit.

Kasuistik

Fall 1:
Eine junge Frau genoss frisch verliebt ihre neue Beziehung, als sie ganz plötzlich der Schlag traf. Sie erfuhr so nebenbei von ihrem Angebeteten, dass er mit einer anderen Frau geschlafen hatte. Er nahm es nicht so wichtig. Die Beziehung blieb für ihn auch bestehen, und sie war fassungslos. Sie behielt Trauer und Zorn für sich selbst zurück und dekorierte ihre absolut tiefe Verletzung. Die Beziehung blieb allerdings bestehen, über 20 Jahre lang. Sie lebten zusammen, sie bauten ein Haus, heirateten aber erst im letzten Augenblick, den Tod vor Augen. Die tiefe, nie bewältigte Verletzung aus der Anfangszeit der Beziehung ließ einen Brustkrebs links entstehen.

Fall 2:
Eine andere junge Dame aus traditionell wohl behütetem Elternhaus lebte in trotziger Weise eine abenteuerliche Beziehung mit einem jungen Mann, der aus Arabien stammte. Es war eine große heiße Liebe, aber als die junge Dame schwanger wurde und der Partner sich damit festgesetzt sah, ging er sprichwörtlich „zum Zigaretten holen" und kam nicht wieder. Er verschwand plötzlich aus ihrem Leben. Sie stand nun nicht nur alleine da, sie hatte auch noch für ein werdendes Kind zu sorgen.

Sie war zutiefst schockiert und hatte aus dieser Beziehung „gelernt". Ihr nächster Partner war bei weitem verlässlicher. Sie empfand ihn zunächst einmal als langweiliger und konnte mit seiner Verlässlichkeit wenig anfangen.

Der zweite Partner wünschte sich ein Kind, und sie entwickelte während der Schwangerschaft einen Brustkrebs rechts. Aus der ersten Beziehung heraus hatte sich eingeprägt, dass sie selbständig sein müsse, dass sie stabil sein müsse und dass sie sich nie wieder auf einen Mann verlassen wolle. Die Indikation für den Brustkrebs rechts. In der Verarbeitung der alten Verletzung durch und mit Hilfe auch der zweiten Partnerschaft konnte das Kind gerettet werden, der Brustkrebs wurde überstanden. Die Beziehung wurde von Tag zu Tag besser, indem die Patientin lernte, sich doch wieder auf jemanden einzulassen und die Gemeinschaft mehr und mehr schätzte. Ein solcher Prozess, wieder Vertrauen zu gewinnen, dauert natürlich Jahre.

Fall 3:

Eine weitere Patientin, die einen sehr feinfühligen und fast abgehobenen Eindruck machte, hatte, vielleicht aus ihrer Persönlichkeitsanlage heraus, einen evangelischen Priester geheiratet. Währen der Ehe erlebte sie allerdings die Überraschung, dass dieser gar nicht so feingliedrig und erhaben war, wie sie es sich gewünscht hatte, vielleicht auch bei den Predigten erschien. Sie empfand ihn stattdessen als gewalttätig und fühlte sich mehr von ihm vergewaltigt als von ihm geliebt und angenommen. Die Patientin behielt diesen Konflikt weitgehend für sich. An Stelle zu reden, litt sie lieber und erkrankte an Brustkrebs.

Fall 4:

Eine andere Patientin war im Begriff, aus einer anderen Stadt, in der sie längere Zeit gelebt und in der sie sich etwas aufgebaut hatte, zu ihrem Partner, den sie sehr liebte, hinzuziehen. Es traf sie sehr, als er fragte, ob es für sie möglich sei, dass eine alte Freundin, mit der er allerdings keine erotische Beziehung mehr hatte, auch in der Nähe, in der Nebenwohnung leben dürfe. Die Patientin war stolz auf ihre Großzügigkeit, denn sie sagte ‚Ja' obwohl sie hätte ‚Nein' sagen müssen. Sie empfand diese Situation als Vertrauensbruch ihres Partners, wehrte sich allerdings nicht. Das „platonische Dreiecksverhältnis" wurde durch die Ehe der Ex-Freundin legalisiert und bestand nach 15 Jahren allerdings immer noch. Daraufhin entwickelte die heroische Patientin, die all das erduldete, obwohl sie es eigentlich nicht wollte, einen Brustkrebs rechts.

Zusammenfassung

Die Gemeinsamkeit all dieser Patientinnen war letztlich eine schwere Enttäuschung innerhalb ihrer Beziehungen. Die Enttäuschung wurde nicht verarbeitet, es fand keine Konfrontation statt, und deswegen entstand der Brustkrebs. Genau zu dieser Thematik, nämlich der enttäuschten Vision von Gemeinschaft und Zusammengehörigkeit, gibt es ein homöopathisches Arzneimittel, das *Comocladia dentata*, der Guao-Kubabaum. Diese Arznei ist sehr wichtig für Menschen, die in sich die Vision einer optimalen Beziehung tragen, diese aber nicht einfordern bzw. suchen. Sie sind mehr oder weniger schnell verletzt, weil sich ihre Vorstellungen nicht erfüllen. Sie retten sich dann in Trotz und Ignoranz, um diese Gemeinschaft irgendwie zu halten. Die kindlichen Sehnsüchte nach dem Traumprinzen oder der Traumprinzessin bleiben dann zurück.

Comocladia mit der psychologischen Bedeutung „enttäuschte Vision von der Gemeinschaft" ist als Basisthematik für Brustkrebspatientinnen äußerst wertvoll.

Der Ursprungskonflikt, nämlich der tiefe Wunsch, dass der eine für den anderen da ist, und die entsprechend enttäuschte Situation, die tief verdrängt wurde, kommt wieder an die Oberfläche zurück. Nun besteht die Möglichkeit, dass die beiden Partner sich austauschen, dass jeder vom anderen erfährt, was er sich unter der gemeinsamen Beziehung vorstellt. Gibt es aus diesem Gespräch heraus einen gemeinsamen Nenner und ist auch durch die Verlustangst des Partners, die ja letztendlich provoziert wurde, um die alte Verletzung zu rächen, eine neue Basis möglich, dann wird es weitergehen. Dann wird ein Prozess in Gang gesetzt, der die Möglichkeit bietet, die alte Verletzung und alle daraus entstandenen Emotionen wie Trotz, Rache, Trauer ausheilen lässt.

Da der Brustkrebs immer weiter um sich greift, sollten wir generell einmal darüber nachdenken, ob die derzeitige Image-Situation, jeder muss für sich alleine seinen Mann stehen, nicht oftmals missverstanden wird. Vielleicht sollte zu Gunsten einer frei gewählten Gemeinschaft eine neue Lebensbasis entstehen. Kein Organ könnte existieren, wenn nicht die eine Zelle des Organs für die andere sorgt. So ähnlich wie das unterschiedliche Organsystem, so gibt es natürlich unterschiedliche Menschen. Nicht alle Menschen passen zusammen. Die alten Traditionen, die alten Rollenspiele, haben einen gewissen Zwang bewirkt, dass Menschen zusammenkamen, die eigentlich gar nicht zusammen passten. Wir haben heute durch die Auflösung des alten Rollenspiels die Aufgabe, uns die Menschen zu suchen, die von Natur aus zu uns passen, so dass ein funktionierendes natürliches Organsystem entsteht.

Ein Miteinander ist allerdings genauso wichtig, wie es früher wichtig war, nur dass wir es heute die Art des Miteinanders frei wählen können. Das Miteinander wird in der heutigen Zeit leider oftmals vergessen. Manchmal sieht es so aus, als wenn viele einzelne trotzige Krebszellen für sich selber da stehen und jede für sich alleine existieren will und soll. Viele Menschen verhalten sich heute so.

Dabei haben wir in unserer Zeit noch eine große Chance:

Durch wirtschaftlich gute Zeiten haben wir die Möglichkeit, aus einem alten traditionellen Zwangssystem, in dem auch Menschen miteinander auskommen mussten, die eigentlich überhaupt nicht zusammengepasst haben und deshalb keine Gefühle zeigten, auszusteigen. Dieser Ausstieg aus dem Rollenspiel darf allerdings nicht bewirken, dass jegliche Gemeinschaft nun damit zerstört wird, sondern wir sollten uns schnellstens darauf besinnen, in freier Weise uns mit den Wesen zusammenzutun, mit denen wir uns auch wirklich verbunden fühlen. Die Basis dazu ist natürlich, sich selbst zu kennen und zu sich und anderen offen und ehrlich zu sein.

Eine solide Gemeinschaft, in der der eine etwas für den anderen tut und in der die Gemeinschaft oberstes Gebot für alle sein sollte, ist sicherlich der nächste Lernschritt unserer Kultur.

Wenn wir diesen verpassen, werden wieder wirtschaftliche Notzeiten in dem Maße entstehen, dass sich wieder Gemeinschaften im Sinne von Zwangsgemeinschaften entwickeln, und somit sind wir wieder am Anfang. Eine große Chance wäre verpasst. Erinnern wir uns wieder an unsere eigenen Wünsche und Bedürfnisse nach Gemeinschaft, Freude und Spaß. Die Umsetzung dieser Bedürfnisse funktioniert allerdings nur, wenn wir unsere gedankliche Konzepte über Bord werfen und uns selbst und dem anderen ehrlich gegenübertreten.

Je ehrlicher ich zu mir selber bin, desto ehrlicher bin ich auch im Außen.

Je liebevoller ich zu mir selber bin, desto liebevoller bin ich auch im Außen. Je mehr ich meinen Herzenswunsch nach Gemeinschaft zu erfüllen suche, desto herzlicher wird im Außen die Gemeinschaft sein.

Der Generationskonflikt und seine Ursachen

Beobachtungen aus der Praxis

Gerade als Therapeut ist es spannend zu beobachten, wie viele Konfliktthemen sich in Familien von Generation zu Generation weiter tragen und wiederholen. Allerdings sind oft die Vorzeichen, wie mit dem Konflikt umgegangen wird, unterschiedlich: In einer Generation ist aktiver, kämpferischer Trotz zu beobachten und in der anderen Generation finden wir Aussitzen, Schweigen und Leiden. Über viele Jahre war dies immer wieder zu beobachten. Irgendwann fiel mir eine bestimmte Regelmäßigkeit auf, aus dem sich sogar ein energetisches Ordnungssystem zeigte.

Stellen wir uns einmal vor, jeder Mensch wäre eine „Energiekugel", in der alle Möglichkeiten, sich zu verhalten, in bestimmter Weise zu erscheinen etc., vorhanden sind. Würden wir aber das gesamte Spektrum aller Möglichkeiten leben, wäre eine gewisse Charakteristik, die einen Menschen ausmacht, nicht vorhanden. Die „Typen" würden wegfallen. Ein Mensch, der introvertiert, aber auch gleichzeitig extrovertiert ist, dies wäre kaum denkbar. Dann, um uns selbst kennen zu lernen, benötigen wir ein Gegenteil, ein Gegenstück, um uns an der Verschiedenheit des anderen wahrzunehmen. Natürlich fällt uns zunächst derjenige auf, der anders ist als wir selbst. Erst wenn wir den anderen kennen gelernt haben, denken wir vielleicht in einem „hellen Augenblick" darüber nach, wie wir selbst sind bzw. wie wir in Erscheinung treten.

Wichtig ist an all dem, dass jeder Mensch nur einen Anteil aus seiner „Energiekugel" lebt, den anderen aber nicht nutzt oder benutzt. Da aber in der Natur nichts unnütz ist, wird dieser, zunächst nicht benutzte Anteil trotzdem seinen Sinn haben.

Mir war aufgefallen, dass eine Persönlichkeit also nur einen bestimmten Energieanteil Nutzt, für den nicht genutzten Anteil holt sie sich im Außen einen Spiegel. Das Gegenüber, z. B. der Partner, lebt normalerweise den anderen, den spiegelbildlichen Energieanteil. Häufig ist zu beobachten, dass der eine Partner extrovertiert, aktiv im Außen, vielleicht sogar bestimmend auftritt, sich der andere aber introvertiert, zurückhaltend und ängstlich verhält. Die beiden erscheinen grundverschieden, aber beide zusammen ergeben sie die vorgestellte Energiekugel. Dass Partner oft unterschiedlich sind, ist eigentlich nichts Neues.

Interessant wird es aber, wenn wir eine gesamte Familie mit Kindern auf dieser energetischen Ebene betrachten. Denn die Kinder nutzen offensichtlich die unterdrückten Anteile der Eltern zur Inkarnation. Dies geschieht sogar in einer bestimmten Reihenfolge. Die unterdrückten Anteile der Mutter werden vom ersten, dritten, fünften, siebten etc. übernommen, die unterdrückten Anteile des Vaters vom zweiten, vierten, sechsten, achten etc. Kind. Lebt die Mutter einen angepassten, ruhigen, sich aufopfernden Lebensanteil, dann ist vermutlich das erste Kind ein kleiner Teufel, der versucht, immer das zu tun, was er selbst will.

Dieses Kind wird die Mutter vermutlich zur Verzweiflung bringen. Sie wird alles daran setzen, das Kind so zu erziehen, dass es wird wie sie selbst, was natürlich überhaupt nicht gelingt. Je extremer Druck ausgeübt wird, desto schlimmer werden die Machtkämpfe. Suchen wir einen Sinn in diesem Anderssein zwischen Mutter und erstem Kind, dann wird dieser darin liegen, dass die Mutter zunächst in dem Kind ihre quasi brach liegenden Lebensanteile wieder erkennt, aber nicht um sie zu bekämpfen, sondern um sie selbst wieder für sich zu integrieren.

Der große Unterschied liegt also darin, dass die Energie der Kinder als Spiegel der eigenen unterdrückten Energie dient, die es zu integrieren gilt. Das erste Kind können wir, anders ausgedrückt, auch als das anteilmäßig lebendig gewordene Unbewusste der Mutter benennen. Beide Anteile, das Bewusste und das Unbewusste, spiegeln sich in den Persönlichkeiten. Kommt die Mutter als Person gut mit ihren unbewussten Anteilen zurecht, dann werden auch beide Generationen nur wenige Probleme miteinander haben.

Je stärker aber der unbewusste Anteil der Mutter negativ bewertete Themen beinhaltet, je deutlicher wird sich das in der Beziehung zum ersten, dritten, fünften Kind als Konflikt zeigen. Dieses gleiche Spannungsfeld zeigt sich auch in der Partnerbeziehung, allerdings sind die Ausweichmöglichkeiten, sich damit nicht klar auseinandersetzen zu müssen, viel größer als in einer Mutter-Kind-Beziehung. Die Flucht in die Arbeit, in Vereine, ins Hausbauen in den „Kinderaufzuchtkonflikt" etc., oder die Anlehnung an Rollenspiele, so dass der Partner zum gegengeschlechtlichen Elternteil avanciert, all das sind Möglichkeiten, dem Spiegelungsprozess Bewusstes/Unbewusstes auf der Erwachsenenebene zu entkommen. Der Eltern/Kind-Spiegel ist dagegen erheblich gnadenloser.

Die Entspannung für die Mutter tritt aber beim zweiten Kind ein. Denn dieses Kind entspricht dem Partner und ist in seiner Erscheinungs- und Umgangsweise der Mutter ähnlich. Parallel dazu hatte natürlich der Vater des ersten Kindes bereits das Vergnügen, so etwas wie Verstärkung zu bekommen. Denn das erste Kind ist in seiner Erscheinungs- und Umgangsweise dem Erzeuger ähnlich.

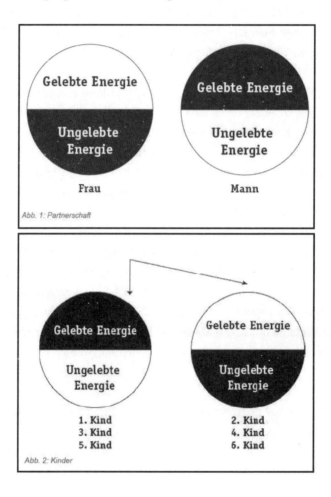

Wenn die Kinder verschiedene Elternteile haben, gilt als Basis immer die Frau. Um das wievielte Kind der Frau handelt es sich? Den Beobachtungen gemäß entspricht die Reihenfolge auch nur den lebend geborenen Kindern. Das Kind muss selbständig geatmet haben, damit sich die unbewusste Lebensenergie eines Elternteils verselbständigt.

Folgendes lebendige Beispiel macht die Thematik anschaulich:

Ein Ehepaar hat zwei Kinder. Die Älteste, dem Unbewussten der Mutter zugehörig, ist eine Tochter von 7 Jahren. Der Zweite, dem Unbewussten des Vaters zugehörig, ist ein Sohn von 5 Jahren. Die Familie ging mit Freunden zu einem Strand in Spanien, der bekannt war für äußerst schöne, attraktive Menschen mit den neuesten Bademoden. Die Ehefrau, die etwas kräftig von Gestalt war, fühlte sich sehr unwohl und bat ihren Mann, treffender war, forderte ihn auf, sie sofort in das 30 km entfernte Hotel zu fahren. Er, der die optischen Schönheiten um ihn herum aus vollem Herzen genoss, war stocksauer, folgte aber der Aufforderung seiner Frau. Vermutlich haben sich die beiden auf der Rückfahrt angeschwiegen, denn kaum dass die Eltern außer Sichtweite waren, schlug der Sohn - unterdrückter energetischer Anteil des Vaters - seiner Schwester - unterdrückter energetischer Anteil der Mutter - ohne Vorwarnung die Sandschaufel auf den Kopf. Die Schwester schrie laut, und es kam zu einer richtigen Prügelei zwischen den Geschwistern. Die Moral von der Geschichte: Hätten die Eltern ihren Konflikt nicht ins Unbewusste gedrückt, sondern ausgetragen, hätten es die Kinder nicht für sie erledigen müssen.

Also, liebe Eltern, regen Sie sich nicht darüber auf, wenn ihre Kinder streiten, sondern lösen sie ihre Themen mit ihrem Partner besser selbst!

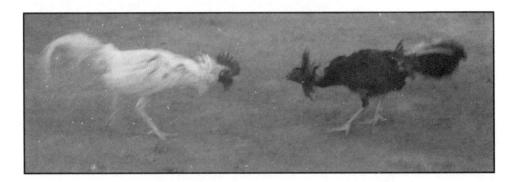

Wenn wir in diesem Ordnungssystem nochmals Bilanz ziehen, dann entspricht das erste, dritte, fünfte Kind etc. dem Unbewussten der Frau. Dabei sehen die Kinder optisch oft so aus wie der Mann und haben in ihrer Art sich zu geben, ebenfalls viele Ähnlichkeiten mit dem Vater. In umgekehrter Weise entspricht das dem zweiten, vierten, sechsten Kind, dem unterdrückten Anteil des Mannes. Diese Kinder sind oft optisch und in der Verhaltensweise der Mutter ähnlich.

Es gibt auch seltenere Fälle, in denen das Kind dem ihm entsprechenden Elternteil ähnlich ist. Dann ist die Beziehung der Eltern eher traditioneller Art, nicht unbedingt seelenverbunden. Diese Kinder sind dann häufig Legastheniker oder/und hyperaktiv. Weiten wir das energetische Ordnungssystem auf die Großeltern aus, so wird klar, dass die Enkel in ihrem energetischen Muster exakt den Großeltern entsprechen. Diese beiden, sich entsprechenden Generationen, verstehen sich - oft zum Ärger der Eltern der Kinder - meist wortlos. In der Praxis ist nicht selten zu beobachten, dass die Mütter der Kinder oft eifersüchtig auf ihre eigenen Mütter oder sogar Eltern sind, ohne zu verstehen warum. Aber die unterdrückte Energie der Großeltern ist nun einmal gleichartig mit der ihrer Kinder. Damit sind sich Großeltern und Enkel gleich. Diese Generationen können sich konfliktfrei eine Menge geben, denn sie sprechen in der Regel die gleiche Sprache.

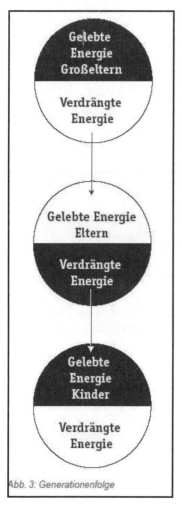

Abb. 3: Generationenfolge

Vielen meiner Patienten, die sich und ihren Generationskonflikt in dem energetischen Ordnungssystem wieder gefunden und verstanden haben, war es eine große Hilfe, um anders mit ihren Problemen und Beurteilungen von sich und den Angehörigen umzugehen. In der Psychologie wird vertreten, dass die Erziehung einen Menschen nur zu einem geringfügigen Anteil beeinflusst. Das energetische Ordnungssystem ist sicher viel ursprünglicher verwurzelt und damit prägend wirksamer.

Alle Jahre wieder...

Ein homöopathisches Festtagsbrevier
- nicht nur für Weihnachten

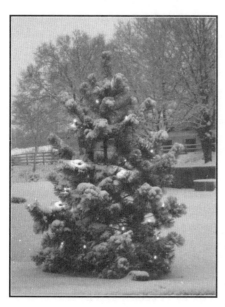

Vor Weihnachten ist die Praxis besonders belebt. Oberflächlich gesehen scheint dies natürlich. Es liegt am Winter, am Wetter und an der Kälte. Deutlicher betrachtet sieht es aber ganz anders aus. Das Anliegen der Patienten ist oft psychischer Art. Streit, Kummer. Sorgen mit Familienangehörigen und Freunden, die unbedingt vor Weihnachten noch gelöst werden sollen, ...der moralische Druck hat eingesetzt.

Weihnachten, das Fest der Liebe und des Friedens, steckt voller Widersprüche. Einerseits sind viele Erwartungshaltungen und Verpflichtungen zu erfüllen, vielleicht Dinge zu tun, die man am liebsten nicht machen möchte, andererseits werden die Erinnerungen an die eigene Kindheit wach. Die kindliche Erwartung der Geschenke, Lieder zu hören, die die Herzfrequenz berühren, sich anerkannt und geliebt zu fühlen, wenigstens die Illusion von bedingungsloser Liebe zu spüren.

Als Kind war die Welt eben noch in Ordnung, so lange, bis die Realität alles einholte. Die kindliche Erinnerung an Weihnachten weckt die Hoffnung auf eine bessere, liebevollere, spielerische Welt, dies bis zum 24. Dezember. Dann entscheidet sich, ob die kindlichen Träume zum Ritual erhoben wurden, oder ob statt der kindlichen Illusion Selbstachtung, Achtung anderer und Toleranz im Sinne von Liebe, vorhanden ist. Diese menschlichen Qualitäten haben nichts direkt mit Weihnachten zu tun, sondern mit der Bereitschaft, sich auseinander- und zusammenzusetzen. In sich hineinzufühlen, ob die Frequenz der Menschen, von denen wir etwas wollen, die uns tragen sollen und wir diese tragen, tatsächlich mit der eigenen übereinstimmt.

Um Frieden und Liebe erfahren und leben zu können, ist es wichtig, niemanden anderen verändern zu wollen und sich auch nicht selbst für jemanden zu verändern. Dahin zu kommen ist ein langer Entwicklungsweg.

Die „guten alten" christlichen Werte, der klassische Spruch Goethes: "Edel sei der Mensch, hilfreich und gut" sind für einen Menschen, der Selbstachtung, Eigenverantwortung und Individualität entwickelt hat eine Selbstverständlichkeit, da jeder dem anderen das gönnt, was er für sich selbst in Anspruch nimmt. In diesem Sinne ist die weihnachtliche Sehnsucht ein Erinnern an die stetige Persönlichkeitsentwicklung, die immer im Bewusstsein sein sollte - nicht nur zu Weihnachten.

Für alle, die sich auf diesem Weg befinden, folgt nun ein kleines, weihnachtliches Repertorium, damit Sie aus der Illusion in die Realität geworfen trotzdem ein schönes Weihnachtsfest genießen können.

Symptom	homöopathische Arznei	psychologische Bedeutung
einschlafen bei der Weihnachtspredigt	Cinnabaris	Unterdrückte Gefühle manipulieren die bewusste Wahrnehmung
	Taraxacum officinale	Der frustrierte Weltverbesserer
überessen	Antimonium crudum	Die Polarität ist grausam; mit dem hartem Leben nichts zu tun haben wollen
	Carbo vegetabilis	Lebenskraft wird nicht für gesundes Eigeninteresse genutzt
	Nux vomica	Durch Überaktivität seine wirklichen Gefühle verstecken
	Pulsatilla pratensis	Steckt den Kopf in den Sand, fehlende Auseinandersetzung
	Spongia tosta	Wunsch, sich durch Anpassung Schutz zu verschaffen
an Kerze verbrennen	Arsenicum album	Existenzangst, lieber sterben, als sich verändern
	Cantharis vesicatoria	Aktiv gegen die eigenen Interessen handeln
	Causticum Hahnemanni	Durch starke Verletzung eine emotionale Mauer gebaut haben

Stichverletzungen durch Tannennadeln	*Hypericum perforatum*	Im Schmerz des Leids verbleiben
	Ledum palustre	Vernagelt und stur sein
	Staphisagria	Innere Bindung zu anderen abgeschnitten haben, isoliert sein
Beschwerden durch Streit	*Berberis vulgaris*	Der Wille ist gebrochen, die Auseinandersetzung findet nicht statt
	Cicuta virosa	Möchte Kind bleiben, um sich der Verantwortung zu entziehen
	Glonoinum	Die Möglichkeit und der Wille zur Bewusstseinserweiterung fehlt
	Ignatia amara	Die durch starke Unterdrückung ins Gegenteil verkehrte Emotion
	Spigelia anthelmintica	Der Vertrauensbruch, der Stich ins Herz
unausgesprochene Konflikte	*Baptisia tinctoria*	Hält den Mund und passt sich an, zu stolz sich zu artikulieren
	Chionanthus virgnica	Sich jeder Auseinandersetzung entziehen, schweigen
	Sanicula aqua	In vergifteten Gefühlen überleben müssen
„voll gequatscht werden", Interesse heucheln	*Bufo rana*	Kann sich selbst nicht leiden
	Cinnabaris	Unterdrückte Gefühle manipulieren die bewusste Wahrnehmung
	Lyssinum	Ohnmächtige Wut
	Veratrum album	Der Selbstverrat
sich einsam und verlassen fühlen	*Aurum metallicum*	Fehlendes Selbstwertgefühl
	Hura brasiliensis	Einsam, alle Freunde verloren haben
	Kalium bromatum	Schleimig freundlich werden die eigenen Bedürfnisse ignoriert
	Lachesis muta	Unterdrückte Individualität
	Mercurius solubilis	Die eigene Lebenskraft findet keine Form und wird der Lebenskraft eines anderen geopfert

enttäuscht sein	*Aurum metallicum*	Fehlendes Selbstwertgefühl
	Acidum phosphoricum	Resignation, Probleme wiederholen sich ständig
	Hyoscyamus niger	Sich um sein Leben betrogen fühlen
	Ignatia amara	Die durch starke Unterdrückung ins Gegenteil verkehrte Emotion
	Natrium muriaticum	Festhalten an dem, was bewährt und bekannt ist
	Staphisagria	Innere Bindung zu anderen abgeschnitten haben, isoliert sein
neidisch sein	*Cenchris contortrix*	Sich in einer Gemeinschaft nicht integriert fühlen
	Lycopodium clavatum	Der faule Kompromiss
	Natrium carbonicum	Kann nicht zusammen, kann nicht alleine
	Sabadilla officinalis	Sich wie der letzte Dreck fühlen
	Spigelia anthelmintica	Der Vertrauensbruch, der Stich ins Herz
eifersüchtig sein	*Acidum phosphoricum*	Resignation, Probleme wiederholen sich ständig
	Hyoscyamus niger	Sich um sein Leben betrogen fühlen
	Ignatia amara	Die durch starke Unterdrückung ins Gegenteil verkehrte Emotion
	Lachesis muta	Unterdrückte Individualität
	Nux vomica	Durch Überaktivität seine wirklichen Gefühle verstecken
	Staphisagria	Innere Bindung zu anderen abgeschnitten haben, isoliert sein
sich hässlich fühlen	*Bufo rana*	Kann sich selbst nicht leiden
	Cyclamen europaeum	Besteht darauf, nicht liebenswert zu sein
	Sabadilla officinalis	Sich wie der letzte Dreck fühlen

hektisch sein, lügen um freundlich zu sein	*Aurum metallicum*	Fehlendes Selbstwertgefühl
	Coffea cruda	Schuldgefühle, sich der Situation aber nicht stellen
	Hepar sulfuris calcarea	Andere verändern wollen, um die eigene Sicherheit zu stärken
	Piper methysticum	Von Belastungen zermürbt durch fehlende Wandlungsbereitschaft
	Sulfurosum acidum	Hektik, um unterdrückte Konflikte nicht deutlich werden zu lassen
lügen, unfreundlich sein	*Alcoholus*	Die Selbstverleugnung (Verlust von Individualität und Spiritualität)
	Carbo vegetabilis	Lebenskraft wird nicht für gesundes Eigeninteresse genutzt
	Coca	Höchste geistige Ziele erreichen wollen
	Coffea cruda	Schuldgefühle, sich der Situation aber nicht stellen
	Veratrum album	Der Selbstverrat
fehlende Lust auf Hausarbeit	*Acidum citicum*	Sauer darüber, dass Dankbarkeit erwartet wird
Essen ist angebrannt, sich deshalb als Versager fühlen	*Actea spicata*	Fürchtet sich vor eigenem seelischen Abgrund, kompensiert mit Schuldzuweisung
	Ignatia amara	Die durch starke Unterdrückung ins Gegenteil verkehrte Emotion
	Lycopodium clavatum	Der faule Kompromiss
	Mancinella hippomanes	Spürt das Potential der persönlichen Freiheit und glaubt, dafür bestraft zu werden
	Stannum metallicum	Nicht erlaubter Lebensgenuss
	Ruta graveolens	Sich in einer unangenehmen Situation aufreiben
Gäste kommen zu spät, sich missachtet fühlen	*Argentum nitricum*	Fordert Nestwärme ein
	Hura brasiliensis	Einsam, alle Freunde verloren haben
	Lac caninum	Manipulierende Versorgungs- oder Mutterbeziehung

fehlendes Selbstvertrauen	*Anacardium orientale*	Zwiespältigkeit, nicht wissen, nach wem oder was sich richten
	Aurum metallicum	Fehlendes Selbstwertgefühl
	Theridion curassavicum	Machtanspruch und Macht ersetzen Ethik und Individualität
	Viola tricolor	Zurückweisung löst Hass aus
andere versorgen, obwohl man es nicht will	*Cocculus indicus*	Helfertrieb, aus Furcht vor anderen und Enttäuschung lieb und nett sein müssen
	Picrinicum acidum	Sich aus Abhängigkeiten lösen wollen
	Ratanhia peruviana	Helfertrieb lenkt vom eigenen Leid ab
	Ustilago maydis	Opfert sein Leben aktiv für andere auf
sich selbst nicht versorgt fühlen	*Argentum nitricum*	Fordert Nestwärme ein
	Eugenia jambosa	Das „fünfte Rad" am Wagen, gewohnt sein, keine Gefühle zu zeigen
	Naja tripudians	Sich Zuwendung erzwingen
	Palladium metallicum	Das „liebe Kind" will bewundert, bestätigt werden

Pränataler Schock

Das getarnte Trauma

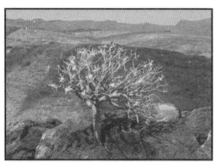

Vor kurzem waren sehr besorgte Eltern mit ihrem Sohn Mario in meiner Praxis. Der nun zwölfjährige Junge war in der Schule nicht nur unkonzentriert, sondern eigentlich so gut wie nicht vorhanden, nicht wahrnehmbar. Er schien sich mit der Schule überhaupt nicht abfinden zu können. Er war sehr langsam, hatte ein ganz schwieriges Auffassungsvermögen und wirkte generell schüchtern. Ich hatte sogar den Eindruck, dass Mario gar keinen Bezug zum täglichen Leben hatte. Erst als er mir von seinen Hobbys Fußball und Tischtennis erzählte, wurde er etwas lebendiger.

Da Kinder mit Konzentrations- und Schulschwierigkeiten gewöhnlich ein Problem mit ihrer inneren Motivation oder überhaupt mit Lebenslust haben, versuchte ich in einem langen Anamnesegespräch, etwas über die fehlende Motivation von Mario herauszufinden. Allerdings war ich trotz des Zeitaufwandes relativ erfolglos. Die Eltern erzählten, dass Mario in der ersten oder zweiten Klasse nach Beendigung der Pause einfach auf dem Schulhof sitzen geblieben war, und wenn nicht ein Lehrer dies gemerkt und ihn geholt hätte, wäre er sicher nicht in die Klasse gekommen. Mario wirkte generell abwesend, und dies sollte als Kleinkind noch deutlicher gewesen sein. So hatte er beispielsweise einen unsichtbaren Freund, einen Geist, mit dem er redete. Dieser interessierte ihn erheblich mehr als „lebendige Freunde". Wenn die Problematik in der Schule so weiter gehen würde, hätte er keine besonders guten Zukunftsaussichten für sein späteres Berufsleben. In der umfassenden Anamnese hatte ich mit den Eltern sehr vieles besprochen und schließlich kamen wir auf die Schwangerschaft. Ich fragte Marios Mutter, ob es Besonderheiten in der Schwangerschaft gegeben hätte. Zuerst fielen ihr keine Auffälligkeiten ein, dann aber erinnerte sie sich, dass sie sich einmal fürchterlich erschrocken hatte, als sie im siebten Monat mit Mario schwanger war: Ein Feuerwehrwagen war wohl gerufen worden, fuhr vorbei und machte auf der Höhe der Schwangeren sein Martinshorn erstmalig an. Von dem ganz plötzlichen, lauten Ton erschrak Marios Mutter, Frau B., inklusive des Embryos, extrem. Sie erzählte, dass Mario in ihrem Bauch wie wild herumgezappelt und sich bewegt hätte.

Im ersten Augenblick hatte sie Angst, dass durch den Schreck die Geburt eingeleitet worden sein könnte, so stark bewegte sich der Kleine. Mutter und Sohn konnten sich jedoch wieder beruhigen, und die Geburt verlief später ganz normal und relativ problemlos. Allerdings entwickelte sich Mario zum Träumer und blieb einer. Er war immer abwesend und wich, wenn möglich, seiner Mutter nicht von der Seite. Auf der Basis dieser Information stellte ich folgende These auf: Durch den Schock waren Mutter und Kind engstens aneinander geschweißt, letztendlich kam es im Augenblick des Schocks zu einer Entwicklungshemmung. Übertrieben formuliert war Mario im siebten Monat der Schwangerschaft emotional stecken geblieben. Damit verhielt er sich heute noch unselbstständig. Gerade an dem Beispiel, dass er auf dem Schulhof sitzen geblieben war, wurde dies für mich erkennbar. Er wartete bis er abgeholt werden würde. Ein Embryo, welcher noch nicht geboren ist, kann ohne die Mutter nichts machen.

**Auf der Basis dieser Arbeitshypothese ergaben sich
folgende Symptome und homöopathische Arzneien:**

Erst einmal das Mittel des Schocks - welches gleichermaßen auch für den Geburtsschock wichtig ist - die Arznei *Opium* – „Grenze zwischen Bewusstem und Unbewusstem". Dazu gehört die Arznei des Schrecks: *Aconitum napellus* – „Negatives Denken um des Selbstschutzes willen". Des Weiteren ist das Arzneimittel *Hippomanes* mit der psychologischen Bedeutung: „Das Kind übernimmt das Leid der Mutter", wichtig. Beide hatten einen Schock gehabt und waren durch diesen pränatalen Schock aneinander gebunden. Da bei einem Embryo die Seele noch nicht zu hundert Prozent im Körper ist, war offensichtlich die Seele auch bei Mario noch nicht vollständig in den Körper eingetreten.

Homöopathische Arzneimittel, die für diese Thematik zuständig sind, sind *Camphora officinalis* – „sich seelisch aus einer schlimmen Situation herausziehen" und *Pyrus americanus* – „sich frustriert dem Leben entziehen". Mit dieser Arzneimittelkombination hoffte ich, die Schocksituation gänzlich beantwortet zu haben. Da die Seele sich im Sinne der Eigenverantwortlichkeit solche so genannten „Zufälle" aussucht, um damit bestimmte Dinge zu erreichen, ging ich davon aus, dass Mario, besser gesagt, Marios Seele, große Angst vor dem Leben hatte. Deswegen berücksichtigte ich Erwartungsangst, die sich in den Arzneimitteln *Gelsemium sempervirens* – „Erwartungsangst aus zurückgehaltener Emotion" und *Argentum nitricum* – „fordert Nestwärme ein" zeigte.

Um einen Menschen stabiler zu machen, ist es wichtig, ihm die Information zu geben, dass er ernährt wird, Sicherheit hat und dass er nicht alleine und isoliert da steht. Die besten Arzneimittel, die ich zu diesem Thema kenne, sind *Placenta männlich* oder *Placenta weiblich*. Dabei muss es gar nicht sein, dass die *Placenta männlich* für Männer und *Placenta weiblich* für Frauen die geeigneten Arzneimittel sind. Ich prüfe dies immer, in dem ich dem Patienten die jeweilige Placenta-Art in die Hand gebe und ihn frage, wobei er sich sicherer fühlt und wo er weniger oder speziellere Symptome entwickelt. Wenn z.B. die Mutter sich ein Mädchen gewünscht hat, und es ist ein Junge geworden, dann geschieht es häufig, dass der Junge sehr viel klarer auf die *Placenta weiblich* anspricht, weil er dem Wunsch der Mutter gemäß simuliert, dass er eigentlich ein Mädchen ist. Dies muss dringend gerade gerückt werden.

So war es auch bei Mario, denn ursprünglich hatte sich seine Mutter zuerst ein Mädchen gewünscht, obwohl sie dann beteuerte, dass es ihr gleich gewesen ist, Hauptsache das Kind war gesund. Da Mario aber in der Behandlung zunächst einmal auf die weibliche Placenta reagiert hatte, hatte er den Wunsch der Mutter in sich gespeichert. Nachdem Mario das *Placenta weiblich* eine ganze Weile in der Hand hatte, keine weiteren Symptome, wie innere Unruhe, Wärme in der Hand, kurzfristig Rückenschmerzen oder kribbeln auf den Schultern etc, mehr entstanden und sich alles beruhigt hatte, gab ich ihm *Chamomilla* – „fühlt sich nicht zugehörig, ist wütend darüber und trotzt" und *Heloias dioica* -„gedankliche Vorstellungen sollen stur erzwungen werden". Beide Arzneien sind wichtig bei Trotz. Er trotzte dem Wunsch der Mutter, denn er war nun mal ein Junge. Anschließend gab ich Mario das Mittel *Placenta männlich* in die Hand. Er setzte sich sofort aufrecht hin. Dies war sehr eindrucksvoll. Unterdessen hatte Mario alle genannten Arzneimittel in der Hand, und aus seinem eher zurückgezogenen Blick war in kurzer Zeit ein strahlender Blick entstanden.

Damit war ich zufrieden und beschloss, die Lernschwierigkeiten mit den Arzneien *Alumina* – „der eigene Standpunkt fehlt, die eigene Position wird nicht eingefordert" und *Barium carbonicum* – „Entwicklungshemmung aus Angst vor dem Leben und der Selbstverantwortung" zu beantworten. Mario nahm diese Arzneimittel jeweils in einer hohen Potenz, C 50 000, über ein paar Tage, und schon nach einer Woche rief mich seine Mutter an und erzählte, Mario sei „fit", er stünde ganz anders im Leben und hätte jetzt deutlich sichtbar mehr Lust, aktiv zu handeln. Sie wäre sehr gespannt, wie es sich jetzt auf die Schule auswirken würde. Positive Tendenzen seien insofern schon da, dass er für ersten Test an Stelle der bisher üblichen ‚Fünf' mit einer ‚Zwei' benotet worden sei.

Der „Sinn" der Kinderkrankheiten

Das Beispiel Mumps - *Parotitis epidemica*

Die grundsätzliche Frage, die sich überhaupt zum Thema "Krankheit" stellt ist die, ob Krankheit ein rein zufälliges Geschehen ist. Die Schulmedizin geht davon aus, dass der Mensch krank wird, der zu schwach geworden ist, dessen Immunsystem sich den ihn umgebenden Bakterien und Viren nicht mehr genügend zur Wehr setzen kann. Die Kinderkrankheiten sind davon in gewisser Weise ausgenommen, denn es ist üblich, dass Kinder Kinderkrankheiten bekommen. Manche Kinder bekommen sie, manche nicht. Weitere Gedanken werden daran kaum verschwendet. Über Impfungen versucht man auch Kinderkrankheiten zu vermeiden. Krankheit als Funktionsstörung zu sehen, als mechanischen Defekt einer Maschine, der durch Abnutzung, fehlerhafte Betriebsbedingungen oder mangelnde Wartung entstanden ist, dies ist zum großen Teil die Denkweise der Schulmedizin.

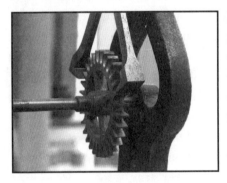

Bei genauer Betrachtung gibt es durchaus einen Unterschied zwischen einem Lebewesen und einem von Menschen gemachten Gegenstand oder einer Maschine. Der Unterschied ist der, dass der kreative Impuls, der Ideengeber, mit dem Lebewesen eine Einheit bildet. Der göttliche Anteil, wenn Sie so wollen, ist fest verbunden mit dem Lebewesen und bewirkt Wandlung und Entwicklung. Somit hat Krankheit und Heilung immer etwas mit dem Menschen selbst zu tun. Ganz anders stellt sich dies bei Gegenständen dar, dort ist der Ideengeber von dem Gegenstand getrennt. Ein Mensch hat die Idee einen Gegenstand z.B. einen Tisch zu kreieren und setzt dies in die Tat um. Diese Person und der Tisch sind zwei nicht vereinte Anteile und somit ist ein Regenerationsprozess des Gegenstandes nicht möglich. Ein Tisch kann sich schwerlich selbst regenerieren oder sich restaurieren.

Achten wir auf unsere Sprache, dann ist diese voll von Aussagen zu der These, dass Krankheit mit dem Menschen selbst zu tun hat. Einen Schnupfen haben nennt sich auch „die Nase voll haben", die Erkältung steht für „frustriert sein", der Kopfschmerz symbolisiert „sich den Kopf zerbrechen".

Möchte eine Persönlichkeit ihre Lebenssituation verändern, hat aber vielleicht zu wenig Mut durch einen Konflikt hindurch zu gehen, dann wird sie krank. In der Krankheit ist sie oft zur Ruhe gezwungen und sammelt Kräfte, um entweder in den Konflikt zu gehen oder ihre Ignoranz zu stärken. In diesem letzteren Falle, im Falle der Ignoranz, wird allerdings das Thema der Unzufriedenheit in der gleichen oder in anderer Weise wieder in Erscheinung treten und letztlich die Persönlichkeit dazu bewegen, doch die notwendige Änderung im Leben umzusetzen. Es ist also eine Frage der Sichtweise, ob Krankheit das Produkt eines Zufalls oder der Schwäche ist oder ob Krankheit als Sprache des Unbewussten gesehen wird, die Impulse gibt, die Persönlichkeit zu stärken und den Individualisierungsprozess überhaupt möglich zu machen.

Krankheit als Möglichkeit zur Entwicklung zur Persönlichkeit.

Diejenigen Eltern, die ihre Kinder vor, während und nach einer Kinderkrankheit bewusst beobachten, stellen sehr deutlich fest, dass das diese nach einer durchgemachten Kinderkrankheit große Entwicklungsschritte im Rahmen der Persönlichkeitsentwicklung gemacht haben. In diesem Sinne hat jede Kindererkrankung eine individuelle Aussage, eine individuelle Bedeutung.

Dies sei dargestellt an der Erkrankung Mumps:

Mumps - auch Ziegenpeter genannt - zeichnet sich neben Kopf- und Gliederschmerzen sowie starkem Frieren des Patienten vor allen Dingen durch die Entzündung der Ohrspeicheldrüse mit einer starken Schwellung um das Ohr herum aus. Mumps ist letztlich keine bedrohliche Kinderkrankheit. Das einzig Problematische ist darin zu sehen, dass es zu chronischen Entzündungen der Drüsen kommen kann, wenn die Erkrankung zu wenig „nach außen" dringt, nicht „durchbricht".. Besonders bei Knaben befürchtet man eine Hodenentzündung, die zu Unfruchtbarkeit führen kann. Schauen wir uns diese Erkrankung über die Symbolik an, dann macht der kleine Patient „dicke Backen". Umgangssprachlich bedeutet dies, dass er anfängt sich durchzusetzen. Er entfaltet damit seine Persönlichkeit und sagt, was er will. Findet dieser Prozess unzureichend statt, dann kommt es zur Komplikation und in diesem Fall ist der Knabe auch im Erwachsenenalter nicht mehr in der Lage, seinen Prägungsimpuls weiterzugeben, mit anderen Worten: er kann zeugungsunfähig werden.

Beachten wir zusätzlich noch die Evolution des Menschen - wir kommen schließlich aus dem Wasser - so sind an der Stelle, wo bei Mumps die Schwellung auftritt, früher die Kiemen gewesen. Im Wasser wurden wir noch mitgetragen.

Wir haben unser eigenes Gewicht noch nicht gespürt. Unser Gewicht symbolisiert umgangssprachlich auch unsere Persönlichkeit - eine Persönlichkeit ist *(ge)*wichtig. So gesehen beschreibt die Erkrankung Mumps den Aufrichtungsprozess des Menschen. Aus dem Wasser an Land gekommen, hat er die Aufgabe, sich gerade zu machen, sich aufzurichten, sich zur Persönlichkeit zu entfalten. Aus dieser Perspektive hat jede Kinderkrankheit ihre eigene Bedeutung, die auf ihre Weise zur Persönlichkeitsentwicklung beiträgt. Für ein Kind ist es sehr wichtig, diese Kinderkrankheit durchzumachen, um den Individualisierungsprozess gut bewältigen zu können.

In der Homöopathie haben wir eine Möglichkeit, jeglichen Individualisierungsprozess stark zu unterstützen. Jede homöopathische Arznei entspricht einem möglichen seelischen Zustand eines Lebewesens. Wird ein erkrankter Mensch mit einer homöopathischen Arznei behandelt, so gibt diese an das Unbewusste des Patienten einen Impuls, so dass der Patient einen Entwicklungs- und Erkenntnisprozess machen kann. Für die Erkrankung Mumps ist z.B. *Pulsatilla* ein geeigneter Impulsgeber.

Die Bedeutung von *Pulsatilla* lässt sich folgendermaßen ableiten:

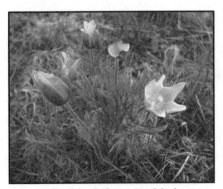

Bei einer Frühjahrswanderung beispielsweise. über die Wiesen der Schweiz, begegnet man noch recht häufig der Küchenschelle (*Pulsatilla pratensis*). Der vielköpfige Wurzelstock streckt seine weit geöffneten Blüten der Sonne entgegen. Es mutet an, als ob eine Gruppe junger Pubertierender im Gespräch viel Spaß miteinander haben. Die Pflanze ist zart, langstengelig, hat zumeist hellviolette Blüten. Der Stengel ist behaart und bei genauem Hinsehen werden „kleine Widerhaken" deutlich. Bei Sonnenschein ist die Blüte weit geöffnet und bei trübem Wetter sofort geschlossen, bei schlechter Witterung sogar nach unten gewendet. Die Küchenschelle wächst am liebsten auf kalkigem Boden.

Deuten wir die Signatur dieser Pflanze, dann zeigt sich vor unserem inneren Auge folgendes Bild: Die Sonne und das gute Wetter symbolisieren Wärme, gute Stimmung, angenehme Gemütslage. Gute Stimmung, viel Spaß und oberflächliche Kommunikation, wie Kaffeeklatsch, gemütlicher Biertisch mit Kartenspiel, scheinen der Person, die *Pulsatilla* benötigt, wichtig zu sein; Je oberflächlicher und unverbindlicher, desto besser.

Trübes und schlechtes Wetter symbolisiert schlechte Stimmung, bis hin zum Gewitter, zum Konflikt. Dies mag die „*Pulsatilla*-Persönlichkeit" offensichtlich überhaupt nicht. Einen Konflikt offen austragen und lösen? Das muss nicht unbedingt sein. Ein Konflikt bedeutet Konfrontation, Auseinandersetzung, bedeutet offen seine Gefühle äußern müssen und zu diesen zu stehen. Die Persönlichkeit müsste sich stellen, ihre Bedürfnisse einfordern und Selbstverantwortlichkeit übernehmen. Interessant sind auch die zarten Widerhaken am Stengel, denn mit einem Widerhaken kann man sich sowohl irgendwo „anhängen", als auch jemanden „abwehren". Mit anderen sich in lustiger, oberflächlicher Gemeinschaft wohl zu fühlen ist das eine; mit einem starken Partner, an den man sich hängen kann und der die Konflikte löst, ist das andere. Sollte ein Partner einen Konflikt heraufbeschwören, kann man sich ja nötigenfalls „abhängen" und die Person unverbindlich mit vielen Gefühlsäußerungen, wie z. B. lautes Weinen abwehren. Oder jemanden in Schuld versetzen oder eine Schuld zuweisen, kurz „jemanden emotional beschäftigen".

Besonders interessant ist, dass die Küchenschelle auf kalkigem Boden wächst. Wenn berücksichtigt wird, dass der Kalk Schutz und Unterstützung symbolisiert, erklärt sich die scheinbare Schutzbedürftigkeit von „*Pulsatilla*-Patienten". Wer sich selbst nicht stellt, benötigt ein fremdes Rückgrat, eine starke Unterstützung, die möglichst alle Konflikte abhält und die Garantie für „Friede-Freude-Eierkuchen" gibt. Über die Arznei *Pulsatilla* wird dem Mumpserkrankten der Impuls gegeben, zu lernen sich gerade zu machen, sich mit Konflikten auseinander zu setzen, letztendlich sich aufzurichten und konfliktfähig zu werden.

Selbstverständlich ist *Pulsatilla* nicht die einzige Arznei für die Erkrankung Mumps. Sie ist nur ein Beispiel dafür, wie man den Gesundungs- und gleichzeitig den Entwicklungsprozess eines Menschen hin zur Persönlichkeit unterstützen kann. Homöopathische Arzneien sind etwas völlig anderes als schulmedizinische „Medikamente", welche die Symptome, die Symptomsprache des Patienten zum Schweigen bringen. Die homöopathischen Arzneien geben Impulse an das Unbewusste, damit nicht bewältigte Konflikte eines Menschen, die sich sonst in Krankheit äußern, wieder aktiviert und damit verarbeitet werden können.

Ein Kind, das bisher über die Nachahmung gelernt hat, muss irgendwann beginnen, den persönlichen Eigenimpuls im Sinne von Selbstverantwortlichkeit zu aktivieren. Dazu ist es immens wichtig, Kinderkrankheiten durchzumachen, aber auch ein Segen und äußerst hilfreich, über eine homöopathische Behandlung diesen Entwicklungsprozess zu unterstützen bzw. unter Umständen erst wirklich zu ermöglichen.

Das intelligente, schwierige Kind

Die notwenige Veränderung soll erzwungen werden

Es ist auffällig, wie viele hochbegabte, intelligente Kinder heute unsere Erde, beson-
ders unseren Kulturkreis bevölkern. Es muss also eine ganz besondere Zeit sein, in der
wir uns heute befinden. Genau betrachtet leben wir heute in einer Hochkultur. Ein
Entwicklungszyklus neigt sich dem Ende zu. Es geht wieder einmal der Zerstörung
entgegen... oder schaffen wir es, zu einer anderen Lösung zu kommen?

Nach dem zweiten Weltkrieg waren die Menschen damit beschäftigt, ihre Grundbedürfnisse zu sichern, danach wurde eine Menge für den äußeren Wohlstand getan, bis
hin zum Luxus im Außen. Legen wir einmal die These der Maslow'sche Bedürfnispy-
ramide zu Grunde so ist jetzt, nachdem die äußeren, die materiellen Bedürfnisse be-
friedigt sind, die „innere Entwicklung" des Menschen im Sinne eines Schwerpunktes
an der Reihe:

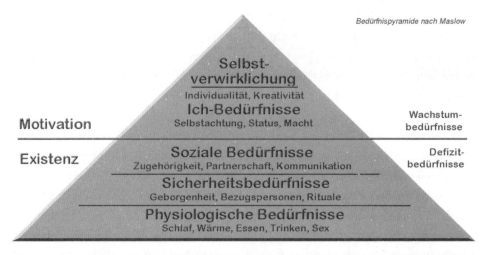

Sicher lassen sich beide Entwicklungsebenen nicht gänzlich trennen, parallel zur materiellen, äußeren Entwicklung findet sicher auch immer eine Bewusstseinsveränderung
statt. Die Persönlichkeitsentwicklung, die Entwicklung zum Ich, die Entwicklung der
Individualität ist das Thema unserer Zeit, unserer Kultur jetzt und heute. Individualität
bedeutet „untrennbar": Jede Seele, jeder Mensch ist untrennbar ein Teil des Ganzen,
des ganzen Universums. In diesem Bewusstsein zu leben, ist äußerst anspruchsvoll, da
eine solche Persönlichkeit in der vollen Eigenverantwortung zu ihren persönlichen
Anlagen steht.

Sie lebt ganz simpel ihre Fähigkeiten und individuellen Talente, ohne sich darum zu scheren, was ein anderer tut und macht. Das Thema „Gemeinsamkeit macht stark", wir leben in einer „Notgemeinschaft", Anpassung an eine Gruppe, wir achten darauf, was der andere macht, wir vergleichen uns, wir bewerten uns, wir tun alles, um dazu zu gehören, alle diese „äußeren Werte" verlieren heute ihre Wertschätzung. Oberflächlich gesehen scheint die Entwicklung zur Individualität ein Aufruf zur Anarchie zu sein. Bei näherem Hinsehen handelt es sich aber um ein Leben in innerer Zufriedenheit.

Derjenige, der seine Fähigkeiten und natürlichen Bedürfnisse und Anlagen lebt, braucht nicht zu kompensieren. Passt sich jemand an etwas an, das ihm eigentlich widerstrebt, dann staut sich Lebensenergie an.

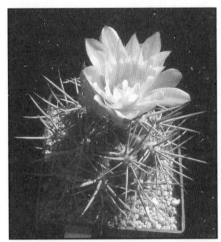

Dieser Stau wird sich irgendwann als Aggression oder Autoaggression entladen müssen. Die Persönlichkeit kompensiert. Sie fällt oft ins Gegenteil ihrer eigentlichen Überzeugungen. Aus diesem kompensatorischen Verhalten entstehen oft genug Schuldgefühle, die einen weiteren Stau durch eine falsche Selbstdisziplin zur Folge haben. Ein „perpetuum mobile", eine nicht enden wollende Folge der Verstrickung von Gefühlen ist gewebt. Diese ist schwer und meist nur über eine Krankheit, welche den Bewusstwerdungsprozess zur Heilung fordert, zu durchbrechen. Üblicherweise führen diese Verstrickung und die Kompensation von Bedürfnissen auch zu sozialen Ungleichgewichten: Nachdem viele über einen langen Zeitraum und aus dem Gefühl der Not den Anderen, das Gegenüber höher bewertet haben, als sich selbst, kommt irgendwann der Zeitpunkt, dass sich alle nur noch selbst wichtig sind. Es kommt zu dem Punkt, dass jeder sich selbst der Nächste ist und kaum einer im Sinne der Zukunftsgestaltung über den Tellerrand schaut. An diesem Punkt sind wir heute. Die Grundlage einer sozialen Gemeinschaft, die Selbstverantwortung, ist nur in geringem Maße zu finden.

Das wichtigste soziale Gesetz der Individualität ist in einem gängigen Sprichwort zu finden:

„Das, was du nicht möchtest, das man dir tu, das füg auch keinem anderen zu".

Anders ausgedrückt: Jeder sollte mit anderen so umgehen, wie er selbst behandelt werden will. Dies in dem Bewusstsein der Eigenverantwortlichkeit. Denn jeder Mensch gestaltet sich sein Leben selbst. Das, was ihn umgibt, ist ein exaktes Ebenbild seines inneren seelischen Zustandes. Letztlich kreiert sich jeder Mensch, unbewusst oder bewusst, in jedem Augenblick sein Leben selbst. Leider geschieht dies meist unbewusst. Manch einer, der sich der Erkenntnis der Eigenverantwortlichkeit entziehen möchte, kann es z. B. nicht fassen, dass er sich bestimmte Schicksalsschläge in sein Leben eingeplant hat. Das Erleben dieser „Schicksalsschläge" dient aber dazu, Bewertungen und Beurteilungen, die unser Denken und Handeln beeinflussen, zu neutralisieren. Es ist viel schöner, sich ein Leben in vollem Bewusstsein zu gestalten, als sich in der Wiederholung der unbewussten oft belastenden Erfahrungen, vom so genannten Schicksal, leben zu lassen.

Unsere heutige Zeit ist ganz speziell die Zeit der Entwicklung der Individualität eines jeden Einzelnen. Wird diese hohe Anforderung nicht erfüllt, so kommt es wieder einmal zur Zerstörung, z. B zum Krieg wie vormals bei anderen Hochkulturen auch. Dann können wir wieder beginnen, das Außen aufzubauen und entgehen der zugegebenermaßen anstrengenden geistigen und spirituellen Entwicklung. Vielleicht sind deshalb, um diesem negativen Rhythmus der wiederholten Zerstörung zu entgehen, so viele hochbegabte, intelligente Kinder heute inkarniert. Diese Kinder sind kaum durch Anreize äußerlicher Art motivierbar. Geld und materielle Werte sind bei den Eltern oft in genügender Menge vorhanden, um ernsthaft zum Lebensziel zu werden. Damit kann das bestehende, aufs Außen gerichtete Werte und Bewertungssystem, auf dem unsere Kultur heute aufbaut und das in Kindergärten, Schulen und in der Wirtschaft zu finden ist, kaum Einfluss auf die jungen Menschen nehmen, geschweige denn, diese verändern.

Die intelligenten Kinder sind deshalb „schwierig", weil sie die Kraft oder die Ignoranz und Stärke besitzen, sich eben nicht dem System anzupassen. Sie werden das heutige Wertesystem verändern.

Das schwierige, intelligente Kind nimmt die Unehrlichkeit, die Unterdrückung, das Sicherheitsbedürfnis, somit die Schwäche des Gegenübers unbewusst oder sogar bewusst wahr und spiegelt in seinem eigenen Verhalten den anderen wieder, im Sozialen und im Unsozialen. Dies hat schon so manche Eltern und manchen „Erzieher" zur Verzweiflung gebracht. Intelligente Kinder haben meist eine schnelle Auffassungsgabe und Erfindergeist, lieben Veränderungen und sind neugierig. Finden sie mit diesen Fähigkeiten keinen Anklang, werden sie für ihre Umgebung schwierig.

Sie sind schnell gelangweilt, fühlen sich leicht eingeengt, reagieren trotzig und kritisch, sind angriffslustig. Wenn dies alles nicht hilft, fallen sie letztlich in die Resignation. Bis dahin ist es allerdings für alle Beteiligten ein harter Kampf Das intelligente Kind fordert sehr früh ein, ernst genommen zu werden. Es will einen Rahmen, in dem es sich reiben und entwickeln kann. Einen solchen Rahmen zu bieten, erfordert von den „Erwachsenen" absolute Konsequenz. Diese ständige Auseinandersetzung ist äußerst anstrengend und überfordert jeden, der kein wirkliches Interesse an Kindern und Jugendlichen, an Menschen hat.

Der Lehrer, der schon seit 30 Jahren seinem einmal eingerichteten Lehrplan folgt und kein Interesse an seiner eigenen weiteren Persönlichkeitsentwicklung hat, die durch die Resonanz mit seinem Gegenüber nicht zu verhindern ist, wird verzweifeln. Die Schüler allerdings auch. Diese Verzweiflung, bis hin zur Resignation, zeigt sich bei dem Lehrer in dem Wunsch nach Frühpension, bei den Kindern und Jugendlichen durch spezielle psychische und körperliche Erkrankungen. Diese beginnen z. B. mit Langeweile und Trotz, Kopfschmerz, unerklärlichen Bauchschmerzen oft im Nabelbereich, setzen sich fort im Heuschnupfen, in der Hyperaktivität und im ADHS. Natürlich trägt nicht nur das „Sich-unverstanden-fühlen" zu diesen Zuständen bei, sondern auch andere, anscheinend äußerliche Rituale unserer Kultur, wie beispielsweise Geburtseinleitung, Impfungen und unterdrückende Medikationen wie Ritalin usw.

Eine gute und hilfreiche Unterstützung zur Veränderung und Unterstützung auf dem spirituellen und heilenden Weg bietet die Homöopathie. Sie wirkt konsequent auf der Basis der Resonanz. Für jeden „verletzten" seelischen Zustand, der sich psychisch und körperlich im Sinne von Krankheit zeigt, gibt es im Außen eine Antwort, eine Resonanz. Im Sprachgebrauch heißt das: „Für alles ist ein Kraut gewachsen". Allerdings werden nicht nur „Kräuter" homöopathisch aufbereitet und durch Dynamisierung und Verdünnung wirksam gemacht, sondern auch Metalle und tierische Stoffe. Unter der Bedingung, dass alle Stoffe homöopathisch auf ihre Bedeutung hin erforscht und geprüft wären, gäbe es tatsächlich auf jede Problematik eine heilende Antwort. Obwohl die homöopathische Forschung noch weit von dieser unterstellten Bedingung entfernt ist, gibt es heute schon für viele seelische Verletzungen, die sich als Erkrankungen darstellen, die passenden homöopathischen Arzneien.

Mit diesen werden durch persönliche Bewertung fixierte Erfahrungen und Denkmuster wieder relativiert. Eine Erfahrung oder ein Erlebnis, das wir in positiver und vor allem in negativer Form beurteilt haben, hängt uns so lange an - anders ausgedrückt: wir werden das Erlebnis so lange wiederholen - bis die Beurteilung oder Bewertung relativiert ist. Die homöopathischen Arzneien helfen uns, unsere bewerteten Erlebnisse unbewusst zu wiederholen und damit aus unserer Bewertung und Beurteilung zu entlassen. Ab diesem Zeitpunkt können wir mit einem Thema wieder frei und unbefangen umgehen.

Das neugierige Kind, das für seine Neugierde z. B. durch Ignoranz oder Schweigen im Sinne von Liebesentzug der Eltern bestraft wurde, hat die Thematik Neugierde negativ bewertet. Das Kind hat erfahren, dass Neugierde nicht erwünscht ist. Jedes Mal, wenn wieder Neugierde geweckt wurde, erinnert es sich bewusst oder häufiger noch unbewusst an die damalige negative Erfahrung, so lange bis die aufkeimende Neugierde komplett unterdrückt wird. Das entstandene Denk und Bewertungsmuster heißt nun: Neugierde und damit Interesse am Leben führt zu Liebesentzug, Unterdrückung der Neugierde ist weniger schmerzhaft. Die Prägung dieses Denk- und Bewertungsmusters kann so schmerzhaft sein, dass es zum Verlust des Selbstwertgefühls eines Menschen beiträgt.

Symptome	homöopathische Arzneien
Neugierde	Agaricus muscarius, Aurum metallicum Lachesis muta, Hyoscyamus niger
Langeweile	Plumbum metallicum, Alumina, Aurum metallicum Ignatia amara, Magnesium muriaticum
trotzig	Helonias dioica, Anacardium orientale Lycopudium clavatum, Bufo rana, Kreosotum
kritisch	Barium carbonicum, Ignatia amara, Baptisia tinctoria, Cantharis vesicatoria Palladium metallicum, Pyrogenium
angriffslustig, streitsüchtig	Lycopodium clavatum, Nux vomica, Balladonna Crocus sativa, Staphisagria China officinalis, Niccolum metallicum
resigniert	Acidum picrinicum, Acidum phosphoricum Nitricum acidum, Natrium muraticum Agaricus muscarius, Tabacum, Agnus castus

Hyperaktivität	Tarantula hispanica, Caladium
	Calcium phosphoricum, Cina maritima
	Coffea cruda, Jodum, Arsenicum jodatum
	Veratrum album, Digitalis purpurea
Heuschnupfen	Arsenicum jodatum, Jodum, Naja tripudians
	Allium cepa, Sabadilla officinalis

Da es vorbehaltlich der Erforschung für jede Verletzung eine homöopathische Arznei gibt, so ist für die Heilung des verletzten Selbstwertgefühls das Gold, das *Aurum*, als zuständig gefunden worden. Wird einem Menschen mit verletztem Selbstwertgefühl das homöopathisch aufbereitete Gold gegeben, dann kann sich die durch Bewertung entstandene Verletzung auflösen. Wie oft der „Goldimpuls" für eine Heilung notwendig ist, hängt von dem ursächlichen Erlebnis und der Tiefe und Häufigkeit der prägenden Verletzung ab.

In der Homöopathie finden wir einen Spiegel des Lebens. Meistens sind die Menschen, die sich einmal für die Homöopathie begeistert haben und neugierig geblieben sind, ein Leben lang mit der persönlichen Erforschung ihres oder generell des Lebens beschäftigt, denn in der Homöopathie liegt ein möglicher und äußerst effektiver Schlüssel zur Bewusstwerdung.

homöopathische Arznei	psychologische Bedeutung
Acidum phosphoricum	Resignation, Probleme wiederholen sich ständig
Acidum picrinicum	Sich aus Abhängigkeiten lösen wollen
Agaricus muscarius	Sich als Verlierer fühlen
Agnus castus	Verleugnung des eigenen Potentials
Allium cepa	Auf verlorenem Posten kämpfen
Alumina	Der eigener Standpunkt fehlt, die eigene Position wird nicht eingefordert-
Anacardium orientale	Zwiespältigkeit, nicht wissen, nach wem oder was sich richten
Arsenicum jodatum	Sicherheit lebenslang nie ernährt und geliebt zu werden
Aurum metallicum	Fehlendes Selbstwertgefühl
Baptisia tinctoria	Hält den Mund und passt sich an, zu stolz sich zu artikulieren
Barium carbonicum	Entwicklungshemmung aus Angst vor dem Leben und der Selbstverantwortung
Belladonna	Aus gestauter, unterdrückter Lebenskraft, wird Zorn

Bufo rana	Kann sich selbst nicht leiden
Caladium seguinum	Sich für nichts verausgabt haben
Calcium phosphoricum	Zeigt sich klein und hilflos, der Unterstützung willen
Cantharis vesicatoria	Aktiv gegen die eigenen Interessen handeln
China officinalis	Sich abhängig und versklavt fühlen
Cina maritima	Sich ausgeliefert fühlen und damit nicht zurecht kommen
Coffea cruda	Schuldgefühle, sich der Situation aber nicht stellen
Crocus sativa	Traut sich nicht, seine Besonderheit zu leben
Digitalis purpurea	Emotionaler Schock, aus der Geborgenheit in die Konfrontation
Helonias dioica	Gedankliche Vorstellungen sollen stur erzwungen werden
Hyoscyamus niger	Sich um sein Leben betrogen fühlen
Ignatia amara	Die durch starke Unterdrückung ins Gegenteil verkehrte Emotion
Jodum	Sich nicht ernährt, nicht geliebt fühlen
Kreosotum	Sich vergewaltigt fühlen
Lachesis muta	Unterdrückte Individualität
Lycopodium clavatum	Der faule Kompromiss
Magnesium muriaticum	Sich im Krieg befinden, innerer und äußerer Widerstreit
Naja tripudians	Sich Zuwendung erzwingen
Natrium muriaticum	Festhalten an dem, was bewährt und bekannt ist
Niccolum metallicum	Der abgetrennte Kopf, Trennung von Verstand und Gefühl
Nitricum acidum	Hass- und Rachegelüste, die aber nicht formuliert werden
Nux vomica	Durch Überaktivität seine wirklichen Gefühle verstecken
Palladium metallicum	Das "liebe Kind" will bewundert, bestätigt werden
Plumbum metallicum	Schauspielerei als Fluchtmittel
Pyrogenium	Zorn über die eigene Weigerung sich auszuleben
Sabadilla officinalis	Sich wie der letzte Dreck fühlen
Staphisagria	Innere Bindung zu anderen
Tabacum	Rückzug aus Unsicherheit
Tarantula hispanica	In Überaktivität sich selbst vernichten
Veratrum album	Der Selbstverrat

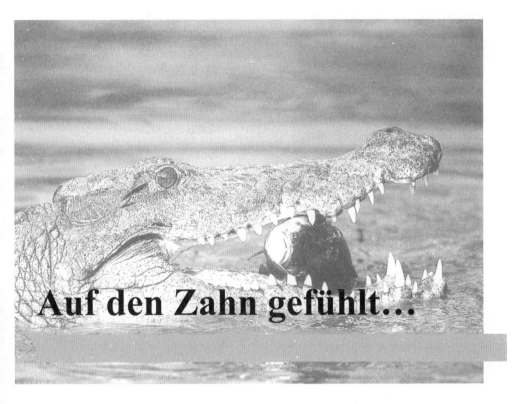

Auf den Zahn gefühlt…

Die Zahnbehandlung

... eine andere Perspektive

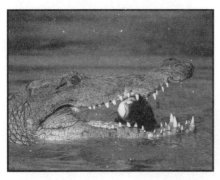

Die stärksten Männer fallen um, wenn der Zahnarzt einschreiten muss. Die Zähne sind bei vielen Menschen so empfindlich, dass der Zahnarztbesuch fast nur die „Konfrontation mit der Angst" zu sein scheint.

Einerseits hat dies mit unserer Erinnerungsfähigkeit, aus der heraus wir oft krank werden, zu tun: Denn alles, was wir selbst je erlebt haben und über die Genetik auch alles, was unsere Vorfahren je erlebt haben, ist in uns mit allen Gefühlen und Bewertungen gespeichert. Wer will, kann es auch so verstehen, dass alles, was ich je in meinen Vorleben erlebt habe, in meiner „Erlebnisdatenbank" gespeichert ist. Dazu habe ich mir genau die Eltern ausgesucht, die meinen eigenen Erinnerungen entsprechen.

So erinnern wir uns z.B. an das Bild eines mittelalterlichen Jahrmarktes, auf dem die Gaukler, Marktschreier, aber auch die Bader zu finden waren. Manch gepriesenes Allheilmittel gab es dort zu kaufen. Meist waren die Erzeuger des Allheilmittels schnell weiter gezogen, bevor der Schwindel aufflog. Diese Bader, spätere Dentisten und heutige Zahnärzte behandelten damals die Leute offen auf dem Marktplatz ohne Narkosemittel mit dem primitivsten Handwerkszeug – Geschrei und Schmerzen waren damals groß. Gut, dass es heute anders ist. Aber die Erinnerung an die Schmerzen und das Ohnmachtgefühl wirkt bei manchem eben lange nach.

Andererseits gibt auch die symbolische Sichtweise der Zähne Aufschluss über unsere Gefühle beim Zahnarzt:
Die Zähne stehen für unsere Kraft, das Leben integrieren zu können. Denn wir in den Apfel vom „Baum der Erkenntnis" gebissen und wollten wissen, wie das Leben und die Materie funktionieren. Ein Weg dies zu tun, ist „essen". Jeder Stoff und jedes Nahrungsmittel haben ihre eigene symbolische Bedeutung, die aufgeschlüsselt werden will. Dieser Erschließungsprozess beginnt im Mund. Das wichtigste Werkzeug dazu sind nun einmal die Zähne.

Eine weitere Bedeutung der Zähne ist eine spezielle Art von Wehrhaftigkeit. - die Nägel stehen übrigens für eine andere- in unserer Sprache ist zu finden: dieser Mensch ist „bissig", er lässt sich wenig gefallen, ein anderer ist verbissen, er will unbedingt etwas erreichen, was er sich in den Kopf gesetzt hat. Wieder einem Anderen muss man „auf den Zahn fühlen", was so viel heißt, dass diese Person sich klar zu dem stellen soll, was sie wirklich meint.

Wenn unsere Zähne kariös sind und wir zum Zahnarzt müssen, haben wir die oben genannten Fähigkeiten und Aufgaben ignoriert.

Vermutlich waren wir anderen gegenüber zu angepasst, vielleicht zu feige und zu sicherheitsbedürftig, um uns gegen unser Umfeld durchzusetzen. Wir waren nicht bissig genug, unsere eigenen Bedürfnisse zu verteidigen. Dies wird auch in der Bedeutung der homöopathischen Arzneien, die bei Karies helfen, deutlich:

Calcium carbonicum	sich dem Leben verweigern, Unterstützung wollen
Calcium fluoratum	sucht Halt um jeden Preis
Calcium phosphoricum	zeigt sich klein und hilflos, der Unterstützung willen
Cocculus indicus	Der Helfertrieb, aus Furcht vor Anderen lieb und nett sein wollen
Fluoricum acidum	Die „Chemie stimmt nicht", nicht leben und leben lassen können
Hekla lava	die individuelle Lebensenergie wird missbraucht und nicht genutzt
Kreosotum	sich vergewaltigt fühlen
Mercurius solubilis	die eigene Lebenskraft findet keine Form. wird Anderen geopfert
Mezereum	Rollenspiel anstelle individueller Entwicklung
Phosphor	die traumatisierte Lebensenergie, immer das Gleiche wiederholt sich
Plantago major	fehlende Erkenntnis der Lebensvision führt zur fixierten Lebenssicht
Silicea	verkopft sein, durch Verletzung sind die Gefühle weggedrückt
Staphisagria	die innere Bindung zu Anderen abgeschnitten und sich isoliert haben
Tuberculinum	Flucht in die Illusion, die Realität wird nicht ertragen

Die grundsätzliche Thematik von Karies finden wir in *Plantago major*: wer keine Lebensvision hat oder sich so beeinflussen lässt, dass er keine findet, kann sich auch nicht durchsetzen. Er wird seine Lebensenergie verpulvern – *Hekla lava*, sich vergewaltigen lassen – *Kreosotum*, Schutz wollen – *Calcium fluoratum* etc.und zu guter Letzt in den Helfertrieb - *Cocculus indicus* flüchten, um überhaupt eine Aufgabe zu haben.

Die Moral von der Geschichte: Wer gute Zähne hat, weiß aus dem Bauch heraus was er will und was er vom Leben will. Er wird sich durchsetzen. Ob dies den anderen in der Umgebung passt, spielt aus diesem Blickwinkel keine Rolle.
Wer nicht weiß, was er will, hat schlechte Zähne und lässt sich vom Zahnarzt alle unbewusst angesammelten, ohnmächtigen, traurigen, hilflosen Erfahrungen mit anderen an die Oberfläche der Wahrnehmung, aber leider nicht unbedingt ins Bewusstsein katapultieren. Unbewusst wird der Zahnarzt für all die nicht gelösten Konflikte verantwortlich gemacht, denn diese sind in jedem Falle schmerzhaft.

Schauen wir genau hin, so hat jeder Zahn nicht nur Bezüge zu den einzelnen Organen, sondern auch eine psychische und symbolische Bedeutung. Am Zustand des Zahnes und an seiner Stellung lassen sich unbewusste Konflikte ablesen. Wird die Position des Zahnes verändert, werden auch Konfliktthemen „reguliert", die immer die ganze Familie betreffen.

Deshalb wäre es sinnvoll, sich unter diesem Aspekt die ästhetische Zahnregulierung anzusehen und in die Behandlung mit einzubeziehen.

Auch die Materialien, die für den Zahnersatz genutzt werden, haben ihre Bedeutung und symbolisieren oft hochinteressante Entwicklungsmöglichkeiten, die durch bewusstes Wissen der Therapeuten in hilfreiche Entwicklungsprozesse umgewandelt werden können.

Wir beißen uns durch...

Karies bei kleinen Kindern, Zahnfleischentzündung und Zähneknirschen aus homöopathischer Sicht

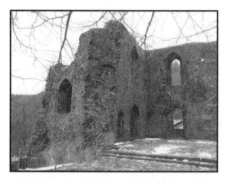

Bekanntermaßen symbolisieren die Zähne das Durchsetzungsvermögen eines Menschen, seine Art mit dem Leben umzugehen. Je klarer ein Mensch mit sich selber ist, auch im Sinne von Egoismus, je gesünder sind seine Zähne. Richtet sich die Persönlichkeit zu sehr nach ihrer Umgebung, oder fühlt sich sogar gezwungen, sich den anderen anzupassen, damit er überleben kann, in dem Maße verfallen seine Zähne. Es kommt durchaus vor, dass schon ganz kleine Kinder schwer kariöse Zähne haben.

Dies betrifft dann die Milchzähne und die Eltern haben starke Befürchtungen, dass eben auch die zweiten Zähne kariös oder schwarz werden. Die Homöopathie ist durchaus sehr hilfreich, diesen kariösen Prozess zu stoppen und dann zu bewirken, dass die zweiten Zähne gesund sind. Dies geht natürlich nur, wenn die Prägung des Kindes, die die Karies hervorgerufen hat, geheilt und bereinigt wurde. Im Kent´schen Repertorium finden wir eine Rubrik, die heißt: „schlechte Zähne, Karies, vorzeitig bei Kindern". Dort sind sieben Arzneien angegeben, die wir uns einmal ansehen wollen.

Calcium carbonicum	sich dem Leben verweigern; Unterstützung wollen
Calcium fluoricum	unbedingt von Menschen Unterstützung wollen, auch wenn sie nicht zu einem passen;
Calcium phosphoricum	Zeigt sich klein und hilflos, um unterstützt zu werden
Coffea	Schuldgefühle, gegen sich selbst handeln, sich der Problematik aber nicht stellen
Acidum fluoricum	die Chemie mit anderen Menschen stimmt nicht; selbst nicht leben können aber auch nicht leben lassen können
Kreosotum	sich vergewaltigt fühlen
Staphisagria	die innere Bindung zu anderen Menschen abgeschnitten haben und damit isoliert sein

Gehen wir einmal davon aus, dass die Arzneien, die sich in einer Rubrik befinden nicht nur zufällig dasselbe Symptom abdecken. Wenn wir genauer hinsehen, beschreiben die Arzneimittel einer Rubrik eine Konfliktsituation, die sich bis ins Crescendo erheben kann. So bezeichnen diese sieben Arzneimittel die Situation eines Menschen, der sich zu schwach fühlt, für sich alleine gerade zu stehen, der unbedingt das Bedürfnis hat, sich an jemanden anzulehnen, sich von jemandem Unterstützung zu verschaffen und damit gegen sich selbst handelt. Die Persönlichkeit geht soweit, dass sie die Unterstützung auch bei Menschen sucht, von denen sie weiß, dass die Schwingungen nicht harmonieren, die inneren Überzeugungen, die die Persönlichkeit selbst hat, mit denen ihres Gegenübers überhaupt nicht zusammen passen.

Verbleibt die Persönlichkeit in dieser Situation, kommt es natürlich zu einer Art Gewalt, die auch als psychische Vergewaltigung empfunden werden kann. Die einzige Möglichkeit, sich aus dieser Situation zu befreien, ist die, sich zu isolieren. Die ungute Kommunikation einfach zu ignorieren. Die Arznei *Staphisagria*, die diese Ignoranz beschreibt, ist ebenfalls bekannt als Arzneimittel gegen Schnittverletzungen.

Die typische Schnittverletzung, mit der ein kleines Kind konfrontiert werden kann, ist im übertragenen Sinne der Kaiserschnitt. Das Kind erfährt die Schnittverletzung zwar nicht selbst, übernimmt aber, noch ungeboren, die Emotionen der Mutter kritiklos. Dadurch kommt es für das Kind ebenfalls zu einem „Staphisagria-Zustand". Auch das herausgerissen oder herausgeschnitten werden aus der Vereinigung der Mutter ist der geistige " Staphisagria–Prozess".

Diese Arznei *Staphisagria* hat mich dazu bewogen, die Schicksale der kleinen Patienten, die schon sehr früh mit Karies behaftet waren einmal genauer zu untersuchen. Dabei stellte sich heraus, dass bis auf zwei Ausnahmen alle anderen Kinder mit kariösen Zähnen bei der Geburt einen Sauerstoffmangel erlitten hatten, entweder durch eine zu starke Narkose oder weil sie im Geburtskanal stecken geblieben waren und ein Notkaiserschnitt gemacht werden musste. Die beiden Ausnahmefälle, bei denen ein Sauerstoffmangel ohne weil sie weiteres nicht erkenntlich war, waren aber beide durch Kaiserschnitt zur Welt gekommen. Obwohl es nicht deutlich erkenntlich ist, gehe ich in beiden Fällen von einem Narkoseschaden aus. Um dieses kariöse Terrain auszugleichen ist die Entgiftung der Narkosemittel unbedingt notwendig.

Dazu nimmt man das Narkosemittel als homöopathische Potenz möglichst hoch und fügt als Ausleitungsmittel entweder

Aethusa   „Angst die Kontrolle zu verlieren"
oder
Nux vomica   „Durch Überaktivität seine wirklichen Gefühle verstecken"
oder
Sulfur   „Bewusstwerdung wird unterdrückt"
hinzu.

Um den Sauerstoffmangel zu neutralisieren bieten sich unter anderem die homöopathischen Arzneien

Carbo animalis   „Verzicht auf die Entfaltung der Willenskraft",
Arnica   „sich verletzt zurück zuziehen, sich isolieren"
und
Spongia   „Wunsch sich durch Anpassung Schutz zu verschaffen"

an. Dabei sollte keinesfalls die Arznei für die Geburt, dabei handelt es sich um

Opium   „Grenze zwischen Bewusstem und Unbewusstem"

vergessen werden.

Mit dieser Behandlung wird das Terrain der kariösen Zähne beantwortet und damit die Befreiung der Persönlichkeit des Kindes um einige Schritte weiter gebracht.

Die Thematik Zahnfleischbluten symbolisiert ebenfalls fehlende Sicherheit, fehlendes Vertrauen in die eigene Persönlichkeit und zeigt sich vorrangig als Unentschlossenheit. Die Persönlichkeit hat Mühe, klare kurze Entscheidungen zu treffen, sie neigt dazu, viel zu viel zu denken und in Existenzängsten stecken zu bleiben. Die Impulse der anderen und vor allen Dingen ein Drängen zur Entscheidung, wird von der Persönlichkeit mit Zahnfleischbluten als Vergewaltigung empfunden. Die wichtigste Arznei bei Zahnfleischbluten ist tatsächlich

Kreosotum   „sich vergewaltig fühlen".

Weiterhin sind die Arzneien

Bovista   „stark verkopft sein, viel denken, gedankliche Konzepte aufbauen, die dann aber in nichts zerfallen,

Arsenicum album   „die Arznei der Existenzangst"

wie auch

Carbo vegetabilis   „die Lebenskraft wird nicht für gesundes Eigeninteresse genutzt"

gute Impulse, das Zahnfleischbluten zu überwinden.

Ist das Zahnfleischbluten geheilt, ist der Reifeprozess mehr zu sich selbst zu stehen und besonders aus der Eigenverantwortlichkeit heraus handeln zu können, ohne sich von anderen beeinflussen zu lassen, weitestgehend erreicht.

Die weit verbreitete Thematik des Zähneknirschens symbolisiert streng genommen eine Lebensunwilligkeit. Die Persönlichkeit ist mit ihrer Lebenssituation absolut nicht einverstanden, weiß aber nicht wie sie diese verändern kann. Sie unterdrückt Zorn und Wut und hält einfach aus. Um das Zähneknirschen aufzulösen, muss sich die negative Einstellung zum irdischen Leben in ein „Ja" zum Leben verwandeln. Zu diesem Thema gibt es viele homöopathische Arzneien, die generell eine unzufriedene Lebenssituation beschreiben.

Die typischsten davon sind

Belladonna   „aus gestauter unterdrückter Lebenskraft wird Zorn"
Hyoscyamus   „sich um sein Leben betrogen fühlen"

und

Stramonium   „Panik durch Unterdrückung, lang unterdrücktes Potential entlädt sich."

Die wenig verordnete aber treffendste Arznei dieser Thematik ist allerdings

Antimonium
crudum   „die Polarität ist grausam
                     mit dem harten Leben nichts zu tun haben wollen".

Wenn all diese Arzneien und vielleicht auch andere gut gewählte Mittel zu diesem Thema nichts nutzen, bietet sich eine Nosode an. Der *Calculu srenalis*, der Nierenstein.

Die Niere symbolisiert Partnerschaft und enge Freundschaft. Ist diese verletzt, kommt es häufig zu Nierensteinen. Die Menschen, die im tiefsten Inneren lebensunwillig sind, hängen sich gewöhnlich an eine andere Person an. Ist das Vertrauen in der Kommunikation mit dieser Person gestört, leistet der *Calculus renalis* hervorragende Dienste, um das Terrain so aufzuweichen, dass die bisher gut gewählten Arzneien wirken können.

Dies waren einige Beispiele dafür, dass nicht nur die Zahnheilkunde ein nur sachliches und technisches Thema ist, sondern dass auch dort das Terrain, die eigentliche Situation eines Menschen, beachtet werden muss, damit Heilung erreicht werden kann.

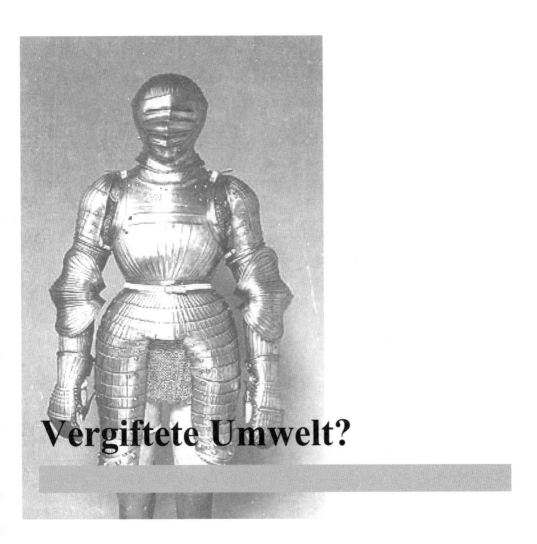

Vergiftete Umwelt?

Unsere Nahrung wird gefährlich

Natriumglutamat – nur eine Frage des Geschmacks?

Seit einigen Jahren fiel mir auf, dass immer mehr Patienten u. a. eine spezielle Symptomgruppe entwickelten:

1. Gefühl, dass das Gehirn sich bewegt,
2. Lähmigkeit des linken Armes,
3. Zahnschmerz erstreckt sich zum Hals.

Die Kopfsymptome variierten gelegentlich, waren von Schwindel, Kopfschmerzen und vor allem öfter von Herzbeklemmung begleitet.

Die treffendsten Ergebnisse der Repertorisation waren:

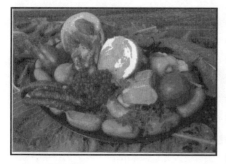

Bryonia, gefolgt von *Alumina*, *Agaricus* und *Sulfuricum acidum*. Diese Arzneien hatte ich alle bei den obig genannten Patienten eingesetzt, allerdings ohne lang anhaltenden Erfolg. Die Arznei *Alumina* war noch die Wirksamste unter allen. Spätestens nach 14 Tagen half *Alumina* aber auch nicht mehr. Nachdem immer mehr Patienten mit dieser Symptomgruppe eher schlecht als recht reagierten, verglich ich die Patienten miteinander. Auffällig war, dass die Symptomgruppe bei nahezu allen Patienten nach dem Essen besonders deutlich auftrat.

Zunächst suchte ich in der Analyse der Lebensmittelallergien eine Lösung. Aber deren gab es viele. Glücklicherweise konsultierte mich ein Patient, der auch obige Symptomgruppe aufwies. Bei ihm war eine Mononatrium- Glutamat-Allergie festgestellt worden. Während der homöopathischen Behandlung wurden viele seiner Symptome, auch die seelisch belastenden Situationen, deutlich besser. Je besser es diesem Patienten ging, desto deutlicher traten seine Gehirnsymptome und nun ein Lähmigkeitsgefühl im rechten Arm in den Vordergrund.

Nachdem vieles bedacht und behandelt war, aber genau die aufgezeigte Symptomgruppe einfach übrig blieb, war es nicht mehr zu übersehen:

Mononatrium-Glutamat, als homöopathische Arznei bzw. Nosode musste unbedingt eingesetzt werden. Leider war Mononatrium-Glutamat als homöopathische Arznei bei keiner mir bekannten Arzneimittelfirma lieferbar, so dass ich diese potenzieren lassen musste. Nach längerer Wartezeit erhielt der Allergiepatient Mononatrium-Glutamat in C 10 000. Er reagierte auf die Arzneimittelgabe sofort und entwickelte vielfältige Bewegungsgefühle im Gehirn, einen stechenden Kopfschmerz und ein starkes Lähmungsgefühl in Armen und Beinen, das rechts schlimmer war. Eine umfangreiche Repertorisation führte mich zu *Aluminium metallicum*, das in C 50 000 gleichzeitig mit *Mononatrium-Glutamat* C10 000 dem Patienten in die Hand gegeben, sofort half und nahezu alle Symptome auflöste.

Aluminium metallicum ist repräsentativ als wesentliche homöopathische Arznei für Hirnerkrankungen, besonders wenn Schwermetalle die Bluthirnschranke nachweisbar über spezielle Messungen diagnostiziert überschritten haben. Bei diesem genannten Patienten fiel mir erstmalig der Zusammenhang zwischen dem Geschmacksverstärker Mononatrium-Glutamat und den Hirnerkrankungen, beginnend mit Gedächtnisstörungen, Vergesslichkeit, Migräne, alten Kopfverletzungen und „Bewegungsgefühle des Hirns" auf.

Während der Konsultation, die beiden Arzneien in der Hand haltend, hatte mein Patient einen starken emotionalen Ausbruch. Vor anderthalb Jahren war er Witwer geworden und hatte den Tod seiner Ehefrau offensichtlich nicht bewältigt. Der Zusammenhang von Kummer und Geschmacksverstärker wurde in diesem Ausbruch verdächtig deutlich. Meinem Patienten war der emotionale Ausbruch eher peinlich. Er gestand mir allerdings, dass er nach dem Tod seiner Frau bisher nie hatte weinen können. Da es sich bei dem gerade genannten Symptom „nicht weinen können" um ein Leitsymptom von *Natrium muriaticum* handelte, schaute ich sofort in der Patientenakte nach und entdeckte, dass Herr S. *Natrium muriaticum* schon vormals bekommen hatte, ohne dass eine solche Reaktion bisher aufgetreten war.

Aufgrund dieser Entdeckung entstand mir der Verdacht, dass Mononatrium-Glutamat möglicherweise die Wirkung von *Natrium muriaticum* hemmen könnte. Meine Vermutung bestätigte sich insofern, dass von den zwölf Patienten mit der oben genannten Symptomgruppe elf einen Todesfall eines geliebten Menschen erlebt hatten oder verlassen worden waren.

Offensichtlich war die Entdeckung der „Mononatrium-Glutamat-Blockade" ein Volltreffer zugunsten vieler Patienten. In stofflicher Form scheint der Geschmacksverstärker bei der Überschreitungsfähigkeit der Bluthirnschranke förderlich zu sein. Interessant war, dass ein paar Tage nach dieser Entdeckung in der wissenschaftlichen Fernsehsendung „Planetopia" über Glutamat berichtet wurde. Es wurde in einem Tierversuch mit Ratten festgestellt, dass die Tiere, nachdem sie mit Glutamat über einen gewissen Zeitraum gefüttert worden waren, mit Gehirnschrumpfung reagiert hatten. Es war auffällig, dass besonders die Patienten, die bereits an einer Enzephalitis oder Meningitis erkrankt waren, besonders anfällig für eine Mononatrium-Glutamatreaktion sind. Im nächsten Schritt überprüften wir, in welchen Nahrungsmitteln Mononatrium-Glutamat enthalten ist.

Spätestens zu diesem Zeitpunkt mussten wir erkennen, dass es sich bei diesem Thema um eine Art „Seuche" handelt. In fast allen „Nahrungsmitteln" und in fast allen Mischgewürzen ist Mononatrium-Glutamat enthalten. Besonders schockiert waren wir nach einem Gespräch mit einem unserer Freunde, von Beruf Chemiker, als dieser uns erklärte, dass der Süßstoff Aspertam dem Mononatrium-Glutamat chemisch fast gleich ist. Auch bei dem Verzehr von diesem Zuckerersatzstoff sind bei den Verbrauchern Gehirnsymptome zu beobachten. Unterdessen gibt es eine Reihe von bereits beobachteten und bekannten Glutamat- und Aspertamsymptomen. Sicher werden wir in den nächsten Jahren mit diesem Themenkreis noch viel zu tun und zu erforschen haben.

Arzneimittelprüfung

In unserem kleinen homöopathischen Forschungskreis haben wir bereits damit begonnen und eine so genannte „Mentale Arzneimittelprüfung" von Mononatrium-Glutamat gemacht. Dabei hält der Proband die zu prüfende Arznei über einen längeren Zeitraum in der Hand, in diesem Falle Mononatrium-Glutamat in einer C 10 000. Während des Haltens der Arznei geht der Proband mit dieser in Resonanz und kann alles oder manches bereits Erlebte zu der Thematik der Arznei erzählen. Somit haben wir eine Möglichkeit, die „Idee der Arznei" oder anders ausgedrückt ihr Resonanzmuster kennen zu lernen.

Das Mononatrium-Glutamat hat bei uns allen völlig sinnlos dumpfe Erlebnisse aktiviert.

Eine Probandin sah vor ihrem geistigen Auge völlig desinteressierte Ameisen in einen Abgrund laufen, eine andere eine Person, die einen direkt vor ihr liegenden Weg suchte, ihn aber nicht wahrnahm, dann schnurstracks in eine Art Arbeitslager wanderte, in dem sie sich selbstverständlich ausbeuten ließ. Eine weitere Probandin beobachtete einen LKW – Fahrer, der immer im Kreis fuhr, sich von einer bestimmten Musik verzücken ließ, mit dem Auto abhob und jegliche Kontrolle über den Wagen verlor. Er machte keinerlei Anstalten, die Kontrolle wieder gewinnen zu wollen. Die zur Hilfe kommenden Freunde wurden nicht einmal bemerkt. Aufgrund der vielfältigen Prüfungen, die natürlich alle umfassender waren, als hier beschrieben, tauften wir Mononatrium-Glutamat auf die psychologische Bedeutung „Sich dumpf im Kreis drehen".

Diese Bedeutung passt auch zu den obig genannten typischen Symptomen:

Bewegung im Gehirn	die eigene Steuerung anderen überlassen wollen
Lähmigkeit des Arms	nicht selber handeln wollen
Zahnschmerz erstreckt sich zum Hals	das Leben meinen nicht integrieren zu können, meinen, alles schlucken zu wollen/müssen

Die Thematik des Mononatrium-Glutamates symbolisiert einen Bewusstseinsmangel, der dadurch entstanden ist, dass der Anspruch und das Bewusstsein, über sich selbst bestimmen zu können/dürfen, verloren gegangen ist. Es handelt sich um einen Verrat an der eigenen Kreativität und Selbstverantwortlichkeit nach dem Motto: es ist immer leichter das zu tun, was andere auch tun.

Es ist erschreckend, wie verbreitet die Dumpfheit ist.

Impfungen – wertfrei betrachtet

Schulmedizinische und homöopathische Sicht

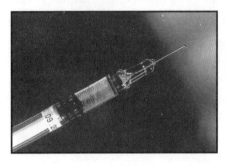

Das Thema Impfungen ist zumeist ein großes Diskussionsthema. Einerseits wird ständig dafür geworben, andererseits werden die Impfungen verteufelt. Da aber jedes Ding von zwei Seiten gesehen werden sollte, muss die Betrachtungsweise der Impfungen differenziert werden.

Aus der Sicht der klassischen Medizin, ist Krankheit eine Gefahr, der man entgegentreten muss. Der Mensch, besonders wenn er älter ist, wird immer schwächer. Für diesen, ist es immer problematischer, sich gegen die Bakterien und Viren, Pilze und sonstigen Befall zu erwehren. Deshalb muss man schon von Jugend an trainieren, um gegen Bedrohungen gefeit zu sein. Vorkehrungen, Schutz und Prophylaxe sind aus der Sicht: "Krankheit kommt von außen", logisch und sinnvoll. Derjenige, der diese Sichtweise von Krankheit hat, handelt und denkt so völlig korrekt.

Die Schulmedizin oder Klassische Medizin, handelt in diesem Sinne völlig nachvollziehbar. Aus dieser Perspektive muss derjenige, der Impfunwillige um sich hat, mit dem Kopf schütteln. Wenn schon Hilfe da ist, könnte man sie auch nutzen. Das Risiko krank zu werden, lässt sich doch so klein wie möglich halten. Der Arzt, der so ausgebildet ist und der Mensch, der in diesem Gedanken erzogen wurde, dass Krankheit von außen kommt, handelt, indem er sich Impfungen geben lässt oder sich Impfungen setzt, nachvollziehbar, folgerichtig und korrekt.

Nur derjenige, der über Krankheit einmal anders reflektiert hat und Krankheit aus einer anderen Perspektive sieht, wird den Impfvorgang in Frage stellen oder überhaupt in Frage stellen können. Die Menschen, die sich bereits mit der Thematik Eigenverantwortlichkeit konfrontiert haben, die begriffen haben, dass sie "ihres eigenen Glückes Schmied sind", dass sie ihr Leben selbst kreiert haben und damit bestimmen können, diejenigen haben die Möglichkeit zu beobachten, dass Krankheit aus dem Menschen selbst entsteht. Jegliche Form von Obrigkeitshörigkeit behindert die Übernahme von Eigenverantwortung.

Erst, wenn ich entdeckt habe, dass „meine Schmerzen im Ellenbogen in dem Augenblick verschwinden, wenn ich mich endlich wehre", habe ich begriffen, dass ich selbst mit meiner Krankheit etwas zu tun habe. Auch wenn mir auffällt, dass meine Kopfschmerzen erst dann entstehen, wenn ich ein emotionales Problem habe, was ich aber meine rational lösen zu wollen, erst dann habe ich die Möglichkeit das Leben selbst zu steuern. Vorher bin ich ausgeliefert und wer ausgeliefert ist, der muss sich schützen.

So ist es leicht verständlich, dass all diejenigen, die begriffen haben, dass Krankheit aus dem Inneren des Menschen kommt, den Sinn der Impfungen in Frage stellen. Es ist verständlich, dass sie sich kritisch mit der Thematik Impfung auseinandersetzen. Wenn die Krankheit dem seelischen Zustand eines Menschen entspricht, dann ist die Impfung etwas Fremdes, was in den Menschen hinein gesetzt, wird. Die Impfung entspricht somit nicht dem natürlichen Ablauf der Persönlichkeitsentwicklung. Beim genauen beobachten, kann man sogar feststellen, dass die Impfung den natürlichen Entwicklungsablauf hemmt bzw. dominiert. Die aktuelle individuelle seelische Thematik eines Menschen wird von den Symptomen der Impfreaktion so dominiert, dass nur noch die Impfthematik im Sinne von Fieber, Erregung, Krämpfen oder sonstigen Beschwerden überdeckt wird. Auch ist leicht zu beobachten, dass bei gewissen Impfungen die Persönlichkeit und die Ausstrahlung eines Menschen verändert werden. Derjenige, der diese Beobachtungen macht, wird sich natürlich sehr kritisch mit Impfungen auseinandersetzen, denn für ihn ist der Schutz und die Prophylaxe bei weitem weniger wichtig, als der derzeitige seelische Zustand einer Persönlichkeit.

Es gibt aber auch aus der Perspektive "Krankheit kommt von innen", noch eine weitere Sichtmöglichkeit. Gehen wir davon aus, dass nichts zufällig passiert, und dass das äußere Umfeld eines Menschen ein Spiegel seiner inneren Situation ist, dann ist eine Impfung auch nicht zufällig, sondern von der betreffenden Person, sei sie noch so jung, unbewusst eingefordert und gerufen worden. Dieser Gedankengang beinhaltet eine konsequente, eigenverantwortliche Denkweise. Eine Persönlichkeit, gleich wie alt sie ist, ist immer für ihr Leben selbst verantwortlich und kreiert über das Bewusste und Unbewusste ihren Lebensweg.

Aus dieser sehr konsequenten Denkweise, muss die Impfung noch einen anderen Sinn haben. Wagen wir es, diesbezüglich eine These aufzustellen, aus der die Impfung heute einen Sinn ergibt. Diese These entspricht natürlich einer spirituellen, vielleicht sonst unüblichen Denkweise.

Wie auch die Homöopathie, wurde die Impfung, vor ca. 200 Jahren von Herrn Jenner, der die erste Pockenimpfung entwickelt hat, durchgeführt. Betrachten wir einmal die letzten 200 Jahre, so ist durchaus zu beobachten, dass ein riesiger Entwicklungsschub in unserem Kulturkreis stattgefunden hat.

Die Entwicklung der Maschinen, des Autos, bis hin zum Computer, ist in den letzten 200 Jahren erfolgt. Damit ist die Zeit sehr viel schnelllebiger geworden, aber das Wesentlichste dieser Zeit sind die Möglichkeiten der Kommunikation, mit all ihren Verknüpfungen, des Austausches von Informationen auf allen Ebenen. Diese können dann hergestellt werden, wenn es diverse Fixpunkte gibt, die man miteinander verknüpft. Je mehr Fixpunkte existieren, desto mehr Verknüpfungen sind möglich, desto mehr Vernetzungen kann es geben. Dabei werden auch Dinge verbunden und so vernetzt, die ursprünglich, natürlich nicht miteinander assoziiert wurden. Genau dieses Phänomen ist mit den Impfungen erfolgt:

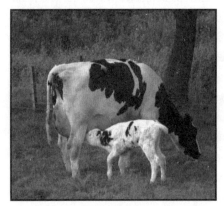

Die erste Impfung des Herrn Jenner, die Kuhpockenimpfung, war eigentlich eine Kuherkrankung. Gehen wir davon aus, dass Erkrankung die Reproduktion von Erfahrungen eines Lebewesens ist, dann werden wir Menschen die Erfahrungen einer Kuh sehr schlecht reproduzieren können. Wir werden mit der Thematik der Kuh, die durch diese Erkrankung in uns impliziert wurde, nicht fertig werden. Wir werden diese „Kuh-Erfahrung" nicht in in unseren eigenen Erfahrungsschatz integrieren können. Da jede Erkrankung eine Bedeutung hat und wir auch der Kuhpockenerkrankung eine Bedeutung zuordnen, wurde mit der Kuhpockenimpfung ein Zwiespalt in der Thematik, "Ich werde versorgt, ich werde angenommen, ich werde beschützt" gesetzt. Die Kuh ist einerseits die Nachfolgerin der Mutter, bzw. die Kuhmilch die der Muttermilch. Also die Kuh versorgt. Andererseits wird aber über die Kuhpockenimpfung die Information in unserem Unbewussten aktiviert wird: "Achtung, Kuh macht dich krank". Seitdem ist die innere Sicherheit und das Gefühl des „Versorgt-werdens" und „Versorgt-seins" gestört und zwiespältig.

Welche Thematik kann einem Menschen mehr Unsicherheit bringen, als die Thematik der unsicheren Versorgung? Ist Versorgung gewährleistet, läuft alles seinen Gang. Es werden wenig Fragen gestellt, Gewohnheiten und Traditionen können sich manifestieren. Ist die Versorgung aber gefährdet, werden Fragen gestellt und der Mensch ist sehr viel mehr bereit die Eigenverantwortlichkeit zu übernehmen, als wenn er sich in Sicherheit befindet.

Wagen wir hiermit die These, dass die allererste Impfung, die Pockenimpfung, den Schritt zur Individualisierung und Eigenverantwortlichkeit in Bewegung gesetzt hat. Einerseits wurde, wie beschrieben dieser Zwiespalt durch den tierischen Impfstoff fixiert, andererseits hat der Kampf gegen diese Fixierung sehr viele Erfahrung und sehr viel Unbequemlichkeit für die Menschheit dieses Kulturkreises mitgebracht.

Sicherlich ist in der „Gehirndatenbank" der Menschen dieses Kulturkreises über die Impfung eine neue „Datei" angelegt worden, nämlich die Datei "Impfung" und "Impffixierungen". Die Erfahrungen und Erlebnisse jeder neuen Impfung werden mit den Themen unserer derzeitigen Lebenssituation verknüpft und in unserem Gehirn abgelegt. Gehen wir nun davon aus, dass jede Impfung ein Thema beinhaltet, dass in dem Menschen, der geimpft wurde, fixiert ist und damit einen Reaktionszwang dieses Menschen bewirkt, ist das Grundraster für eine Vielzahl von Verknüpfungsmöglichkeiten angelegt. In Anlehnung an meinen frühen Impfartikel "Impfungen - Schutz und Blockade gleichermaßen", möchte ich einige fixierte Themen wiederholen, die durch die Impfungen im geimpften Menschen fixiert sind.

Die Impfthematik von **Tetanus,** mit ihrer Verkrampfung, ist die Fixierung des **Willensimpulses.** Der tetanusgeimpfte Mensch, hat den Zwang seinen Willen zu trainieren. Der **Diphtheriegeimpfte** hat den Zwang seine **Emotionen** nach außen **nicht mehr mitteilen** zu wollen, bzw. zu müssen. Der **Poliogeimpfte** hat manifestiert, über die **Opferung seiner körperlichen Kraft,** Zuwendung einzufordern. Der **Tuberkulosegeimpfte** hat den Zwang zu realisieren, dass er seine **Konflikte** und Probleme über den **Fluchtimpuls lösen** will usw. Jede Impfung hat ihr Thema. Wagen wir die These, dass der Mensch dieses Kulturkreises diese Themen in sich fixiert hat und je nachdem, in welcher seelischen Situation oder Stärke er sich befindet, bzw. welche Charakteranlagen in ihm angelegt sind, in den manifestierten Verhaltensmustern dieser Impfthemen agiert.

Diejenigen die diese These nachvollziehen können, begreifen sicherlich, dass durch die Fixierung bestimmter Verhaltensmechanismen, die gleichzeitig existieren, ein riesiger Entwicklungsschub hat sich vollziehen müssen. Dieser Entwicklungsschub kann auch als Bewältigungsversuch dieser fixierten Verhaltensmechanismen angesehen werden. Das wird besonders deutlich, wenn wir betrachten, mit welchem Ehrgeiz, oder mit welchem Machtstreben, Zielsetzungen erreicht werden wollen. Mit großer Freude ist zu beobachten, dass sich die Zwanghaftigkeit der Verhaltensmuster relativ sanft auflöst, wenn eine differenzierte, homöopathische Impfentgiftung erfolgt ist.

Diese differenziertee Impfentgiftung besteht aus den einzelnen Impfstoffnosoden, wie auch gleichzeitig aus speziell erarbeiteten und gewähltem Einzelmittel für jede Impfung. Diese werden gemeinschaftlich zur Entgiftung eingesetzt. Mit dieser Impfentgiftung, löst sich der Zwang auf. Die trainierten Möglichkeiten können ab sofort locker und oft nach konstruktiv gewählten Kriterien eingesetzt werden. Aus Zwang und Druck wird gelöstes kreatives Verhalten. Aus dieser Perspektive gesehen hat die Impfung etwas Sinnvolles. Über die Fixierung der Impfung ist ein Entwicklungszwang entstanden, der heute in eine konstruktive Fortentwicklung entlassen werden kann. Egoistische und machtpolitische Aspekte, werden sich in Zukunft in konstruktive, sozial orientierte Verhaltensweisen verändern können. Dies allerdings erst, wenn die Entlastung aus den Impfzwängen erfolgt ist.

Ist damit die Impfung doch eher positiv als negativ? Diese Frage kann und sollte so nicht gestellt werden. Jede Seele sucht sich für ihre Entwicklung die Möglichkeiten, die sie braucht. Beauftragt ein kleines Kind seine Eltern, dass es geimpft wird, so kann man davon ausgehen, dass dieses Kind die Fixierung in dieser bestimmten Verhaltensweise benötigt, um den Entwicklungsweg weiter fortsetzen zu können. Hat ein Kind aufgeklärte Eltern, dann wird dieses Kind auch selber von der Entwicklung her keine Impfungen mehr benötigen. Zu bedenken ist allerdings, dass die Impfungen der Vorfahren - in unserem Genmaterial - noch als Fixierungen vorhanden sind und langfristig, vielleicht sogar über viele Jahre, immer wieder ausgeleitet werden müssen, damit ein wirklich freies, intelligentes und konstruktives Handeln möglich ist. Es macht also wenig Sinn, Impfungen zu beurteilen.

Jeder hat das Recht auf seine Entwicklungsstufe und jeder holt sich die Möglichkeiten, die er für seine Entwicklungsstufe braucht. Derjenige, der der schulmedizinischen Denkweise folgt, der hilft Fixierungen aufzubauen, damit ein Entwicklungstraining im Sinne der hier aufgestellten Thesen gewährleistet wird. Derjenige, der der naturkundlich-homöopathischen Sichtweise von Krankheit folgt, der hilft die gemachte Entwicklung konstruktiv nutzen zu lernen.

Den Homöopathen unter den Lesern sei noch einmal deutlich gemacht, dass die homöopathische Impfentgiftung, im Sinne Kent's, der damals Thuja empfahl, weit, weit überholt ist.

Thuja beschreibt im psychologisch-symbolischen Sinne die Situation eines Menschen, der etwas in sich abgekapselt hat, weil er mit einer bestimmten Emotion von sich nicht fertig wird. Genau diesen Prozess hat Kent für die Impfung gefunden. Thuja bedeutet, dass ein Mensch mit der Impfung nicht „fertig geworden ist", diese dann abgekapselt hat. Thuja bewirkt, dass der Abkapselungsprozess noch einmal geöffnet wird. Der Patient schaut, ob er den Inhalt dieses Prozesses nun bewältigen kann. Kann er dies nicht, wird dieser sich wieder vollziehen und das Thema bleibt weiter ungelöst. Erst eine differenzierte Impfentgiftung, die die Nosoden der Impfstoffe, mit allen ihren tierischen Trägerinformationen und den „Zugaben" der Impfstoffe, selbst enthält, ergänzt mit den spezifischen, heilenden und gut gewählten Einzelmitteln, kann eine wirkliche, tiefgehende Entlastung bringen.

Pocken

… die neue Bedrohung ?

Vor einigen Jahren war unsere Gesellschaft äußerst stolz darauf, eine schwere Viruserkrankung beseitigt zu haben. Die Pockenerkrankung galt als ausgerottet.

In früheren Zeiten gehörten Pocken zum „normalen Alltag" der Familie. Es hieß sogar, dass derjenige erst sein Leben verdient hätte, der die Pocken überstand. Die Hauptsorge der Eltern war es, die Kinder gut durch die Pocken zu bringen. Kurz gesagt, man lebte mit dieser hochinfektiösen Viruserkrankung. Die Pockenerkrankung galt als demokratische Krankheit, da sie nicht vor dem hohen sozialen Stand Halt machte.

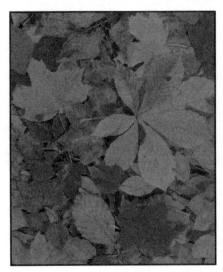

Die Ansteckung der Pocken geschah durch Tröpfchen- oder Staubinfektion. Nach einer regelmäßigen Inkubationszeit von 12 Tagen litt der Angesteckte an grippeähnlichem Krankheitsgefühl. Kopf- und Kreuzschmerzen und Benommenheit mit Schwindel und Erbrechen waren der Beginn der Pocken. Der hohe Fieberanstieg wechselte mit Schüttelfrost und es entstand der so genannte Rash, ein Hautausschlag von scharlachartigem Aussehen, zuerst am Unterbauch und an der Innenseite der Oberschenkel. Die eigentliche Pocke trat zunächst im Gesicht auf, in Form von rötlichen Knoten, die sich zu eitrigen Pusteln ausweiteten. Diese Pusteln hatten eine Eindellung, den so genannte Pockennabel. Dann breiteten sich diese Pusteln am ganzen Körper aus und wandelten sich in Geschwüre um, die besonders unangenehm auf den Schleimhäuten waren. Oft genug entstanden Zellgewebsentzündungen (Phlegmonen), die sich in inneren Organen ansiedelten. War die Ausbreitung der Phlegmonen massiv, dann hatte der Pockenkranke eine geringe Überlebenschance. Diejenigen, die überlebten, waren von der Pockenkrankheit durch tiefe Narben gezeichnet aber weitestgehend gegen weitere Pocken immunisiert. In früheren Zeiten war die Anzahl der durch Pocken Gestorbenen äußerst hoch. Aus diesem Grund galt es als Sieg, diese Erkrankung überwunden zu haben.

Nun droht diese hoch infektiöse Erkrankung „durch die kalte Küche" wieder aufzutreten. Laut offiziellen Berichten wurde in Laboratorien der USA und Russland diese Viruserkrankung auf experimentellem Wege als mögliche Bio-Waffe aufbereitet, bzw. gestohlen, um von „kleinen Staaten" zwecks Kriegsführung eingesetzt zu werden. Diejenigen, die diese Pockenthematik ausschließlich als Bedrohung empfinden und die Sinnfrage, warum das in unserer heutigen Zeit geschieht, nicht stellen, diejenigen werden in Angst und Schrecken der Pockenerkrankung entgegensehen. Bemühen wir uns, die Ursache zu finden, warum diese Bedrohung nun wieder auftritt, so haben wir die Chance, den tiefen Sinn des Konfliktes und der geistigen Entwicklung unserer Kultur zu erkennen. Der Schlüssel zur Erkenntnis liegt sicherlich darin, die Bedeutung der Pockenerkrankung zu verstehen.

Kopfschmerzen	emotionale Themen rational lösen wollen
Kreuzschmerzen (lumbal)	Familien- und vererbte Themen werden akut
Benommenheit	fehlende Übersicht
Schwindel und Erbrechen	eine üble Situation wird anders gesehen, als sie in Wirklichkeit ist
Fieber mit Schüttelfrost	Abhängigkeit, sich auflehnen oder sich unterwerfen
Hautausschläge an der Innenseite der Oberschenkel und am Unterbauch	zeigt das Leid des sich vergewaltigt Fühlens
Knötchen im Gesicht	hat Lebensanteile von sich verkapselt und verweigert sich, das wahre Gesicht zu zeigen
Eiterbläschen, Pusteln	Zorn, das Abgekapselte nicht zeigen zu dürfen
Phlegmonen	schwelender Zorn über alte, nicht heilen wollende Verletzungen

Fassen wir die Deutung dieser Symptome zusammen, so enthält die Pockenkrankheit einen wesentlichen geistigen Entwicklungsweg: sich nämlich der eigenen Abhängigkeit bewusst zu werden und zu begreifen, dass wichtige Persönlichkeitsanteile, die Individualität, bisher versteckt, abgekapselt wurde. Die Möglichkeiten und Fähigkeiten, die mit der Individualität verbunden sind, werden nicht genutzt. Die Potentiale verenden im körperlichen Eiterungsprozess.

Die Verletzungen, sich selbst nicht gelebt zu haben, werden deutlich in den verbleibenden Narben. In der Pockenerkrankung „droht" der Erkenntnisprozess, dass die Persönlichkeit ihren Individualisierungsprozess verleugnet und verweigert hat.

Unser Kulturkreis heute entspricht einer Hochkultur. Die äußeren Lebensziele von der Befriedigung der Grundbedürfnisse bis hin zum Luxus sind erfüllt. Der Individualisierungsprozess jedes Einzelnen ist die nächste Lern- und Bewusstseinsstufe. Viele Hochkulturen haben sich an dieser Stelle selbst vernichtet. Wahrscheinlich spielten die Pocken auch eine Rolle beim Untergang der alten Indianerkulturen der Inka und Azteken mit über drei Millionen Toten.

Wir sind also heute an einer äußerst wichtigen Schwelle unseres Bewusstseins. Je mehr Menschen begreifen, dass die Anpassung in einer Notgemeinschaft der Entwicklung der eigenen Individualität entgegensteht und sich diese Menschen noch für ihre Individualität entscheiden, je größer ist die Chance, in friedlicher Form einen Quantensprung im Bewusstsein zu machen. Dies bedeutet, dass sich die Menschen zu anderen Kommunikationsformen hin entwickeln, dass sie anders miteinander umgehen, dass sie die Natur und Erde achten und aufhören, sie auszubeuten, dass sie erkennen, dass das Gegenüber ein Spiegel ihrer selbst ist. Je besser der Spiegel behandelt wird, desto besser geht es mir selbst. Wird sich unsere Kultur zur weiteren friedvollen Erkenntnis entscheiden, ist noch genug zu tun und zu lernen, um ein anderes Miteinander zu erschaffen.

Im homöopathischen Sinne ist es unwesentlich oder sogar unnötig, eine Krankheit erst in materieller, somatischer Form zu entwickeln. Viel eleganter ist es, den Entwicklungsprozess schon vor seiner Verfestigung und Unübersehbarkeit zu erkennen und nötigenfalls zu verändern. Deshalb ist es möglich, die homöopathischen Arzneimittel, die für die Pockenerkrankung wichtig sind, auch ohne die körperliche Erkrankung einzusetzen. Sie dienen in jedem Fall der geistigen Entwicklung.

Eine Impfung würde den Erkenntnisprozess manifestieren, ohne eine Lösung zu bieten. Der notwendige Themenkreis wäre zwar somatisch induziert, allerdings für das Bewusstsein schwer aufzunehmen. Langfristig zwingt die Impfung über Leid den Menschen in den notwendigen Bewusstseinsprozess hinein. Es wäre allerdings möglich, dass unser Kulturkreis zunächst eine weitere Zerstörung benötigt, um in der Wiederholung der Entwicklungsperiodizität später an den gleichen Punkt zu kommen, an dem wir uns heute befinden. Dies wäre schade.

Im Folgenden wird die Auswertung der Pockenerkrankung mit den ersten 20 Arzneien von ca. 300 mit ihren psychologischen Bedeutungen angezeigt. Letztlich sind alle Arzneien der Auswertung für die Pockenthematik hilfreich. Diese können die notwendigen Erkenntnisschritte ohne Leid oder Impfung fördern.

Symptome der Pockenerkrankung:

S. 1 SK KS#   SCHMERZ

S. 2 SK RS#   LUMBALREGION

S. 3 SK GM#   VERWIRRUNG; benommener Kopf

S. 4 SK SWI#   ERBRECHEN; mit

S. 5 SK FIB#   SCHÜTTELFROST

S. 6 SK FI#   STADIEN; Hitze; abwechselnd mit; Frösten

S. 7 SK HAS#   FLÜCHTIGES EXANTHEM; scharlachartig

S. 8 SK ABD#   HAUT; Hautausschläge

S. 9 SK EX#   HAUTAUSSCHLÄGE; Orte; Oberschenkel; zwischen den
                      Oberschenkeln

S. 10 SK EMP#   SCHMERZ; wundgeschlagen; wie; roten harten Knötchen; in

S. 11 SK H#   KNÖTCHEN; rot

S. 12 SK H#   KNÖTCHEN; rot; hart und empfindlich

S. 13 SK G#   HAUTAUSSCHLÄGE; knötchenförmig

S. 14 SK G#   HAUTAUSSCHLÄGE; knötchenförmig; Nase

S. 15 SK G#   HAUTAUSSCHLÄGE; Art und Empfindungen; Bläschen

S. 16 SK G#   HAUTAUSSCHLÄGE; Pusteln

S. 17 SK HAS#   BLÄSCHEN; eiternd

S. 18 SK MU#   SCHLEIMHAUT; Bläschen; Geschwüren; werden zu

S. 19 SD LOK#   LOKALISATION; Haut; Morphologie; PHLEGMONE

S. 20 SD LOK#   LOKALISATION; Haut; Morphologie; NARBEN

S. 21 SK G#   HAUTAUSSCHLÄGE; Art und Empfindungen; Krusten; Borken;
                      mit

An der ersten Stelle der Auswertung finden wir das Quecksilber, welches die Bedeutung hat, dass die Persönlichkeit sich lieber einen Rahmen von anderen Menschen oder von Umständen geben lässt, bevor sie die Verantwortung für sich selbst übernimmt. Quecksilber ist damit als „Überschrift" der Problematik anzusehen. An diesem Ergebnis ist sichtbar, dass sich die Pockenimpfung mit der Amalgam-Problematik verknüpft.

Repertorisation und psychologische Bedeutung - sortiert nach Treffern -

Wrt	Trf	Medi	1	2	3	4	5	6	7	8	9	0	1	2	3	4	5	6	7	8	9	0	1
28	13	merc	3	1	3	2	1	3	2	2	.	.	.	.	.	.	2	2	.	2	3	.	2
26	13	rhus-t	2	3	3	.	1	3	1	1	.	.	.	.	1	.	3	1	1	.	3	.	3
24	12	ars	3	1	2	2	1	3	1	1	.	.	.	.	.	.	2	2	.	.	3	.	.3
22	12	graph	2	3	2	2	1	1	.	2	.	.	.	.	.	.	2	1	1	.	.	3	2
22	12	sulf	3	3	2	.	1	1	1	2	.	.	.	.	.	.	2	1	1	.	.3	.	2
22	11	calc	3	3	3	1	.	3	1	1	.	.	.	.	.	.	.	2	1	.	1	.	.3
17	11	phos	3	3	2	.	1	2	1	1	.	.	.	.	.	.	1	1	1	.	.	1	.
18	10	hep	2	2	1	.	1	3	.	.	1	.	.	.	.	.	1	2	.	.	3	.	2
15	10	kali-bi	2	2	1	1	.	1	2	1	.	.	.	.	.	.	1	2	.	.	.	.	2
18	10	lach	3	2	3	2	.	1	1	.	.	.	.	.	.	.	1	1	.	.	3	1	.
18	10	nat-m	3	2	3	.	2	1	.	1	1	.	.	.	.	1	3	.	.	.	.	1	.
18	10	petr	2	1	3	2	.	.	.	.	2	1	.	1	.	.	2	.	1	.	.	.	3
15	9	caust	2	2	1	.	.	1	1	.	.	.	.	.	.	.	1	2	.	.	.	3	2
13	9	zinc	2	2	2	.	.	2	1	.	.	.	.	.	.	.	1	1	1	.	.	.	1
19	8	bry	3	3	3	.	2	3	3	1	.	.	.	.	1	.	.	.	.	.	.	.	.
12	8	chel	1	1	2	2	.	1	.	.	.	.	.	2	.	.	1	.	.	.	.	.	2
14	8	nit-ac	3	2	1	.	2	.	.	.	.	.	.	.	.	.	2	2	1	.	.	1	.
12	8	ph-ac	2	2	2	.	.	2	1	.	.	.	.	.	.	.	1	1	.	.	.	.	1
14	8	puls	3	3	2	2	.	1	.	.	1	.	.	.	.	.	1	1	.	.	.	.	.
9	7	am-c	1	1	1	.	.	1	3	.	.	.	.	.	.	.	1	1	.	.	.	.	.

Wrt	Trf	Medi	Psychologische Bedeutung
28	13	merc	eig.Lebenskraft findet keine Form; wird geopfert
26	13	rhus-t	fühlt sich festgelegt u. eingeengt; möchte fliehen
24	12	ars	Existenzangst; lieber sterben; als sich verändern
22	12	graph	sitzt zwischen zwei Stühlen
22	12	sulf	Bewußtwerdung wird unterdrückt
22	11	calc	sich dem Leben verweigern; Unterstützung wollen
17	11	phos	die traumatisierte Lebensenergie;immer das Gleiche
18	10	hep	andere veränd.wollen;um eig.Sicherheit z.stärken
15	10	kali-bi	schleimig freundlich werden eig.Bedürfn.ignoriert
18	10	lach	unterdrückte Individualität
18	10	nat-m	Festhalten an dem; was bewährt und bekannt ist
18	10	petr	nicht über den Tellerrand hinaussehen
15	9	caust	d. starke Verletzung emotionale Mauer gebaut haben
13	9	zinc	Scheinwürde und Disziplin anstelle von Gefühlen
19	8	bry	Festhalten an Normen/Tradition;Individ.n.entfaltet
12	8	chel	gegen die eigenen Interessen untätig bleiben
14	8	nit-ac	Hass-u.Rachegelüste; die nicht formuliert werden
12	8	ph-ac	Resignation; Probleme wiederholen sich ständig
14	8	puls	steckt Kopf in den Sand; fehlende Auseinandersetz.
9	7	am-c	fehlende Sicherh.d.d.Zerstörung väterl.Vorbildes

Die Arzneien, die die Pockenthematik wirklich wandeln können, müssen einerseits die Abkapselungsthematik beinhalten, die sich in den Arzneien Causticum wie auch Thuja darstellt. Andererseits sollten sie den Mut zur Individualität fördern. Deren sind allerdings einige zu finden. Als spezielle Arzneien für die Pockenthematik vorgestellt seien Aurum, die Arznei des Selbstwertgefühls, Lycopus virginicus: „missachtet die eigene Größe", Baptisia: „hält den Mund, zu stolz, um sich zu artikulieren, um etwas zu bitten". Baptisia ist somit auch eine Arznei des fehlenden Urvertrauens. Denn wer den geistigen oder göttlichen Anteil in sich nicht wirken lassen will und alles aus der Perspektive des menschlichen Auges und des menschlichen Urteils lösen möchte, hat kein Urvertrauen.

Diese Arzneien sind Beispiele, um die Grundthematik der Pocken zu bewältigen. Möglichst ohne dass die Pockenerkrankung körperlich entstehen muss. Sicher sind die gleichen Arzneien auch bei der Pockenbehandlung hilfreich. Besonders hingewiesen sei darauf, dass es sich bei den genannten Arzneien um Beispiele handelt und die Auswahl und die Differenzierung der Arzneien mit dem Bewusstseinsstand des Erkrankten zu tun hat. In Kürze erscheint eine umfassendere Aufklärungsbroschüre zu diesem Thema.

Die Stärkung des Immunsystems

..aus der Sicht der
Kreativen Homöopathie nach Antonie Peppler®

Immer wieder kommen Patienten in meine homöopathische Praxis mit der Bitte und der Erwartung das Immunsystem zu stärken. Wenn ich sie dann frage, was sie damit eigentlich meinen, erlebe ich oft erstaunte oder ratlose Gesichter. Die einen wollen ihre immer während Erkältung loswerden, die anderen fühlen sich gänzlich schwach und die anderen haben in den Medien gehört oder gelesen, dass es gut sei, ein starkes Immunsystem zu haben. Die Abstraktion ist in der Medizin immer noch sehr verbreitet. Wenn ich dann frage, warum sich der Patient nicht gegen seine Mitmenschen wehrt und sich und seine Bedürfnisse durch- und umsetzt, so wird die Ratlosigkeit nur stärker.

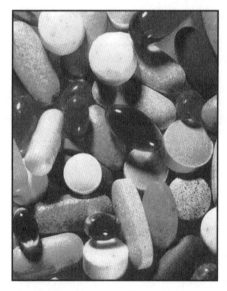

Das Immunsystem ist das Abwehrsystem, welches auf der unbewussten Ebene die Stärke unserer individuellen Persönlichkeit spiegelt oder zeigt. Es ist ein Teil von uns selbst, welches direkt unsere ureigensten Gedanken und unsere Lebenseinstellung darstellt.

Befinden wir uns in einer Lebenssituation, die uns nicht passt, z.B. an einem Arbeitsplatz, an dem wir uns nicht entfalten können, wo Kollegen sind, die uns gegen „den Strich" gehen, so wird unser Immunsystem eben dies zeigen. Normalerweise entstehen Erkältungen, mit denen wir ankündigen, dass wir die Nase voll haben. Ändert sich die Situation nicht, so vergeht zwar die Erkältung, um sich aber baldigst in schlimmerer Form zu zeigen. Reagieren wir wieder nicht, so entsteht in der Verstärkung vielleicht eine Nasennebenhöhlenentzündung, die dann im Laufe der „Ignoranz" chronisch wird.

Der Homöopath, der diesen chronischen Prozess im Gesamten betrachtet, Neigung zur Erkältung und Nebenhöhlenkatarrh, wird dann auf folgende homöopathische Arzneien kommen:

Silicea	verkopft sein, durch Verletzungen sind Gefühle weggedrückt
Mercurius solubilis	die eigene Lebenskraft findet keine Form und wird der Lebenskraft eines anderen geopfert
Sulfur	Bewusstwerdung wird unterdrückt
Lycopodium	der faule Kompromiss
Hepar sulfuris	andere verändern wollen um die eigene Sicherheit zu stärken
Thuja	eigene Schattenseiten werden abgekapselt und isoliert
Phosphor	die traumatische Lebensenergie, immer das Gleiche
Kalium bichromicum	schleimig freundlich werden die eigenen Bedürfnisse ignoriert
Hydrastis	verweigert die Lebenslust, macht andere dafür verantwortlich
Pulsatilla	steckt den Kopf in den Sand, fehlende Auseinandersetzung
Nitricum acidum	Hass- und Rachegelüste, die aber nicht formuliert werden
Kalium jodatum	ignoriert das Gefühl, nicht geliebt zu sein
Calcium carbonicum	sich dem Leben verweigern, Unterstützung wollen
Natrium muriaticum	Festhalten an dem, was bewährt und bekannt ist
Cinnabaris	opfert die Persönlichkeit für die scheinbare Hilflosigkeit anderer
Arsenicum – jodatum	Überzeugung, lebenslang nie ernährt und geliebt zu werden
Verbascum	Angst vor Gewalt, über die sich der Mensch hinwegsetzt
Stannum	nicht erlaubter Lebensgenuss

In diesen homöopathischen Arzneien zeigen sich die unbewussten, fixierten Denkmuster des jeweiligen Patienten in verschiedener Intensität. Betrachten wir die Bedeutungen dieser Arzneien, so wird deutlich, dass nicht jede Arznei die tiefste, zentralste Prägung des Patienten abdecken kann.

Die in einer oben genannten Situation in einer homöopathischen Praxis meist verwendete homöopathische Arznei Silicea - das „Verkopft-sein" - hilft zwar kurzfristig, kann aber die Grundthematik, warum ein Mensch sich in dieser Weise, so ignorant verhält, nicht beantworten.

Mit der Gabe von *Silicea* wird das Immunsystem kurzfristig stärker, fällt aber wieder ab, wenn das tiefste, motivierende Grundmuster nicht abgedeckt ist. Silicea gibt dem Unbewussten bzw. dem Immunsystem die Botschaft: Denke nicht so viel, handle lieber. Der Patient, der viel Selbstvertrauen und innere Stärke hat wird dies dann auch tun. Aber ein Patient, der schon so viel innere Stärke hat, käme wahrscheinlich gar nicht mehr in die Lage, dass er eine unangenehme Situation so lange ertragen würde und will.

Der duldende, ängstliche Patient hat in sich geprägte, vielleicht von seinen Familienangehörigen übernommene Denkmuster, die ihm oft gar nicht bewusst sind, auf deren Basis er aber reagiert. Er hat bestimmte Muster vielleicht übernommen um zur Familie oder zu einer Gruppe dazugehören zu dürfen. Ein wesentliches Motiv für Krankheit überhaupt ist die Angst alleine dazustehen. Die Prägung: „Gemeinsamkeit macht stark" ist immer noch stärker als der Mut als Individualität in Eigenverantwortlichkeit zu existieren.

Die homöopathische Arznei **Stannum** mit der psychologischen Bedeutung: **nicht erlaubter Lebensgenuss,** oder **Hydrastis, verweigert die Lebenslust und macht andere dafür verantwortlich,** entsprechen solch tiefer geprägten Leidensmustern und Überzeugungen. Diese können schon über Generationen andauern. Für Mitglieder bestimmter Familien ist über Generationen Lebensfreude und Spaß einfach nicht erlaubt. Derjenige, der die Familienrituale nicht einhält, fliegt raus und steht alleine da. Nur der, der den Mut hat sich abzugrenzen und innere Sicherheit entwickelt, wird sich sein Leben bewusst und „selbstbewusst" gestalten können.

In weiten Kreisen unserer Gesellschaft existiert immer noch das ursprünglich kirchlich geprägte Thema: **Wer leidet kommt in den Himmel**, was durch die homöopathische Arznei **Origanum majorana (oder vulgaris)** beantwortet wird.. Opfer sein ist „in". Wer sich klein und hilflos macht wird in seinem Opfersein geachtet. Der Starke ist Täter. Der Täter ist egoistisch und damit nicht akzeptiert. Das Fatale ist nur, dass jeder, der seine Individualität stärkt und entwickelt, die Kraft des Täters hat und ausstrahlt.

Derjenige, der bei integrativem Sozialverhalten für sich weiß was er will, der Bezug zu seiner inneren Stimme hat, der in selbstverständlicher Weise in sich ruht, hat ein gutes und starkes Immunsystem.

Bei vielen Patienten ist das Immunsystem so belastet, die Patienten sind so in fixierten Denk- und Anpassungsmustern verstrickt, dass eine Stärkung und Stabilisierung des Immunsystems komplizierter ist.

Für den Homöopathen ist dies besonders dann ein Problem, wenn der Patient schon nicht mehr auf gut und richtig gewählte homöopathische Arzneien reagiert. In dieser Situation ist es fatal, wenn der Homöopath nicht sicher genug an seine Fähigkeiten glaubt und ständig homöopathische Arzneien erfolglos ausprobiert und vielleicht sogar letztlich den Patienten für homöopathisch nicht behandelbar oder heilbar erklärt.

Dies alles muss nicht sein, wenn bedacht wird und bekannt ist, dass bestimmte Erlebnisse oder auch klassisch medizinische Behandlungen Einfluss auf die Reaktionsfähigkeit des Patienten auf homöopathische Arzneien nehmen. Der Patient hat so genannte Blockaden.

Eine erste wesentliche Blockade ist der Schock. Ein Schockerlebnis entsteht dann, wenn ein für die Entwicklung des Patienten wesentlicher Konflikt verdrängt wurde.

Dazu ein Beispiel:
Jemand ist zu Hause oder in der Schule oder am Arbeitsplatz grundsätzlich zu langsam. Andere: Mutter, Lehrer, Vorgesetzte sind damit nicht einverstanden und drängeln. Die Person wird bewusst oder unbewusst aggressiv und/oder unsicher. Der Konflikt wird immer stärker. Eigentlich müsste er irgendwie gelöst werden. Wenn dies nicht geschieht kommt es irgendwann zu einem Schock, die eleganteste Art einem Konflikt zu entkommen.. Ein Unfall, vermutlich sogar ein Auffahrunfall könnte die Inszenierung des Schockes sein. In einer Schocksituation spiegelt sich die Art des Konfliktes wieder. Die Persönlichkeit wird nun in diesem Beispiel auch äußerlich „angeschoben" und ist das Opfer in dem Unfall. Vielleicht wird durch eine schwere, langwierige Verletzung weiteres Drängeln von außen, von der Umwelt verhindert.

Durch Krankheit hat sich die Persönlichkeit nun legitimiert, nicht mehr bedrängt zu werden. Dies ist in unserem Kulturkreis legal und fast immer akzeptiert, wird sogar noch unterstützt. Das „Opfer" hat sich durch diese Reaktion nicht nur dem Konflikt entzogen, sondern wird nun noch als Opfer privilegiert.

Während einer homöopathischen Behandlung, die vielleicht aus ganz anderen Gründen stattfindet, reagiert ein solcher Patient nun nicht mehr auf homöopathische Arzneien. Er hat nämlich gelernt, dass Konflikte durch Schockinszenierungen vermieden werden können. Die homöopathische Arznei bei Schock ist **Opium** mit der psychologischen Bedeutung **Grenze zwischen Bewusstem und Unbewusstem**. Die Symptome von Opium werden allerdings als Symptombild für den Homöopathen am Patienten nur sichtbar, wenn entweder ein Schockerlebnis gerade geschehen ist, oder wenn der Patient kurz vor seinem Tod steht.

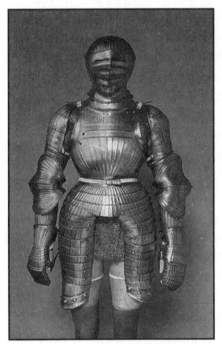

Opium symbolisiert nicht nur die Verdrängung ins Unbewusste, sondern auch die Transformation in eine andere Dimension. Ist der Homöopath bei seiner Behandlung an die verdrängte Konfliktsituation des Angetriebenseins des Patienten gekommen, wird der Patient zwar bei der Behandlung das Gefühl von Eile und Hektik formulieren und körperlich darstellen, aber die Verdrängung durch den Schock bleibt in der Regel unerkannt und wird nicht formuliert.

An wenigen Anzeichen, z.B. an den fehlenden Reaktionen des Patienten selbst, wie auch äußere Empfindlichkeit, Schnarchen oder schnarchende Atmung etc., kann der Homöopath die Notwendigkeit einer Gabe **Opium** erkennen. Wenige Sekunden nach der Gabe Opium mindestens in C 200 besser höher (C 50 000) reagiert der Patient und ist fähig weitere Symptome des bisher verdrängten Konfliktes zu zeigen. Der Patient ist wieder behandelbar und reagiert wieder, und damit sein Immunsystem auch.

Eine weitere wesentliche Blockade für die homöopathische Behandlung sind Impfungen. Wenn die homöopathische Arznei **Opium** gegeben wurde und der Patient auf weitere Arzneimittelgaben immer noch nicht reagiert, liegt zumeist eine Impfblockade vor. Die Ursache dafür, warum Impfungen blockieren, wird vermutlich an ihrer Herstellungsmethode liegen. Die meisten Impfungen wurden und werden auf Tieren gezüchtet. Die modernste Herstellungsmethode ist die der Gentechnik.

Die erste Impfung überhaupt, die Pockenimpfung des Dr. E. Jenner war sogar eine richtige Tierkrankheit: die Kuhpocken. Durch diese –heute mit modernsten Methoden gentechnisch hergestellten- Impfungen wird der Patient willentlich in leichter Form krank gemacht. Das Immunsystem soll „üben" um bei schwereren Überfällen der Erreger gefeit zu sein. Der Grundgedanke ist sicher logisch, wenn man davon ausgeht, dass Krankheit ein Überfallsprozess der Erreger ist, dem der Erkrankte standhalten muss.

Für denjenigen, dem deutlich ist, dass jegliche Erkrankung aus dem geistigen Entwicklungsprozess des Patienten entsteht, der muss die bisher gültige Theorie der Impfungen neu durchdenken. Da die Darstellung des gesamten Themenkreises an dieser Stelle zu umfassend wäre, möchte ich auf das demnächst erscheinende „Große Impfbuch der Kreativen Homöopathie" verweisen.

Bei jeder Impfung wird nicht nur das Immunsystem „stimuliert", sondern auch ein geistiges Thema übertragen und als Denkmuster fixiert. Das geistige Thema von Keuchhusten ist: „Ich fordere Anerkennung meiner Person ein, ich will so anerkannt werden wie ich von Natur aus bin". Der gegen Keuchhusten Geimpfte wird damit sein Leben lang um seine Anerkennung kämpfen. Dieser Weg ist sicher mit vielen auch negativen Erfahrungen gepflastert, so dass der Patient irgendwann keine Kraft mehr hat und kompensiert. Körperlich kann sich das auswirken, indem er z.B. mit einer schweren Lungenerkrankung reagiert, die schlimmstenfalls die Bedeutung hat: Geben und Nehmen stimmen so wenig, dass kein weiteres Interesse mehr am Leben besteht. Psychisch bedeutet dies, dass sich letztlich Resignation dem gesamten Leben gegenüber einstellt.

Bevor die Thematik so ausgereizt ist, wird der Patient vielleicht chronisches Räuspern oder Kitzelhusten entwickeln, das dann in der homöopathischen Behandlung mit **Carbo vegetabilis** kurzfristig erfolgreich behandelt wird. Üblicherweise werden sich die Symptome immer wieder aufs Neue einstellen, dies in immer kürzeren Abständen, was für die homöopathische Behandlung unüblich ist. Irgendwann hilft dann **Carbo vegetabilis** gar nicht mehr, obwohl die Arznei richtig wäre. Der Patient ist oft auch für andere homöopathische Arzneien nicht mehr reaktionsfähig. Dies ändert sich erst, wenn zu der Gabe **Carbo vegetabilis** die **Impfstoffnosode Pertussis** (Keuchhusten) gleichzeitig gegeben wird.

Durch die Aktivierung der Blockade durch die Impfstoffnosode wird der Patient befreit und er kann wieder reagieren. Die folgende Behandlung verläuft nun wieder wie gewohnt, das Immunsystem wird stabilisiert. Hat der Patient mehrere Impfungen ist es sinnvoll eine gesamte Impfdeblockierung durchzuführen um die Reaktionsfähigkeit des Patienten umfassend zu bewirken. Psychisch wird durch die Impfdeblockierung bewirkt, dass der Patient andere Lösungsmöglichkeiten für seine Konflikte findet. Die Fixierung seiner bisherigen Denkstrukturen lösen sich auf, andere kreative Möglichkeiten werden gefunden.

Wenn alte, fixierte Denkstrukturen gelöst sind, hat die Persönlichkeit einen völlig anderen, viel umfassenderen Handlungsspielraum in ihrem Leben. Eingriffe und Manipulationen anderer, die vorher selbstverständlich hingenommen wurden, fallen nun auf und werden nicht mehr akzeptiert, zumindest werden sie kritisch hinterfragt. Damit ist eine Basis geschaffen, dass sich spezifische Erwartungen und Einschränkungen, die das Leben bisher geprägt haben, lösen und mehr Selbstbestimmung gelebt wird. Da das Immunsystem ein Spiegel der Abgrenzungsfähigkeit eines Persönlichkeit ist, ist damit auch das Immunsystem entlastet.

Vitamin A

Mentale Arzneimittelprüfung und psychologische Bedeutung

Seit vielen Jahren werden in den Seminaren des CKH sowie in zwei Forschungsgruppen Arzneimittel auf eine spezielle Art und Weise geprüft. Zu dieser „mentalen Arzneimittelprüfung" nimmt der Prüfer ein Röhrchen der gewählten Arznei, zum Beispiel in C 50 000 in die Hand. Er behält die Arznei für einen längeren Zeitraum in der Hand und berichtet dann über seine Wahrnehmungen. Diese Wahrnehmungen und Erfahrungen können sowohl körperlicher Art sein, was aber in der Potenzhöhe eher selten vorkommt, oder aber es kommen bestimmte Geschichten ins Bewusstsein. Je eher der Prüfer bereit ist in die Emotion zu gehen, sich in seine Gefühle hinein fallen zu lassen, desto bunter, spannender und aufregender werden die Wahrnehmungen.

Diese Art Arzneimittelprüfungen haben wir mit unterschiedlichen Substanzen, die zum Beispiel auch in der Orthomolekularen Medizin ihre Anwendung finden, durchgeführt. Erstmalig sei unsere Arbeit an dem Vitamin A vorgestellt. Dieses Vitamin wird üblicherweise in stofflicher Form zur Verbesserung der Sehkraft und vor allen Dingen zur Behandlung der Nachtblindheit eingesetzt.

Diese mentale Arzneimittelprüfung von Vitamin A in C 50 000 ist in unserem Forschungsarbeitskreis entstanden. Die Prüfung wurde von fünf weiblichen Personen durchgeführt. Alle hatten die Arznei Vitamin A in C 50 000 über einen bestimmten Zeitraum von etwa zehn bis dreißig Minuten in der Hand und haben ihre Eindrücke erzählt.

Für diesen Artikel habe ich zwei Prüfungsergebnisse ausgewählt.

Prüferin weiblich, 35 Jahre

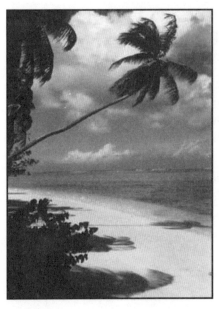

Ich sehe einen weißen Strand, dann sehe ich ein weißes Haus, eine Hütte. Sie ist ganz weiß, mit Balken. Die Grundstruktur ist aus Holz und die Zwischenstruktur besteht aus Lehm, alles weiß gestrichen. Es hat auch eine Terrasse und eine Treppe nach oben und weiter hinter dem Haus sind viele Palmen und viele exotische Bäume und Büsche. Das Meer ist ganz nah, hat einen angenehmen Wellengang, nicht zu wild und nicht zu wenig.

Man hat so das Gefühl, als ob eine schöne warme Brise durch einen durch weht. Es ist so richtig angenehm, wenn man am Strand entlang läuft. Eine Frau in einem weißen Kleid, läuft am Strand entlang. Ich denke, dass ich das selbst bin. Sie hat ganz lange blonde Haare, ist aber dunkelhäutig, nicht schwarz sondern braun, das Blond sticht schon richtig heraus. Es passt irgendwie nicht dazu. Sie läuft so ganz verträumt am Strand entlang. An der anderen Seite läuft eine Gestalt ganz in schwarz. Sie hat einen buckeligen Gang und geht ganz langsam. Die blonde Frau läuft jetzt zu ihr hin und fragt sie ob sie ihr irgendwie helfen kann. Die Frau in schwarz, es ist eine ältere Frau mit einer ganz langen Hackennase, sieht richtig aus wie eine Hexe. Sie sagt ganz freundlich zu ihr: " nein, es ist alles in Ordnung, es ist o.k" und dann gehen sie wieder weiter, jeder getrennt.

Das Meer ist auf der linken Seite und auf der rechten Seite ist die Insel, alles ist grün. Ich sehe sonst keine anderen Häuser, es ist also nur diese eine Hütte da. Davon hat sie sich aber jetzt schon ziemlich weit entfernt. Im Meer sehe ich verschiedene Tiere: also Fische, Delphine verschiedene kleine und große. Dann kommt sie, geht ein Stückchen in die Insel rein. Da sind dicke Seile wie eine Leiter. Sie klettert nach oben und Sie kann ganz weit oben über verschiedene Bäume laufen. Die Bäume sind mit diesen Seilen, wie eine Art Hängebrücke verbunden. Man kann weit laufen. Sie kann auch ganz weit ins Meer schauen. Aber da ist nur Meer, kein Schiff, kein Boot oder sonst irgendwas. Ich habe den Eindruck, dass sie nach irgendwas Ausschau hält.

Sie hat einen Korb dabei und sammelt verschieden Früchte. Bananen, Mangos richtige Südfrüchte, auch eine Kokosnuss, mit ihr hat sie Schwierigkeiten, bis sie runter bekommt. Sie ist ganz oben, ziemlich weit von der Erde weg. Diese Hängebrücke geht über die ganze Insel, ist ganz vernetzt. Dann springen manchmal Affen hin und her, was sie jedoch überhaupt nicht stört. Sie hat überhaupt keine Angst, auch wenn eine Schlange in der Nähe ist. Sie scheint mit den Tieren zu kommunizieren. Wie wenn sie, sie in Gedanken begrüßen würde und geht wieder weiter. Mit den Affen unterhält sie sich ein bisschen, aber nur kurz, dann geht sie wieder weiter. Sie schaut immer auf das Meer, als wenn sie Ausschau halten würde. Es ist farbenprächtig, der blaue Himmel, das Meer, die Bäume, die Früchte, die verschiedenen Arten exotischer Blumen. Es sieht schon toll aus. Jetzt ist sie quer über die Insel. Sie hat ihren Korb gefüllt, klettert wieder runter und läuft am Strand entlang. Sie legt ihren Korb an den Strand, zieht ihr weißes Gewand aus. Sie hat so etwas wie einen Bikini an und geht jetzt ins Meer.

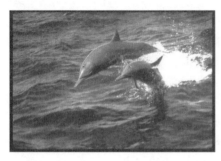

Sie schwimmt ziemlich weit raus und als ein Delphin kommt, hält sie sich an ihm fest und sie schwimmen beide in dieser Lagune hin und her. Dort sind Klippen und der Delphin geht ganz tief herunter. Sie tauchen in einer Höhle wieder auf. In der Höhle ist es recht dunkel, aber die Wände die glitzern wie Gold. Als ob Goldsternchen dort wären. Wie ein Sternen-
himmel, so glitzert die Höhle. Da und dort schäkern sie so ein bisschen herum und tauchen wieder ab. Ich sehe noch mehrere Delphine, aber die halten ein bisschen mehr Abstand. Sie gehen nicht so nahe zu ihr hin. Kleinere und größere Delphine. Es sind auch verschiedene andere Fische da, ganz bunte, ganz viele verschiedene Arten von Fischen. Da kommt auch ein Hai vorbei geschwommen. Er ist überhaupt nicht bedrohlich, er schwimmt ganz friedlich. Ich glaube, dass sie sich auch mit dem verständigen kann, gedanklich. Nun geht sie wieder an Land, zieht ihr Gewand wieder an und geht mit ihrem Früchtekorb an die Hütte. Außen an der Hütte hat sie eine Schaukel. Da setzt sie sich hinein und isst. Ganz sehnsüchtig schaut sie auf das Meer. Ich habe den Eindruck, dass sie am liebsten im Meer bleiben würde und gar nicht so gerne an Land geht. Da sind Unmengen an Delphinen das ist ja Wahnsinn, dass ist ja ein Traum. Sie drehen sich jetzt im Kreis. Es sieht fast so aus, als wenn ein Strudel dadurch entstehen würde. Wie wenn es spiralförmig nach unten ziehen würde. Sie sitzt nur da und schaut einfach sehnsüchtig aufs Meer wie die Sonne untergeht und die Delphine ihre Spielchen machen.

Prüferin weiblich, 45 Jahre

Ziemlich weit entfernt sehe ich Wasser. Ein Meer blaugrünes Wasser wie eine Karibikinsel.. Unwahrscheinlich friedlich, harmonisch, ruhig. Jetzt habe ich selber das Gefühl, als wenn ich gestrandet wäre und mit absoluter letzter Kraft, auf diese Insel gekommen bin. Jetzt habe ich, ich bin männlich, ziemlich zerrissenes, zerlumptes Zeug an, vorrangig braun. Jetzt haue ich mir voll auf meine Wanst, die relativ klein ist und flagge mich in die Sonne. So ähnlich wie Robinson Crusoe, der gerade auf seine Insel gekommen ist.

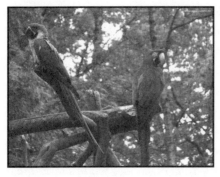

Jetzt kommt ein Papagei, der zwickt mich in den Nacken. Ich komme wieder hoch. Und es ist tatsächlich so, ich kann mich mit dem Papagei unterhalten, mental. Der sagt, ich solle endlich mitkommen. Die hätten schon etwas vorbereitet. Bin eigentlich noch zu müde, raffe mich aber etwas gequält auf, laufe ein paar Schritte, klatsche wieder hin, bin völlig erschöpft. Der Papagei scheucht mich ganz schön:. „Jetzt komm endlich und lass dich nicht so gehen". Er fliegt immer ein Stück vor und ich muss nachkommen. Das Gestrüpp wird ziemlich dicht. Irgendwie habe ich mich jetzt eingelaufen und laufe weiter. Der Papagei führt mich. Jetzt komme ich an eine Lichtung. Dort sind jede Menge Wesen, aber ich nehme sie nur als Schatten war. Dort sind ein paar Bambushütten und mittendrin ist ein großes schwarzes Loch, wie ein Trichter. Das ganze fühlt sich so an, wie ein Indianertreffen.

Jetzt meinen sie, ich solle mich in den Trichter setzen. Meine Begeisterung hält sich sehr in Grenzen. Auf jeden Fall sind jetzt mehrere Papageien da und noch anderes Getier, die mich da rein schmeißen wollen. Sie fordern mich auf, in den Trichter zu gehen. Irgendwann nerven sie und dann lasse ich mich da reinfallen. Da ist jetzt ein Sog, der sich nach rechts dreht. Ein Sog der runter geht und zwar ziemlich schnell, es dreht und dreht und dreht. Auf einmal lande ich in einem ganz hellen Licht. Ich kann im Moment das „Licht essen", ich nehme das Licht als Nahrung war. Meine ganze Müdigkeit ist futsch. Ich brauche nur einzuatmen und kann mich völlig mit diesem Licht auftanken. Das ist ein Traum, das Licht geht durch den kompletten Körper

Ich komme mir gerade vor, wie eine Glühbirne, wenn ich alles so eingeatmet habe und mich so verwandelt habe. Vom Äußeren her dürften nur noch Schattierungen da sein, ansonsten bin ich völlig voll mit diesem Licht. Ich sehe nun auch ganz viele andere Gestalten. Die freuen sich, endlich nach Hause gekommen, endlich zu Hause, das ist eine Begrüßung und ein Tanzen. Ein absolutes Gefühl von Freiheit. So, jetzt bin ich wieder auf der Insel, aber ich habe dieses Licht in mir. Wie eine Sicherheit, da kann mir überhaupt nichts passieren. Draußen ist die Dämmerung, ein wunderschönes Farbenspiel am Himmel. Jetzt sitze ich am Boden und stelle fest, dass noch mehr Freunde da sind, noch mehr „Glühbirnen". Jetzt feiern wir ein richtiges Fest mit den ganzen Tieren. Ich kann jeder Zeit die Dimension wechseln. Ich kann jeder Zeit da, wo ich mich aufgeladen habe und gleichzeitig auf der Insel sein oder wo auch immer. Ich kann auch fliegen, ich kann im Prinzip machen was ich will. Also, ich könnte auch irgendwie mal schauen gehen, was so anderweitig läuft. Ich muss nur aufpassen, dass, wenn ich in eine andere Dimension gehe, dass sich das Licht nicht soweit verbraucht. Da, wo ich jetzt bin, da verbraucht es sich nicht. Nur wenn ich diese Dimension verlasse, da verbraucht sich das. Und wenn ich irgendwann gar keinen Funken mehr davon habe, dann werde ich so, wie meine Umgebung. Und das ist mir jetzt schon ein paar mal passiert und das ist eine ziemlich unangenehmes Gefühl. Ich habe mir vorgenommen, dass das nicht wieder passiert, ich werde in Zukunft rechtzeitig tanken.

Wenn man die beiden Ergebnisse miteinander vergleicht, finden sich dort einige Gemeinsamkeiten. In der ersten Prüfung trifft eine junge Frau auf eine alte, verbrauchte Frau. In der zweiten Prüfungsgeschichte wird jemand der schwach und verbraucht ist, auf eine Insel geschwemmt, um seiner Erneuerung entgegen zu gehen. In beiden Geschichten wird die Farbe braun deutlich. In der ersten Geschichte ist die alte, verbrauchte Hexe braun und in der zweiten ist die Kleidung der angeschwemmten Person braun. Das Ambiente und das Umfeld ist in beiden Prüfungen harmonisch und schön. In beiden Fällen sind Tiere da, mit denen mental kommuniziert werden kann. Ein Idealzustand der Schöpfung, indem sich alle Wesen harmonisch miteinander verbinden ist Grundlage beider Prüfungsgeschichten.

In der ersten Prüfung wird deutlich, dass die Prüferin offensichtlich in sich als Persönlichkeit zweigeteilt ist. Der eine Teil von ihr ist bereit in die Erneuerung zu gehen, der andere Teil verweigert dies. Die alte Frau, der eigentlich geholfen werden sollte, verweigert ihre Erneuerung. In der zweiten Prüfung kann eine Erneuerung stattfinden, allerdings auch mit eine gewissen Gegenwehr.

Die Bereitschaft in den Trichter zu gehen ist zunächst gehemmt, dann kommt es jedoch zu einer vollständigen Erneuerung mit guten Vorsätzen, es nicht wieder soweit kommen zu lassen. In der ersten Prüfungsgeschichte kommt es nicht zu einer vollständigen Erneuerung, da vermutlich der eine Teil die Erneuerung noch verweigert. So muss die junge Dame sehnsüchtig in ihrem Haus sitzen und darauf warten, dass möglicherweise der andere Teil in ihr auch bereit ist sich zu erneuern. Symbolisch gesehen sind die Goldsterne oder das helle Licht die Darstellung von Spiritualität.

Spiritualität gibt innere Stärke, Bewusstsein und Kraft. Der Spruch „von Luft und Liebe leben" kann assoziiert werden. Bei der Arznei Vitamin A in homöopathischer Potenz geht es darum, die Möglichkeit zu haben, wieder zur Spiritualität zurück zu finden. Diese Arznei trägt die Möglichkeit wieder Spiritualität und damit Ruhe und Gelassenheit auftanken zu können. Der Alltag hinterlässt mit all seinen manifestierten Gewohnheiten und Prägungen so tiefe Spuren, dass Spiritualität und Bewusstsein verloren gehen.

Da wir uns in unserer CKH®-Forschungsgruppe immer bemühen die wesentliche Essenz einer Arznei zu formulieren, sind wir bei Vitamin A zu folgendem Ergebnis gekommen:

Durch prägende, sich immer wiederholende geistige und emotionale Eindrücke geht Spiritualität, Bewusstsein verloren.

In der homöopathischen Praxis zeigte sich Arznei Vitamin A besonders erfolgreich bei Menschen, die zu Depressionen neigen und die im weitesten Sinne ihre Flexibilität verloren haben. Nach der Gabe von Vitamin A, kehrte ein gewisser Optimismus zurück und auch die Bereitschaft, das Leben als Herausforderung anzusehen. Weitere Forschungen ergaben, dass das Vitamin A mit folgenden anderen Arzneimitteln korrespondiert.

Einmal mit der Natriumgruppe: Natrium muriaticum, Natrium carbonicum, Natrium phosphoricum etc. und ganz besonders passt das Vitamin A zu der homöopathischen Potenz von Aqua-marina, dem Meerwasser. In diesen Arzneimittelprüfungen wird auch bei anderen Arzneien deutlich, dass die Symbolik, die in den mentalen Erlebnissen und Geschichten vorkommt, auch in den Arzneimittelverkettungen wieder zu finden ist.

In allen anderen Arzneimittelprüfungen von Vitamin A der Damen dieser Forschungs-
gruppe kam das Meer vor, ebenso Licht, jedoch wurde das Licht in unterschiedlichen
Farbschattierungen wahrgenommen. Im CKH werden solche Prüfungen immer als
Heilungsprozesse angesehen. Jeder der Prüfer erzählt in einer konkreten oder auch
symbolischen Geschichte die Erfahrungen die er selbst zu dieser Thematik des Arzneimittels, welches geprüft wird, in sich trägt und damit zu berichten hat. Die einzelnen Prüfungsgeschichten bzw. Erfahrungen werden miteinander verglichen und daraus
Rückschlüsse gezogen, die dann zur Formulierung der psychologischen Bedeutung der
Arznei führen. So wie wir dies am Beispiel des Vitamin A gezeigt haben.

Vergiftung und Entgiftung

...aus symbolischer und homöopathischer Sicht

Mehr denn je wird heute von Vergiftung gesprochen: Umweltgifte, Amalgamvergiftung, Schwermetallvergiftung, Arzneimittelvergiftung u.a.m.

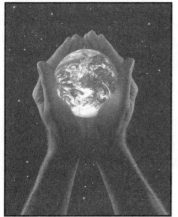

Die Menschheit scheint mit Anlauf ihrem Ende entgegenzugehen. Das Unangenehme dieser Sichtweise ist, dass wir passiv, Opfer sind, die scheinbar nichts oder kaum etwas tun können um sich zu retten. „Es ist vielleicht zu spät. Sofort zurück zur Natur. Wir müssen für unsere Überheblichkeit der Natur gegenüber büßen. Der Forscherdrang rächt sich. Es ist alles aus." Außer Panikmache ändert sich nichts. Denn wir bleiben Opfer.

Das Einzige, das etwas ändern könnte, wäre die Umstellung unserer Lebenssichtweise. Schon in der Bibel steht, dass wir vom Baum der Erkenntnis gegessen haben. Nun, wir haben damals in den „sauren" Apfel gebissen. Jetzt gilt es mit unserer Erkenntnis und unserer Erkenntnissuche so lange weiter machen, bis wir wieder ins Paradies zurückkommen. Die wichtigste Erkenntnis heißt vermutlich Eigenverantwortlichkeit, das Göttliche in uns selbst wieder entdecken. Begreifen, dass alles was wir kreiert und geschaffen haben, ein Spiegel unserer selbst ist.

In der Theorie hört sich das alles schlüssig an, aber wie sieht das Thema Vergiftung konkret in diesem Sinne aus?

In meinen Büchern über die psychologische Bedeutung homöopathischer Arzneien habe ich versucht darzustellen, dass jeder Stoff eine Symbolik hat. Ist diese Symbolik begriffen, dann sind wir nicht mehr von der rein körperlichen, materiellen und ihrer oft ohnmächtig machenden Wahrnehmung abhängig.

Wir haben die Möglichkeit ein Thema in uns selbst zu verstehen und dieses nötigenfalls in unseren eigenen geprägten Bewertungsmustern zu ändern. Dazu einige Beispiele:

Erinnern wir uns an den hohen Bleiausstoß, der durch Autos ohne Kat erfolgte. Die Umwelt wurde durch Blei vergiftet. Die Symbolik von Blei, Plumbum metallicum (Bd.1 Psychologische Bedeutung) ist: „Schauspielerei als Fluchtmittel". Blei symbolisiert eine Kommunikationsform in der man sein Befinden nicht ehrlich deutlich macht, sondern sich über Umwege, z.B. einer schauspielerischen Darstellung von Leid oder Gebrechen einen gewünschten Freiraum verschafft. Die Menschen, die sich so verhalten sind nahezu überall anzutreffen. Das Fatale ist nur leben die Persönlichkeiten diese Kommunikationsform aus Gewohnheit, ohne Bewusstsein, dann glauben sie mit der Zeit selbst daran. Aus der Schauspielerei ist insofern Ernst geworden, dass sie gar nicht mehr wahrnehmen, dass sie sich auch anders Freiraum verschaffen könnten, z.B. in dem man einfach „Nein sagt" ‚wenn man etwas nicht will. Mit einer direkten Art kann man sich jede Menge körperliche „Schauspiel – Schmerzen" ersparen.

Allerdings ist dazu - quasi als Therapieziel - ein gesundes Selbstwertgefühl vonnöten. Selbstwertgefühl und innere Stabilität wird durch Gold symbolisiert. Nicht umsonst haben die Alchemisten versucht Gold herzustellen. Vielleicht war von je her die Entwicklung des Selbstwertgefühls und der Individualität gemeint.

Zurück zum Blei als Umweltgift. Nicht jeder Mensch reagiert in gleicher Intensität auf Gifte. Oberflächlich gesehen kann man vermuten, dass es mit der konstitutionellen Stärke eines Menschen zu tun hat, ob er auf ein Gift reagiert oder nicht. Die andere Sichtweise ist die, dass ein Mensch, dessen Geist oder Seele ein spezielles Thema lösen will zunächst mit Vergiftungssymptomen reagiert. Er „erkennt" über das Leid. Der, der auf ein Gift nicht reagiert, der bearbeitet das symbolische Thema des Giftes in unserem Falle: Blei, „Schauspielerei als Fluchtmittel" eben noch nicht. Irgendwann wird die Zeit dafür reif sein. In einigen Fällen ist das Thema bereits gelöst und die Persönlichkeit reagiert aus diesem Grunde nicht mehr.

Fazit der Bleivergiftung: Der Mensch, der nicht über seine schauspielerischen Fähigkeiten kommunizieren muss, sondern letztlich so viel Selbstwertgefühl entwickelt hat, dass er nötigenfalls auch alleine sein kann, der wird nicht mehr auf das Gift Blei reagieren.

Ein anderes Beispiel ist das Amalgam in den Zähnen. Viele Menschen zeigen keine Symptome oder Vergiftungserscheinungen, obwohl sie seit Jahren Amalgamplomben in ihren Zähnen haben. Der Hauptbestandteil von Amalgam ist Quecksilber. Dieses Metall, *Mercurius solubilis* hat die symbolische Bedeutung „Die eigenen Lebenskraft findet keinen Inhalt und wird der Lebenskraft eines anderen geopfert". Diejenigen die (noch) nicht auf Quecksilber reagieren, für die ist die Welt in Ordnung, wenn ihnen von anderen einen Lebensrahmen geboten wird. Die Individualität ist noch nicht so weit entwickelt, dass über Eigenimpulse das Leben gestaltet wird. Die Anpassung an das, was man tut und macht ist noch stärker, als der Wunsch sein Leben nach individuellen Eigenimpulsen zu gestalten. In dem Augenblick, in dem eine Persönlichkeit aber auf Amalgam reagiert, hat der Entwicklungsweg in Richtung individueller Entfaltung begonnen. In der Praxis ist es immer wieder zu beobachten, daß ein gewaltiger Entwicklungsschub des Patienten beginnt, wenn das Amalgam entfernt wurde. Es ist aber ratsam, einen Patienten nicht dahingehend zu beeinflussen sein Amalgam, ohne dass Vergiftungserscheinungen deutlich werden, entfernen zu lassen. Mit einer Beeinflussung wird der natürliche Entwicklungsweg gestört. So die Erfahrung aus der Praxis.

Ein drittes Beispiel ist die Vergiftung durch Impfungen. Dies sei an der Masernimpfung dargestellt. Die symbolische Bedeutung von Masern ist „Verachtung der eigenen Potentiale". Der Persönlichkeit, die eine Masernimpfung hat, wurde infiltriert, dass sie ihre eigenen Potentiale und Möglichkeiten opfert zu Gunsten anderer. Sie ist in einer dienenden Haltung. Ihre eigenen Bedürfnisse sind zurückgestellt. Entwickeln sich aus der Masernimpfung Symptome z.B. Bindehautentzündungen, Bronchitis, Exantheme, Darmstörungen etc. ist die Persönlichkeit im Begriff, das oben ausgeführte symbolische Masernthema zu bearbeiten um es zu lösen.
Damit ein erfolgreicher Bearbeitungsprozess gelingt, ist eine homöopathische Behandlung empfehlenswert.

Beziehen wir die Eigenverantwortlichkeit in unser Leben mit ein, so ist jedes Gift, jede Vergiftung demzufolge eine Aufgabe, die die Persönlichkeit auf ihrem individuellen Entwicklungsweg zu lösen hat. In manchen Fällen ist das Thema des Giftes stärker als die Persönlichkeit selbst. Denken wir z.B. an Arsen, mit der symbolischen Bedeutung „Existenzangst, lieber sterben als sich verändern". Dieses Thema zu lösen ist sicherlich kaum in einer Inkarnation möglich.

Schwermetallausleitung

..einmal anders betrachtet

In den letzten Jahren scheint sich im Bewusstsein vieler Menschen etwas zu ändern. Der Blick für das Umfeld wird anders. Es wird mehr über die Ursachen von Erkrankungen nachgedacht, als dies bisher der Fall war. Die Umwelt wird kritischer als bisher betrachtet. Vergiftungen und Gifte sind mehr denn je in den Blickwinkel der Beobachtung geraten. Krankheit ist nicht mehr nur Zufall.

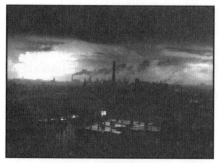

Umweltgifte und Schwermetalle werden heutzutage als Ursache für diverse Erkrankungen vermutet und genannt.
Tatsächlich lassen sich durch unterschiedliche Untersuchungsmethoden, wie z.B. durch das Labor, durch Haaranalyse, durch energetische Messmethoden, durch Kinesiologie etc. ein Zuviel, ein Ungleichgewicht der Schwermetalle und somit erhebliche Vergiftungen bei Patienten feststellen. Meistens wird die Ursache, der Schuldige am Krankheitsgeschehen, aber immer noch im Außen gesucht.

„Das Amalgam ist schuld." Der Zahnarzt, der Amalgam immer noch einsetzt, ist heutzutage, zumindest in bestimmten Kreisen, fragwürdig. Wenn das Amalgam entfernt und durch Gold ersetzt wurde, sollte nun Gesundheit eingetreten sein. Aber nein, nun liegt z.B. eine genauso belastende Palladiumvergiftung vor. Das Gold wurde durch Zusätze anderer Metalle gehärtet, damit es überhaupt als Zahnersatz verwendet werden kann. Nun stellen sich die zugesetzten Metalle als ebenso giftig heraus, wie vorher das Amalgam. Eine schöne Bescherung. Wenn dies so weiter geht, werden wir vielleicht noch einige Jahrhunderte - immer wieder nach den neuesten Erkenntnissen - alles austauschen müssen, vorausgesetzt, die Menschheit überlebt so lange. Vielleicht liegt aber in einem anderen Denkansatz eine bessere Lösung.

Dieser andere Denkansatz liegt vielleicht in der Erkenntnis von Eigenverantwortung. Die Eigenverantwortung besteht darin, dass uns bewusst wird, dass alles, was uns umgibt, aus unserem Handeln, Tun und Nicht-Tun entstanden ist. Wir haben alles selbst erschaffen.

Der eigenverantwortlich denkende und handelnde Mensch, hat begriffen, das er Teil der göttlichen Kreativkraft ist. Er erkennt, dass Jemand anderes als er selbst sein Leben und seine Lebenssituation geschaffen hat. Damit ergibt sich die brutale oder auch angenehme Wirklichkeit, dass „Schuld" nicht existiert, weder im Innen noch im Außen. Die Lebenssituation, in der sich ein Mensch befindet, ist das Ergebnis seiner eigenen Handlungsweise. Dabei kann es sein, dass er unbewusst die Lebenssituation seiner Vorfahren übernimmt. In jedem Fall hat er sich selbst, wenn auch durch fehlendes Bewusstsein, seine Situation geschaffen. Das Unbewusste wirkt genauso, wie das Bewusste. Derjenige der Schuldgefühle wegen seines schnellen Fahrstiles hat und geblitzt wurde, muss genauso zahlen, wie derjenige, der es hat aufleuchten sehen. Um eine solche Situation zu umgehen besser gesagt zu heilen, ist es wichtig, sich seine eigene innere Bewertung bewusst zu machen. Ständiges Bewusstmachen und Beobachten seiner eigenen Bewertungsmuster ist erforderlich, um zu begreifen, warum und wie wir unsere Lebenssituation schaffen oder geschaffen haben.

Zum Thema Eigenverantwortung gehört das Gesetz „Innen wie Außen". Alles was uns umgibt ist ein Spiegel unseres eigenen Inneren. Bei genauer Betrachtung und Beobachtung des Außen, ist ablesbar, was in unserem Inneren an Bewertungen und eigenen oder infiltrierten Beurteilungen von uns selbst vorhanden ist.

Der Mensch, der beschlossen hat nur „gut" und „positiv" sein zu wollen, wird möglicherweise im Außen kompensierend das „Böse" vorfinden. In seinem Inneren hat er für sich die „Spielmöglichkeit" des Bösen, des Aggressiven ausgeschlossen, so muss dieser fehlende Anteil im Außen erscheinen, damit ein Ausgleich hergestellt ist. Der „Heilige, Gewaltlose" stirbt durch Gewalt; Gandhi und Martin Luther King sind Beispiele dafür. Es geht keinesfalls darum, zu „be- oder verurteilen", sondern die Gegebenheiten als frei gewählte Überzeugungsmuster dieser Persönlichkeiten zu beobachten.

Das Gesetz der Eigenverantwortung bezieht sich nicht nur auf seelische oder psychische Themen, sondern wird auch auf der stofflichen Ebene sichtbar. Die Persönlichkeit, die z.B. Kakteen sammelt, tut dies nicht zufällig. Sie hat in ihrem Inneren das „Thema" der Kakteen als inneres Ziel, als Aufgabe aktiviert.

Die Kakteen sind stachelig, also abweisend.

Sie können großen Temperaturunterschieden standhalten, also unterschiedliche Stimmungen ertragen. Sie kommen mit wenig Wasser aus, sind also genügsam bis asketisch. Sie blühen auf, wenn sie, kurz bevor sie aufgeben müssen und nicht mehr standhalten können, noch Wasser bekommen, sind also äußerst dankbar, wenn sie überhaupt von anderen Zuwendung erhalten.

Der „Kakteenfreund" kann seine eigenen Wesenszüge im Außen erkennen, wenn er hinschaut und diese dann ändern, wenn er es will. Der kreative Impuls vereint mit Bewusstsein macht unser Leben spielerisch, bei fehlendem Bewusstsein bleibt das Leben oft tragisch und erscheint fremd gesteuert.

Das Gesetz „Innen wie Außen" gilt für alles, auch für Gifte oder vergiftende Schwermetalle. Wir müssen deren Bedeutung „nur" lesen können. Die Gifte, die sogar töten können, haben eine solch dominante Bedeutung, dass der Mensch, der diese Bedeutung nicht erkennt, seine Individualität und damit sein Leben aufgibt. Er unterwirft sich dem Thema des Giftes und verzichtet damit auf seine kreativen Möglichkeiten.

Der Mensch, der angeblich durch Amalgam vergiftet ist, konfrontiert sich mit den Metallen: Quecksilber, Silber, Zinn und Kupfer.

Die Bedeutung von **Quecksilber** ist ähnlich tief greifend, wie seine Giftwirkung.

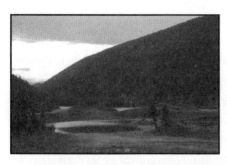

Auf dem glazial überprägten Plateau von Aktasch befinden sich viele sehr fischreiche Seen - und einer, der vollkommen leblos und Gegenstand einer recht gruseligen Legende ist. In diesem See sollen die Seelen der Toten wohnen, die als Nebelgestalten manchmal über dem See erscheinen, wer sich ihnen näherte, kehrte nie wieder zurück.

Denn dieser See, in dem kein Fisch überleben kann, ist stark quecksilberhaltig. Bei bestimmten Temperaturverhältnissen kann es vorkommen, dass aus ihm Dämpfe aufsteigen, die sicherlich mystischen Nebelfiguren ähneln können, wollte dies allerdings jemand von nahem betrachten, konnten die Dämpfe zum Tode führen.

Quecksilber ist besonders giftig, wenn es z. B. aus einem zerbrochenen Thermometer austritt, bei Zimmertemperatur verdunstet und eingeatmet wird. Im Mund, als Bestandteil des Amalgams, wirkt es durch die Reibung des Kauvorganges vergiftend.

Auch die Amalgamentfernung ist ein Vergiftungsprozess. Quecksilber ist ein Zellgift, das in Leber, Niere, Milz und Gehirn gespeichert wird. Es geht leicht chemische Bindungen ein und kann sogar in der D N A zerstörend wirken. Ausgetretenes Quecksilber rollt in Kugelform durch die Gegend, wirkt undiszipliniert und wirr und lässt sich schwer einsammeln. Derjenige, der es versucht, hat über ungeschützte Atmung und durch die Berührung bereits eine Vergiftung. Quecksilber hat den Drang, sich an E-delmetalle, besonders an Gold zu binden. Es ist offensichtlich nur nutzbar in gebundenem oder in „eingesperrtem" Zustand, wie in einem Thermometer.

Die Symbolik des Quecksilbers beschreibt einen Menschen, der sich gerne an eine andere, „edlere", vermutlich stabilere Person binden will um sich sicherer zu fühlen. Ein äußerer Rahmen wird benötigt, weil die Persönlichkeit in sich selbst so unsicher ist, dass sie sich selbst keinen Rahmen geben kann.

Die scheinbar stabilisierende Anbindung an andere im Sinne von Anpassung manipuliert (vergiftet) das Selbstwertgefühl (Leber), beeinflusst den Umgang mit nahe stehenden Personen (Niere), verhindert Gelassenheit (Milz) und verändert das kreative, intelligente Denken (Gehirn). Verständlicherweise reagieren nicht alle Menschen gleich auf das Amalgam, was sie im Mund haben oder auf ein heruntergefallenes Thermometer. Die Reaktion hat etwas mit der Persönlichkeitsentwicklung dieses „vergifteten" Menschen zu tun.

Der Mensch, der auf Quecksilber mit Vergiftungssymptomen reagiert, hat offensichtlich unbewusst beschlossen, sich von den kindlichen Nachahmungs- und Anpassungsmustern zu lösen und sich zur selbstständigen, eigenverantwortlichen Persönlichkeit zu entfalten. Die pathologische Reaktion auf Quecksilber ist somit ein einschneidender Wendepunkt in der Entwicklung eines Menschen. Er beginnt fremde, ihn bisher scheinbar absichernde Rahmenbedingungen wie Elternhaus, Partnerschaft, Firma, Vereine, Finanzen etc. zu erkennen und sich daraus zu lösen. Er beginnt sich selbst einen Rahmen geben zu wollen. Er beginnt seine Persönlichkeit zu erkennen.

Dieser Prozess ist sicherlich der wichtigste und grundlegendste und langwierigste in der gesamten Entwicklung eines Menschen. Immer wieder gibt es Bewusstseins- und Erkenntnisschübe auf diesem Weg.

Erst wenn das Quecksilber vollständig aus den Zellen gelöst wäre, ist der Entwicklungsprozess zur eigenverantwortlichen, individuellen Persönlichkeit abgeschlossen. Es ist leicht einzusehen, dass dieses Metall immer wieder im Körper gefunden wird.

Die Verzweiflung um die schwierige „Ausleitung" von Quecksilber sollte zu Gunsten der Fragestellung: „wo passe ich mich immer noch an, wo bin ich noch nicht authentisch" verändert werden. Je mehr Individualität entwickelt wird, je weniger Quecksilber wird im Außen, damit sind auch die Vergiftungen in den Zellen gemeint, in materialisierter Form erscheinen. Die Entwicklung zur Individualität und diese zu leben ist die größte soziale Tat, die im Sinne des gemeinsamen Ganzen vollbracht werden kann. Dies erscheint paradox, aber jeder hat die Pflicht, das zu leben, was in ihm als Persönlichkeit und Teil des Ganzen angelegt ist.

o Quecksilber bedeutet: „Die eigene Lebenskraft findet keinen Inhalt und wird der Lebenskraft eines anderen geopfert. „

Die anderen Metalle, die zum Amalgam gehören sind in ihrer Zusammenstellung sicherlich kein Zufall. Dies wird in der zusammenfassenden Deutung sehr klar. Es würde den Rahmen sprengen, diese genauso ausführlich darzustellen, wie es bei Quecksilber geschehen ist. Deshalb seien hier nur die Deutungssätze aus dem Buch: „Die psychologische Bedeutung homöopathischer Arzneien" genannt.

o Silber bedeutet: „Fehlendes Urvertrauen, keine Existenzberechtigung haben dürfen."
Man habe es nicht verdient, gleichberechtigter, akzeptierter Teil des Universums zu sein. Man ist im Berechenbaren verhaftet. Finanzielle Sicherheit und kalkulierbare finanzielle Konzepte werden zum Ersatz für Urvertrauen.
o Zinn bedeutet: „Nicht erlaubter Lebensgenuss."
Auf Grund von Lebensangst und Schuldgefühlen ist Sicherheit wichtiger als Lebensgenuss. Man übernimmt nicht die Verantwortung für sein Leben.
o Kupfer bedeutet: "Leibeigenschaft, Anlehnung aus Schwächegefühl."
Es wird ein Partner benötigt, um Sicherheit zu gewinnen. Unterdrückung ist oft der Preis für die Scheinsicherheit. Man hält sich fest, um versorgt zu sein.

In der Zusammenfassung der Metallbedeutungen von Amalgam wir deutlich, dass der Lebensgenuss, den nur der individuelle, eigenverantwortlich lebende Mensch erleben kann dem Sicherheitsbedürfnis zum Opfer fällt. Derjenige, der unter Amalgam Symptome entwickelt und krank wird, sich sein Amalgam daraufhin entfernen lässt, beginnt den Prozess sich aus Scheinsicherheit zu lösen und zur bewussten, individuellen, das Leben genießenden Persönlichkeit zu entfalten.

...ein spannender, langwieriger Lebensprozess.

Chlorella vulgaris

...eine „mentale Arzneimittelprüfung"

Auf dem spannenden Kongress über Schwermetallvergiftung war es endlich so weit: Die ersten Studien über die Wirksamkeit von Chlorella wurden vom Referenten Dr.med. Frank Liebke vorgelegt. Chlorella vulgaris hat demnach die Fähigkeit, Schwermetalle zu binden. Den Praktikern war dies schon lange klar, die tägliche Praxis hatte es längstens bewiesen.

Während dieses Kongresses wurde die Frage gestellt: Was machen Patienten, die Chlorella nicht vertragen, denen von Chlorella übel wird, bei denen Chlorella, obwohl diese als hilfreich und gesundheitsförderlich getestet wird, nicht die Kehle passieren würde, ohne dass sich die Person erbricht?

Durch Zufall, den es natürlich nicht gibt, war in meiner homöopathischen Praxis ein solches Problem leicht gelöst worden:

Eine Dame, die Chlorella nicht einmal riechen konnte, ohne ein Würgen zu empfinden, erhielt eine Hochpotenz Chlorella CCM. Kurz nach der Einnahme konnte sie während eines Seminars ohne Probleme eine geöffnete Dose Chlorella ohne Würgereiz neben sich ertragen, nicht genug, sie konnte ab sofort Chlorella in stofflicher Form zu sich nehmen. Dieser „Zufall" war in allen weiteren Fällen, insgesamt bisher vier an der Zahl, reproduzierbar. Nun galt es herauszufinden, warum dies funktioniert hatte. Dazu machten wir während eines Seminars mehrere so genannte „mentale Arzneimittelprüfungen": Der Proband nimmt dazu ein Röhrchen Chlorella vulgaris in einer Hochpotenz über einen längeren Zeitraum in die Hand und berichtet, was in ihm / ihr an inneren Bildern erscheint. Es handelt sich um eine Art Traumreise, auf der reale Erlebnisse des Probanden zu dem geistigen Thema der Arznei ins Bewusstsein kommen. Wenn mehrere Probanden ihre Erlebnisse berichten, lässt sich wie in einem mathematischen Gleichsetzungsverfahren der gemeinsame Nenner der Arznei, dessen geistiges Thema herauskristallisieren.

Im Folgenden ist meine eigene „mentale Arzneimittelprüfung" von Chlorella vulgaris in CM (C 100 000) vorgestellt.

Ich hatte das Mittel eine ganze Zeit in der Hand, ohne dass viel passierte. Dann bekam ich einen „dicken Hals" im Sinne einer Schilddrüsenreaktion. Dieses Symptom trat auch sonst gelegentlich, vor allem bei Ärger auf. Dann ging es los: Ich fürchte, ich fliege gleich durch den Raum. Ich sehe eine Mauer sehr verschwommen im Hintergrund. Aus dieser Mauer wird ein grauer Vorhang, kein fester Stoff, sondern ein Gardinenstoff. Die Gardine ist grau-weiß schattiert, aber sie bewegt sich nicht. Jetzt geht der Vorhang nach links auf, wie auf einer Bühne. Nur ich stehe auf dieser Bühne, und ich sehe unterhalb der Bühne eine Art Volksfest. Narren, die mit Luftballons spielen, ein Clownfest - fast so wie Karneval.

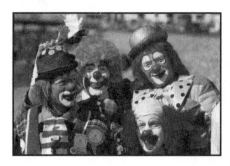

Ich komme mir vor, wie in meiner Schulzeit, wo ich oft Schauspieler auf der Bühne war. Ich sehe mir das Treiben an. Ein Aspekt des Ausgeschlossenseins wird deutlich und macht mich traurig. Mir fallen meine eigenen bösartigen Aussagen zu den jüngsten musikalischen „Superschternchen" ein, für deren Verhalten ich mich, mit ihm identifizierend, sehr geschämt habe. Ich würde mir ein solches Verhalten nicht erlauben, ich käme mir zu albern vor. Jetzt, wo ich das Clowntreiben unter mir so beobachte, ändert sich etwas. Warum eigentlich nicht? Warum nicht einmal einfach nur geistlos albern sein. Langsam scheint sich mein Thema, „alles viel zu ernst nehmen" zu verändern. Es muss schön sein, das Leben auch mit Albernheit leben zu können. Ich habe gerade halbherzig beschlossen, von der Bühne herunter zu gehen.

Aber in diesem Moment fährt die Bühne wie eine Hebebühne nach oben. Ich kann die Treppe nicht mehr hinuntersteigen. Jetzt stehe ich wieder vor dem grauen Vorhang, nur mehrere Etagen höher. Das Gefühl des dicken Halses, ich scheine mich immer noch zu ärgern, ist nach wie vor da, aber gemäßigter. Jetzt zuckt der Vorhang wieder, geht langsam nach links auf. Gerade noch kann ich die Clownveranstaltung dort unten aus einer extremen Höhe erkennen. Jetzt empfinde ich das Treiben doch wieder ziemlich albern, ich gehöre wirklich nicht dazu. Ich empfinde aber auch nicht mehr das Ausgeschlossensein, das mich dazu bewegt hat, von der Bühne nach unten gehen zu wollen. Nun bin ich glücklich, dass sich die Bühne gehoben hat, denn es wäre ein glatter Verrat an mir selbst gewesen. Nun drehe ich mich um und gehe in die entgegengesetzte Richtung, auf jeden Fall in die richtige Richtung. Jetzt bin ich frei und setze mich fliegender Weise in andere Sphären ab.

Nun nehme ich zwei Seiten wahr: Auf der einen Seite das Clowngeschehen, ich emp-
finde, dass ich zu dieser Narretei gar nicht dazu gehören muss. Auf der anderen Seite
sehe ich mich authentisch als Kobold und fliege über die Köpfe der Clowns und
schmeiße kleine Kügelchen herunter. Die Clowns sind völlig irritiert, und das macht
mir großen Spaß. Ich nehme eine gewisse Entspannung zwischen den Schulterblättern
wahr und genieße meine Art von spaßiger Entspannung. Jetzt habe ich mir auch ein
Clownkostüm zugelegt, bin zuweilen zwischen den Clowns und springe völlig frei im-
mer wieder in meine heimatliche Dimension zurück. Je mehr mir klar wird, dass ich
beide Dimensionen haben kann, umso leichter und freier wird das Gefühl im Hals.
Bald wird die Schilddrüse gänzlich frei. Gleichzeitig entsteht Übelkeit, und ich könnte
„einen ganzen Kübel voll kotzen". Zu diesem Gefühl fällt mir die homöopathische
Arznei Ipecacuanha ein, die das psychologische Thema hat „Das Leben ist zum Kot-
zen, Entrüstung über die Missachtung durch andere". Nachdem ich mich imaginär
ausgekotzt habe, sind die Clowns in normaler menschlicher Größe, wie ich auch. Sie
kommen alle vorbei, und wir spielen zusammen. Jetzt verrate ich ihnen, dass ich sie
geärgert habe, dann haben wir eine Menge Spaß zusammen. Ich mache mich auf und
wechsele wieder die Dimension. Eine Zweiteilung in mir ist die ganze Zeit deutlich zu
spüren. Jetzt erst nehme ich sie wahr, sie wird mir bewusst.

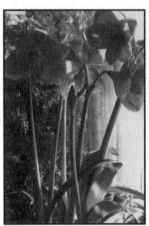

Plötzlich sehe ich etwas in einem Rosa, etwas, das ich
nicht definieren kann. Ich bin wieder weggeflogen. Das
„Rosa" ist wie eine Blüte, die viel größer ist als ich. Die
Blüte ist wie eine Glocke, in die ich jetzt hinein krieche
und den Stängel hinunter rutsche. Unten in der Wurzel, da
wohne ich wohl, da ist mein Zuhause.

In meinem Bett dort fühle ich mich sehr entspannt und
wohl. Jetzt kommt durch die Wurzeln Besuch. Es sind ein
paar Freunde, und wir tauschen uns aus. Plötzlich gelingt
es mir, das Bild „meine Erfahrung mit den Clowns" mit
dem Bild in der Blume „Austausch mit meinen Freunden" übereinander zu schieben.
Sofort entsteht eine Einheit, die ich spielerisch genieße.
Ich nehme wahr, dass sich die Rechts-Links-Trennung in mir auflöst. Gleichermaßen
spüre ich, dass die lustige Gesellschaft, die mich gerade besucht, und die Gesellschaft
der Clowns gar nicht so weit voneinander entfernt sind. Mein Hals ist jetzt gänzlich
frei, mir geht es seelisch wie auch körperlich gut. Schließlich stehe ich vor mir selbst,
sehe mich an und kann nur lachen.

Deutung

Das Signifikante an dieser „mentalen Arzneimittelprüfung" war für mich die Erinnerung an ein Gefühl der Missachtung anderer oder des „Missachtet-seins", das mich durch große Teile meiner Kindheit und Jugend begleitet hat. Der Rahmen, in dem ich gelebt habe, meine Umgebung, meine Familie, meine Schule usw. haben mir Bewertungsmaßstäbe vermittelt, die ich offensichtlich einhalten wollte. Alles was anders war, wurde selbstverständlich be- und verurteilt. Die Menschen, die einen anderen Anspruch hatten oder lebten, empfand ich aus der Perspektive meines erlernten Rahmens missachtend albern. Andererseits wollte ich aus irgendeinem Grund auch dazu gehören, was mit einer missachtenden Einstellung natürlich unmöglich war. Für das symbolische Thema „sich einen Rahmen geben lassen" steht in materieller Form das Metall Quecksilber, homöopathisch Mercurius solubilis. Daraus ist abzuleiten, dass in Chlorella vulgaris die Fähigkeit vorhanden ist, auf geistiger Ebene die Bewertungen eines gewohnten Rahmens in Frage zu stellen. Auf stofflicher Ebene ist zu unterstellen, dass Chlorella Quecksilber bindet.

Betrachte ich nun die Ebene des „Dazu-gehören-wollens", dann hätte ich mich in meiner Identität verbiegen müssen, um auch zum Clown zu werden. Vielleicht aus Einsamkeit oder aus dem Glaubenssatz „Alle Menschen sind gleich und gleich liebenswert" war ich fast bereit, mich zu verbiegen. Wenn die Bühne nicht hochgefahren wäre, hätte ich mich in das Spiel der anderen eingegliedert.

Vermutlich haben alle Clowns aus dem Gefühl der Einsamkeit ein albernes Spiel gespielt, denn die Symbolik eines Clowns ist das Zweigeteiltsein: Ein Auge lacht, das andere weint. Alle Formen von Bewertungen bewirken die Zerteilung in Gut und Böse oder in Lachen und Weinen. Die Wahrheit oder die Wirklichkeit ist nur zu erkennen, wenn beide Pole gleichzeitig gesehen werden können, wenn die Beurteilung wegfällt. Die Menschen, die sich in einem der Pole befinden, sich durch Beurteilung einem Pol verpflichtet haben, spielen in ihrer fixierten Rolle anderen etwas vor. Oft genug so lange, bis sie selbst ihre Rolle als wahr und einzigartig ansehen. Schauspiel als Kommunikationsform, eine Flucht vor anderen.

Für dieses symbolische Thema des Schauspielers, der in seinem Schauspiel seine Identität versteckt, steht ebenso ein Metall: Das Blei oder mit homöopathischen Namen Plumbum. Also steckt in Chlorella vulgaris auch die Fähigkeit, aus Bewertungen stammende Abgrenzungsspiele so bewusst zu machen, dass Leichtigkeit und Wertfreiheit entstehen kann, wenn die emotionalen Belastungen, die aus dem Schauspiel entstanden sind, eliminiert sind. In meinem Falle war es das „Kotzen". Nun konnte ich mitspielen, ohne meine Identität zu verraten. Auf der stofflichen Ebene scheint Chlorella vulgaris demnach auch Blei binden zu können.

Letztlich fand ich mein individuelles Zuhause und erwarb die Fähigkeit, unterschiedliche Dimensionen, die offensichtlich auch mit Bewertungen belegt waren, so übereinander zu schieben, dass beide Lebensanteile, Gefühl und Verstand, eine Einheit bildeten. Damit waren Bewertungen und Urteile über andere und vor allem über mich selbst überwunden. Die unterschiedlichen Dimensionen sind dem Grunde nach identisch und bieten großartige Plattformen, um das Spiel des Lebens zu spielen. Es war ein lustvolles und freudiges Lebensgefühl entstanden. Ich habe beschlossen, mir diesen, mit Chlorella vulgaris entstandenen Geisteszustand so oft wie möglich ins Bewusstsein zu rufen. Diejenigen, die Chlorella nicht „vertragen", scheinen ihre disziplinierenden Beurteilungen noch behalten zu wollen. Vielleicht haben sie noch einige aus Bewertungen stammende Ziele, die erst erreicht werden müssen, bevor sie sich erlauben, ihre Lebensfreude zu genießen. Aber wie gesagt, eine oder einige Gaben der homöopathischen Hochpotenz von Chlorella vulgaris können - wenn gewünscht - Wunder wirken, um mit riesigen Schritten der ungehemmten Lebensfreude näher zu kommen.

Da ich üblicherweise den Stoffen, die symbolisch erschlossen sind, einen kurzen Satz, eine psychologische Bedeutung zuordne, der den unerlösten Zustand beschreibt, taufe ich Chlorella vulgaris auf: „Bewertung und Beurteilung bestimmen den Lebensrahmen; diszipliniert gehemmte Lebensfreude".

Ich wünsche mir, dass viele Menschen den Zustand freier unbändiger Lebensfreude erfahren und genießen, damit wir alle viel Spaß miteinander haben!

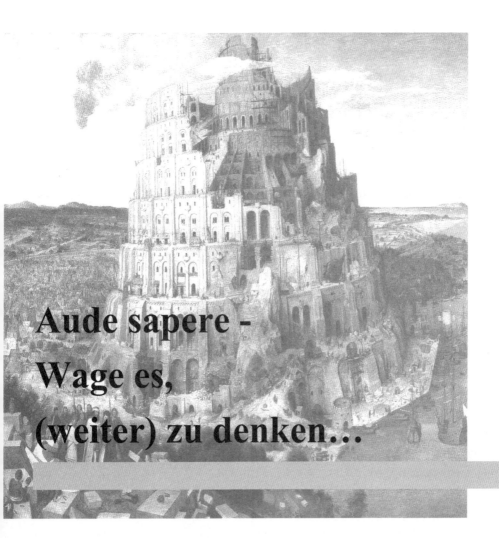

Aude sapere –
Wage es,
(weiter) zu denken...

Kreative Homöopathie

Die homöopathische Behandlung

Lieber Leser, ist Ihnen eigentlich bewusst, dass alles, was wir je erlebt haben in unserem Gehirn gespeichert ist, dass unsere Sinnesorgane jegliche Wahrnehmung jedes Augenblickes speichern? Dieses Phänomen ist für all die, die sich mit Lerntechnik beschäftigen, ganz natürlich.

Bei der Lerntechnik gilt es mit den Prägungen, die sich in unserem Gehirn befinden so umzugehen, dass die Assoziations- und Verknüpfungsketten bewusst wahrgenommen und die dazu gehörigen Emotionen als Lernhilfe benutzt werden. Kurz gesagt, alles das, was wir erleben, was stark emotional betont ist, werden wir besonders intensiv behalten, es prägt sich ein.

Das Gehirn ist die komplizierteste aller Datenbanken, deren Verknüpfungen sehr vielfältig sind. Diese sind keineswegs nur logisch, sondern häufig über die Assoziationen aufzudecken. Ein Patient ist von einem **blauen** Wagen angefahren worden, hat sich sein Bein verletzt und erlitt starke Schmerzen. Bei der homöopathischen Anamnese fiel ihm auf, dass jedes Mal, wenn er eine bestimmte blaue Farbe sah, sein Bein schmerzte. Damit war die Verknüpfung zwischen blau und Schmerz und Verletzung über die Emotion, nämlich den starken Schmerz, miteinander verkettet. Diese Art Verkettungen können sehr vielschichtig sein und existieren in jedem Lebewesen. Kurz gesagt, hinter jeder emotionalen Prägung, steckt eine oder auch mehrere Geschichten, mehrere Inszenierungen.

Ein anderes Beispiel: Ein 30 jähriger, männlicher Patient, litt seit Jahren untern dem Phänomen, dass er jedes mal wenn er auf Toilette saß und Stuhl lassen wollte, gleichzeitig weinen müsste. Ihm war dieses Symptom unerklärlich, er hat es auch schon homöopathisch zu lösen versucht, allerdings erfolglos. In der Anamnese forderte ich ihn auf, seine Gefühle zuzulassen und sich in diese Situation hinein zu versetzen. Dabei erinnerte er sich, dass er als kleines Kind, auf dem Töpfchen sitzend, eine Ohrfeige von seiner Mutter bekam. Diese Ohrfeige schien ihn emotional sehr beeindruckt zu haben. Erstaunlich war auch, dass der Patient, während er sich an diese Situation erinnerte, eine rote Wange bekam.

Eine Arznei, die in der Rubrik „eine Wange rot, die andere weiß" zu finden war, Chamomilla, erschien mir passend. Die psychologische Bedeutung von *Chamomilla*: „Fühlt sich nicht dazugehörig, ist wütend darüber und trotzt." Der Trotz schien mir die geprägte Emotion des Patienten zu sein und Chamomilla half auch. Die durch die Emotion geprägte Assoziationskette konnte damit aufgelöst werden und die Symptomatik des Patienten trat nie wieder auf.

Es ist als eine völlig natürliche Thematik, dass über die Emotionen, Erlebnisse und Erfahrungen in uns fixiert sind. Diese Erlebnisse und Erfahrungen haben oft auch untereinander Verkettungen. So ist es hoch spannend, dass eine Persönlichkeit, die eine Polioimpfung hat und anschließend etwas Süßes zu sich nimmt, durch den Genuss von Zucker, die Erinnerung an die Polioimpfung sofort mit aktiviert. Denn die Polioimpfung wurde lange Jahre über ein Stück Zucker durchgeführt. Dieses Faktum ist durch Therapiegeräte, über die Resonanzen nachvollziehbar werden, leicht belegbar. Ebenso natürlich über die Kinesiologie. Es ist also bei vielen Menschen so, dass nicht nur der Zucker schadet, sondern die Poliothematik, die symbolisch gesehen über die Lähmungen, Hilflosigkeit und Schwäche ausdrückt, ein emotional viel stärkeres Prägungsmuster hat. Für die homöopathische Behandlung bedeutet dies, dass gleichzeitig mit dem Symptom: „Verlangen nach Süßigkeit" (o. ä.), z. B. Argentum nitricum auch die Polioimpfung entgiftet werden muss. Impfstoffnosode plus Lathyrus sativa.

Wenn wir uns die Frage stellen, warum diese emotionalen Prägungsmuster überhaupt existieren, so gibt es sicherlich mindestens zwei Antworten. Die erste oberflächliche Antwort ist die, dass wir nicht perfekt sind, dass wir als Menschen gewisse Funktionsstörungen haben. Die andere Antwort beinhaltet, dass nichts im Leben zufällig ist, dass alles einen Sinn hat. Auf der Suche nach dem Sinn, scheinen diese emotionalen Prägungsmuster wichtig zu sein, um bestimmte Bewusstseinsschritte machen zu können. Jeder von uns weiß, dass die Themen, die uns emotional berühren, sich so lange wiederholen, bis wir die Emotionalität in Gelassenheit verwandelt haben.

Das ist nichts anders, als die Aufforderung zu einem Bewusstwerdungsprozess. Über Körper und Gemüt drückt unser Unbewusstes eine Thematik aus, die ins Bewusstsein gehoben werden muss. Diejenigen, die die Sprache des Unbewussten gelernt haben, indem sie die Symbolik der Symptome wahrnehmen und umsetzen können, wissen, was das Unbewusste ausdrücken will.

Die These lautet also, die emotionalen Prägungsmuster, deren Wertung über Wiederholung aufgelöst werden müssen, helfen uns, unsere Individualität aufzudecken. Das Sprachrohr der Individualität ist die innere Stimme, die sich über Symptome und emotionale Prägungen ausdrückt.

Im folgenden Bild sind die Prägung und die Assoziationsverkettung, wie auch die Entwicklung des Patienten zur Individualität kurz schematisch dargestellt:

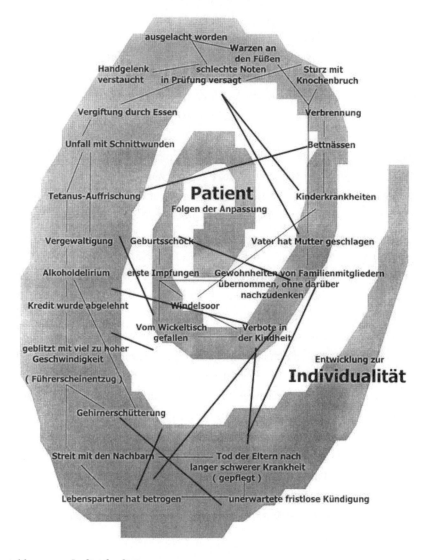

Auswicklung zur Individualität.

Es wäre sträflich die emotional geprägten Assoziationsketten nicht in die homöopathische Therapie mit einzubeziehen. Wir würden uns die Tiefe der homöopathischen Behandlung nehmen, denn Homöopathie ist sehr viel mehr, in all ihren Möglichen, als der „scheinbar sanfter Ersatz der schulmedizinischen Medikation." Folgendes Schema zeigt ansatzweise die mögliche Komplexität einer homöopathischen Behandlung.

Der Patient leidet...

... an akuten Symptomen

... an chronischen Symptomen

... an diversen Vergiftungen	→	Narkosen
		allopathischen Arzneien
		Impfungen
... an diversen Schockerlebnissen	→	Geburtsschock
		Unfälle
		Verletzungen/
		Kopfverletzungen
		etc.
... an diversen psychischen Schocks	→	Tod
		Verlust durch Todesfall
		Scheidung
		Verlassen werden
		Vergewaltigung
		etc.

Alles ist miteinander verkettet.

Die Narkose kann emotional mit dem Geburtsschock verbunden sein. Dies geschieht z. B. über den Kaiserschnitt. Muss das Kind anschließend in die Kinderklinik, kommt der emotionale Schock des Verlassenwerdens hinzu. Nach der umfassenden Behandlung, in der mehrere homöopathische Arzneien benötigt werden, ist die gesamte Assoziationskette wertneutral. Der Patient ist nun frei. Fehlt auch nur ein Element in dieser Verkettung, welches nicht behandelt ist, kann sich die gesamte Assoziationskette wieder reaktivieren.

Ein weiteres Beispiel: Die Impfung, deren Reaktion Fieber war, ist verkettet mit nachfolgenden fieberhaften Erkrankungen z. B. Infektionserkrankungen, die Stichverletzung der Impfung ebenfalls, wie vielleicht auch die sportliche Anstrengung mit Erhitzung, die wiederum an das Fieber erinnert. Die emotionale Situation bei der sportlichen Betätigung verbindet sich mit der Emotion, die bei der Fieberreaktion vorgeherrscht hat.

Es lassen sich hunderte von Beispielen darstellen. Das macht die Homöopathie so interessant, denn jeder Patient hat andere assoziative, emotionale Verkettungen, die aus der Bewertung herausgelöst werden wollen. Ein weiteres Schema zeigt einen sinnvollen Behandlungsablauf:

Blockaden lösen

Sämtliche vorhandene Blockaden müssen vorrangig gelöst werden!

- Vergiftungen
- Schockerlebnisse
- psychische Schocks

Akute Symptome

Durch die Lösung der Blockaden sind häufig die akuten Symptome bereits geheilt.

Chronische Symptome

Durch die Lösung der Blockaden sind häufig auch die chronischen Symptome bereits geheilt.

Neue Symptome

Die mit den Blockaden verknüpften Themen müssen erkannt, aufgenommen und repertorisiert werden. Die so ermittelten Arzneien werden zusätzlich zur Blockadelösung eingesetzt und gewährleisten einen dauerhaften Heilerfolg.

Erfahrungsgemäß haben die emotionalen Prägungen unterschiedliche Qualitäten. In jedem Patienten gibt es eine interne Prioritätsliste. Aufgrund langjähriger Beobachtung ist deutlich geworden, dass die körperlichen wie auch die psychischen Schockerlebnisse und Vergiftungen Priorität haben. Es macht also Sinn, diese Phänomene auch mit großer Sorgfalt und vorrangig zu behandeln.

Der Homöopath, der diese Themen vernachlässigt und sich ausschließlich auf die aktuellen Symptome des Patienten beschränkt, ist oft erfolglos, weil die emotional tief geprägten Themen, wie Blockaden, die aber erst durch genaues hinschauen sichtbar werden, im Untergrund wirken. Der Homöopath, der diese Blockaden berücksichtigt und zunächst einmal eine „Grundreinigung" beim Patienten durchführt, indem er die manifesten Schockerlebnisse und sonstige Prägungen bereinigt, der erlebt, dass oft die akuten Symptome wie von Geisterhand verschwunden sind. Auch viele chronische Themen werden durch die „Grundreinigung" beseitigt. Sind diese Schritte getan, dann produziert der Patient oft ganz andere Symptome, die zu den sensiblen Themen seines Lebens gehören. An diesem Punkt geht die Entwicklung der Persönlichkeit mit großen Schritten der Individualität entgegen.

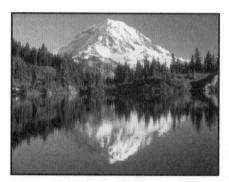

Die tiefgehende, komplexe homöopathische Behandlung ist ein Spiegelbild der emotionalen Prägungen in der Gehirndatenbank des Patienten. Der Homöopath, der die Arzneimittelfindung noch in „Handarbeit" macht, also mit Liste und Bleistift, ist hoffnungslos überfordert. Um die Komplexität einer solchen homöopathischen Behandlung überhaupt durchführen zu können, ist ein sinnvolles Computersystem vonnöten. Erst in der umfassenden Auswertungsmatrix sind die Zusammenhänge, die im Patienten verknüpft sind, überhaupt nachvollziehbar.

Sinnvoll und hoch effektiv ist auch die Simulationsmöglichkeit der empirisch gefundenen Arzneimittelabfolgen und Arzneimittelverkettungen. Äußerst hilfreich können auch Symbolübersetzungen und Bedeutungen der homöopathischen Arzneien sein. Die Hinweise auf Blockaden sollten möglichst auch nicht fehlen. Um die Komplexität der tiefgehenden homöopathischen Therapie nachvollziehen zu können, müssen einige Spiel- und Simulationsmöglichkeiten vorhanden sein.

Außerdem hat es großen Spaß gemacht, ein Computersystem nach den neusten therapeutischen Erkenntnissen mitzugestalten. Verbreitet, aber äußerst schade ist jedoch,
wenn ein homöopathisches Computersystem dazu benutzt wird, dem vermeintlich „einen, idealisierten, mißverstandenen Similium" nachzulaufen, dem sich penetrant hal-
tenden Gerücht der scheinbaren Hahnemann´schen Lehre. Es ist mir ein Anliegen, an
dieser Stelle darauf hinweisen, dass Hahnemann völlig anders gedacht und gearbeitet
hat, als es ihm heute nachgesagt und gelehrt wird. Seine französische Zeit ist erst jetzt
durch die Veröffentlichung seiner Patientenfälle etwas durchsichtiger. (z. B. Kranken-
journale DF5 1837 – 1842, Haug Verlag). Zu einem späteren Zeitpunkt werde ich
mich ausführlicher dazu äußern.

Es ist dringend notwendig die Homöopathie aus ihrer meist einfältigen Betrachtungsweise herauszuführen. Wird die homöopathische Therapie kunstvoll und komplex eingesetzt, bietet sie eine wichtige Grundlage auf dem Bewusstwerdungs- und Entwicklungsweg der Menschheit und aller anderer Lebewesen.

Einzelmittel oder Individualkomplex

Klassische Homöopathie kreativ angewandt

Zwanzig Jahre Praxis

Zwei Jahrzehnte tägliche Praxis mit Patienten bestätigen eine immer wieder theoretisch umstrittene Annahme der Homöopathie: Mehrere gut gewählte, in direkter Abfolge oder gleichzeitig gegebene, homöopathische Arzneien beschleunigen und verbessern den Heilungsprozess. Warum diese Behandlungsweise von Homöopathen als nicht mehr „klassisch" angesehen und aus diesem Grund ohne Überprüfung in der Realität angezweifelt wird, wird völlig unverständlich, wenn man sich gründlich und vorurteilsfrei mit den Aussagen des Begründers der Homöopathie, Samuel Hahnemann, auseinandersetzt. Bei allem berechtigten Respekt vor der Vaterfigur Hahnemann darf man dabei weder die historische Situation außer Acht lassen, noch die nachweisliche Uneindeutigkeit seiner Sprache. Eine Kritik neuer, kreativer Ansätze zur Weiterentwicklung der Homöopathie, bar jeder praktischen Überprüfung, lediglich ex cathedra, würde dem beißenden Spott Hahnemanns anheim fallen, wäre er noch am Leben. Die stete kreative Entwicklung der von ihm begründeten und heute schon klassisch genannten Homöopathie auf der Basis von Praxiserfahrung dagegen, entspricht zweifelsfrei seiner Lehre.

Die Bibel der Homöopathie

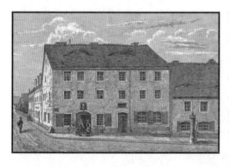

Das „Organon der Heilkunst" von Samuel Hahnemann (*Abb.: Hahnemanns Geburtshaus in Meißen*) gilt als wichtigste Quellenliteratur der Homöopathie; schließlich hat ihr Begründer dieses Werk in insgesamt sechs Ausgaben herausgebracht. Von der ersten Ausgabe 1810 bis zur sechsten Ausgabe, die er 1842 druckfertig machte (sie erschien erst nach seinem Tod) gingen drei Jahrzehnte ins Land. Hahnemann hat in dieser Zeit sein Organon immer wieder überarbeitet, gemäß seinen neu gewonnenen Erkenntnissen in der Anwendung seiner Homöopathie.

Dadurch ist im Vergleich der verschiedenen Ausgaben die Persönlichkeitsentwicklung des Autors ebenso gut ablesbar, wie auch sein geistiger Fortschritt in der theoretischen Untermauerung seiner Behandlungsmethode. Erstaunlich ist allerdings, wie wenig gründlich und – bei aller Bewunderung und Verehrung für Hahnemann – unkritisch die Homöopathen der Gegenwart sich mit dieser literarischen Quelle ihrer Kunst auseinandersetzen.

Immer wieder finden sich in der heutigen Diskussion der aktuellen Entwicklung der Homöopathie aus dem Zusammenhang gerissene Zeilen, aus verschiedenen Ausgaben des Organon als Beweise in der Qualität von Bibelzitaten. Sie sollen im Grunde nur dazu dienen, die Diskussion zu beenden – als wären die Formulierungen Hahnemanns sakrosankt und quasi indiskutabel.

Hahnemann´s Zielsetzung

Das Organon war Hahnemanns Patienteninformation. Jeder seiner Patienten, dessen Bildungsniveau es zuließ, musste das Organon vor der Behandlung gelesen haben. Er schrieb es also nicht primär als theoretisches Grundlagenwerk, sondern seine Motivation war die Aufklärung seiner Patienten. Die Zielsetzung war nichts weniger als eine Revolution der Medizin seiner Zeit. Im Vorwort zur 1921 erschienenen sechsten Auflage zitiert ihn sein Herausgeber mit den Worten: *„Ich rechne mir's zur Ehre, in neueren Zeiten der einzige gewesen zu sein, welcher eine ernstliche Revision der Heilkunst angestellt hat."* Hahnemanns Mut zur Reform überlieferter Methoden begleitete sein Organon seit der zweiten Ausgabe im vorangestellten Motto „Aude sapere", das er selbst übersetzte mit: „Habe das Herz, Einsicht zu haben". Er hatte das Herz, seine neuen Einsichten mitzuteilen und damit die Bereitschaft, umzudenken, wenn ihn die Praxis eines Besseren belehrte.

Das Organon als „Erfahrungswert"

Sein Werk stammt aus einer Zeit, in der Medizin- und Heilungstheorien unterschiedlichster Art aufgestellt und diskutiert wurden. Diese Theorien waren oft genug völlig aus der Luft gegriffen und ließen jegliche praktische Grundlage vermissen. Hahnemann war diese Vorgehensweise ein Dorn im Auge. Er wetterte teils sehr polemisch dagegen und bemühte sich, die Homöopathie als Erfahrungsheilkunde verständlich zu machen.

In seiner einzigen direkten Erwiderung auf Kritik in der Öffentlichkeit – gedruckt im Reichsanzeiger 1811 – schrieb er: *"...ein Erfahrungswerk wie mein Organon der rationellen Heilkunde, welches bloß aus Erfahrung fließt, bloß auf Erfahrungen hinweist und nie anders als durch Gegenerfahrungen und Gegenversuche bestätigt oder widerlegt werden könnte..."* und zeigt damit sehr klar die Grundlage seines Erkenntniswegs. In drastischer Weise forderte er den alleinigen Erkenntnis- und Heilungsanspruch der Homöopathie als Erfahrungsheilkunde:

§ 6 „Der vorurteilslose Beobachter, - die Nichtigkeit übersinnlicher Ergrübelungen kennend, die sich in der Erfahrung nicht nachweisen lassen, - nimmt, auch wenn er der scharfsinnigste ist, an jeder einzelnen Krankheit nichts, als äußerlich durch die Sinne erkennbare Veränderungen im Befinden des Leibes und der Seele, Krankheitszeichen, Zufälle, Symptome wahr, das ist, Abweichungen vom gesunden, ehemaligen Zustande des jetzt Kranken, die dieser selbst fühlt, die die Umstehenden an ihm wahrnehmen, und die der Arzt an ihm beobachtet. ..."

Warum eine richtig gewählte homöopathische Arznei für den Patienten hilfreich ist, aber mehrere gut gewählte, in direkter Abfolge oder gleichzeitig gegebene homöopathische Arzneien den Heilungsprozess exponential verbessern und beschleunigen können - auch in diesem Punkt interpretieren wir Hahnemanns „Organon der Heilkunst" als Grundlage dieser seit fast 20 Jahren in der Praxis bestätigten These.

" ...Alle diese wahrnehmbaren Zeichen repräsentieren die Krankheit in ihrem ganzen Umfange, das ist, sie bilden zusammen die wahre und einzig denkbare Gestalt der Krankheit ... Ich weiß daher nicht, wie es möglich war, daß man am Krankenbette, ohne auf die Symptome sorgfältigst zu achten und sich nach ihnen bei der Heilung genau zu richten, das an der Krankheit zu Heilende bloß im verborgnen und unerkennbaren Innern suchen zu müssen und finden zu können sich einfallen ließ, mit dem prahlerischen und lächerlichen Vorgeben, daß man das im unsichtbaren Innern veränderte, ohne sonderlich auf die Symptome zu achten, erkennen und mit (ungekannten!) Arzneien wieder in Ordnung bringen könne und daß so Etwas einzig gründlich und rationell kurieren heiße?

Ist denn das, durch Zeichen an Krankheiten sinnlich Erkennbare nicht für den Heil-künstler die Krankheit selbst - da er das die Krankheit schaffende, geistige Wesen, die Lebenskraft, doch nie sehen kann und sie selbst auch nie, sondern bloß ihre krankhaf-ten Wirkungen zu sehen und zu erfahren braucht, um hienach die Krankheit heilen zu können? Was will nun noch außerdem die alte Schule für eine prima causa morbi im verborgnen Innern aufsuchen, dagegen aber die sinnlich und deutlich wahrnehmbare Darstellung der Krankheit, die vornehmlich zu uns sprechenden Symptome, als Heil-gegenstand verwerfen und vornehm verachten? Was will sie denn sonst an Krankhei-ten heilen als diese? Homöopathie ist, wenn... "

In § 3 stellt er seine These der Homöopathie in einem langen Satz auf:

§ 3 „Sieht der Arzt deutlich ein, was an Krankheiten, das ist, was an jedem einzelnen Krankheitsfalle insbesondere zu heilen ist (Krankheits- Erkenntnis, Indication), sieht er deutlich ein, was an den Arzneien, das ist, an jeder Arznei insbesondere, das Hei-lende ist (Kenntniß der Arzneikräfte), und weiß er nach deutlichen Gründen das Hei-lende der Arzneien dem was er an dem Kranken unbezweifelt Krankhaftes erkannt hat, so anzupassen, daß Genesung erfolgen muß, anzupassen sowohl in Hinsicht der An-gemessenheit der für den Fall nach ihrer Wirkungsart geeignetsten Arznei (Wahl des Heilmittels, Indicat), als auch in Hinsicht der genau erforderlichen Zubereitung und Menge derselben (rechte Gabe) und der gehörigen Wiederholungzeit der Gabe: - kennt er endlich die Hindernisse der Genesung in jedem Falle und weiß sie hinwegzu-räumen, damit die Herstellung von Dauer sei: so versteht er zweckmäßig und gründ-lich zu handeln und ist ein ächter Heilkünstler."

Listen wir seine Aussagen einmal einzeln auf:

1. Die Erkrankung muss beobachtet werden,
2. das Krankheitsmotiv erkannt werden, damit es heilbar ist,
3. aus dem guten Arzneimittelwissen des Homöopathen muss die Arznei gewählt werden, die in ihrer speziellen Wirkungsart der Krankheit entspricht,
4. die Zubereitung und Menge der Arznei muss als „rechte Gabe" stimmig sein,
5. ein Zeitablauf in der evtl. Wiederholung der Arznei sollte berücksichtigt wer-den,
6. tauchen noch andere Krankheitsmotive auf, müssen diese ebenfalls behandelt werden, sind obige Punkte berücksichtigt, kann nur noch Heilung erfolgen.

Letztlich ist in §3 alles Wichtige gesagt und dies auch in aller Klarheit, was zur homöopathischen Behandlung vonnöten ist. In vielen folgenden Paragraphen führt Hahnemann seine homöopathische Theorie aus. Er versucht sich auch in Erklärungsmodellen, die sich allerdings in der Folge der sechs Organonausgaben teilweise maßgeblich verändern. Offensichtlich ist seine veränderte Sichtweise nicht an jeder Stelle des Organon konsequent geändert worden, so dass bei einer ordentlichen analytischen Betrachtung Widersprüche in Hahnemanns Aussagen signifikant werden.

An sich ist es ja als wissenschaftliche Heldentat zu werten, dass er seine geänderte Sichtweise äußert, statt an der einmal publizierten Erkenntnis - trotz in der Zwischenzeit erworbenen besseren Wissens - festzuhalten. Und so erfordert eine wissenschaftliche Weiterentwicklung der Homöopathie eine konsequente Auseinandersetzung auch mit den Widersprüchen, ganz im Sinne Hahnemanns: „Habe das Herz, Einsicht zu haben."

Sprachliche Missverständnisse

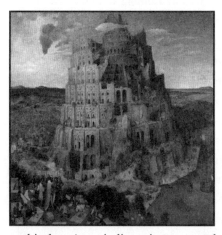

Diese Widersprüche können zu wesentlichen Missverständnissen führen, wenn einzelne Paragraphen aus dem Zusammenhang genommen und losgelöst diskutiert werden. Bedauerlicherweise ist auch die Definition seiner Begriffe oft zwiespältig, was die Sachlage noch erschwert.

Ein für die Weiterentwicklung der Homöopathie fatales Beispiel ist Hahnemanns Begriff der so genannten „Kunstkrankheit". In § 34 ist die „Kunstkrankheit" die Gabe einer homöopathischen Arznei, die „mit etwas stärkerer Kraft Krankheit vernichten kann".

In § 39 dagegen benutzt er ihn für die von ihm beschimpfte allopathische Kur. Dadurch werde eine „unähnliche Kunstkrankheit erschaffen, die das ursprüngliche Übel zum Schweigen brachte".

Dem aufmerksamen Leser des Organon stellt sich spätestens an dieser Stelle die Frage, was Hahnemann mit dem Begriff der „Kunstkrankheit" nun eigentlich meint: Allopathie oder Homöopathie? Warum soll eine ähnliche Kunstkrankheit heilen, aber eine unähnliche Kunstkrankheit nicht? Hier der Text im Original und voller Länge:

§ 34 „Die größere Stärke der durch Arzneien zu bewirkenden Kunst-Krankheiten ist jedoch nicht die einzige Bedingung ihres Vermögens, die natürlichen Krankheiten zu heilen.

Es wird vor Allem zur Heilung erfordert, daß sie eine der zu heilenden Krankheit möglichst ähnliche Kunst-Krankheit sei, die, mit etwas stärkerer Kraft, das instinktartige, keiner Ueberlegung und keiner Rückerinnerung fähige Lebensprincip in eine der natürlichen Krankheit sehr ähnliche, krankhafte Stimmung versetze, um in ihm das Gefühl von der natürlichen Krankheits-Verstimmung nicht nur zu verdunkeln, sondern ganz zu verlöschen, und so zu vernichten. Dieß ist so wahr, daß sogar eine ältere Krankheit durch eine neu hinzutretende unähnliche Krankheit, sei diese auch noch so stark, von der Natur selbst nicht geheilt werden kann, und eben so wenig durch ärztliche 3 Curen mit Arzneien, welche keinen ähnlichen Krankheitszustand im gesunden Körper zu erzeugen vermögend sind, wie die allopathischen. „

Heilung als Löschung

In diesem Paragraphen wird deutlich, dass Hahnemann Heilung als Löschen der eigentlichen Krankheit durch die homöopathische Kunstkrankheit ansieht. In diesem Zusammenhang ist mit „Kunstkrankheit" der Komplex von Krankheitssymptomen gemeint, die bei einem Gesunden entstehen, wenn er ein Heilmittel nimmt – als Urtinktur bzw. in tiefer Potenz. Das „künstliche" bezieht sich hier auf die willentlich und bewusst herbeigeführte Konfrontation des Körpers mit dem Heilmittel. In den folgenden Paragraphen erklärt Hahnemann, dass eine natürliche Erkrankung von einer anderen neuen natürlichen Erkrankung ebenso „geheilt" werden kann im Sinne einer Löschung. Hier muten Hahnemanns Ausführungen so an, als ob er in der Natur eine Bestätigung seiner homöopathischen Heilungstheorie sucht. Die grundsätzliche Frage, die sich hier aufdrängt ist: Wie kommt es zu dieser „Kunstkrankheit"? Wo kommt sie her? Wie entsteht sie?

Es erfordert eine eingehende Beschäftigung mit dem gesamten Werk Hahnemanns, um der wirklichen Bedeutung der von ihm verwendeten Sprache auf die Schliche zu kommen. Wer sich dieser zwangsläufig eher trockenen wissenschaftlichen Grundlagenarbeit nicht stellt, schreibt in der Ableitung seiner Thesen auf der Basis ungeklärter Widersprüche lediglich Nonsens fort – von Logik kann dann keine Rede mehr sein.

Machen wir uns also an die Arbeit:

Ab §105 erklärt Hahnemann die Arzneimittelprüfungen. Er fordert in den Arzneimittelprüfungen die Erforschung der Gesamtheit der Symptome der künstlichen Krankheit, damit die Ähnlichkeit zur natürlichen Erkrankung möglichst groß wird. In § 107 stellt er fest, dass Arzneien an Kranken geprüft keine Wirkung zeigen. Er erklärt dies so, dass durch die Erkrankung der Prüfer derart belastet ist, dass die Prüfarznei selten deutlich wahrgenommen wird. Diese Erklärung ist aber nicht unbedingt schlüssig, da nach seinen eigenen Worten die Kunstkrankheit der allopathischen Arznei aus §34 das ursprüngliche Übel zum Schweigen bringt. Hier haben wir einen deutlichen Widerspruch.

Widersprüche und kein Ende

In den §§154 bis 159 stellt Hahnemann in ebenso widersprüchlicher Weise seine homöopathische Wirkungsbeschreibung vor:

§ 154 „Enthält nun das, aus der Symptomen-Reihe der treffendsten Arznei zusammengesetzte Gegenbild, jene in der zu heilenden Krankheit anzutreffenden, besondern, ungemeinen, eigenheitlich sich auszeichnenden (charakteristischen) Zeichen in der größten Zahl und in der größten Aehnlichkeit, so ist diese Arznei für diesen Krankheitszustand das passendste, homöopathische, specifische Heilmittel; eine Krankheit von nicht zu langer Dauer wird demnach gewöhnlich durch die erste Gabe desselben ohne bedeutende Beschwerde aufgehoben und ausgelöscht."

§ 155 „Ich sage: ohne bedeutende Beschwerde. Denn beim Gebrauche dieser passendsten, homöopathischen Arznei sind bloß die, den Krankheits- Symptomen entsprechenden Arznei- Symptome des Heilmittels in Wirksamkeit, indem letztere die Stelle der erstern (schwächern) im Organism, d.i. im Gefühle des Lebensprincips einnehmen und letztere so durch Ueberstimmung vernichten; die oft sehr vielen übrigen Symptome der homöopathischen Arznei aber, welche in dem vorliegenden Krankheitsfalle keine Anwendung finden, schweigen dabei gänzlich.

Es läßt sich in dem Befinden des sich stündlich bessernden Kranken fast nichts von ihnen bemerken, weil die, zum homöopathischen Gebrauche nur in so tiefer Verkleinerung nöthige Arznei-Gabe ihre übrigen, nicht zu den homöopathischen gehörenden Symptome, in den von der Krankheit freien Theilen des Körpers zu äußern viel zu schwach ist und folglich bloß die homöopathischen, auf die von den ähnlichen Krankheitssymptomen schon gereiztesten und aufgeregtesten Theile im Organism wirken lassen kann, um so dem kranken Lebensprincip nur die ähnliche, aber stärkere Arzneikrankheit fühlen zu lassen, wodurch die ursprüngliche Krankheit erlischt."

Hier beschreibt Hahnemann die Heilung „ohne bedeutende Beschwerde", wenn eine oder die ähnlichste Arznei gewählt wurde.

In §155 heißt es sogar, dass „die oft sehr vielen übrigen Symptome der homöopathischen Arznei schweigen". Dieses bemerkenswerte Phänomen soll durch die „tiefe Verkleinerung der homöopathischen Arznei", also die Verdünnung und Potenzierung, erklärt werden.

In § 156 führt Hahnemann aus, daß sich die Symptome der „Arznei und Krankheit möglichst wie zwei Triangeln" decken sollten, dies aber kaum zu erwarten wäre und es dadurch zu neuen kleinen, ungewohnten Beschwerden im Heilungsprozess kommen könne. Trotzdem wäre die Genesung zu erwarten.

In § 157 schiebt er die entstehenden Beschwerden auf eine nicht gehörig verkleinerte Gabe, also auf die zu niedrig gegebene Potenz, die bei akuter Erkrankung eine über mehrere Stunden währende Verschlimmerung bewirken kann. Bemerkenswert ist immerhin, daß Hahnemann an dieser, wie auch an vielen anderen Stellen des Organon auf die bessere Wirkung der kleinen Gaben, d.h. der Hochpotenzen hinweist.

§ 159 „Je kleiner die Gabe des homöopathischen Mittels, desto kleiner und kürzer ist auch bei Behandlung acuter Krankheiten, diese anscheinende Krankheits-Erhöhung in den ersten Stunden."

Auf einigen, wenigen Seiten seines Organon widerspricht sich Hahnemann, so dass es nahe liegt, seine Wirkungstheorie auf Grund fehlender Schlüssigkeit gänzlich in Zweifel zu ziehen. Versuchen wir es daher einmal anders, mit der Klärung durch das Phänomen der Resonanz

Arzneien als Spiegel

Sehen wir die Homöopathie als Resonanztherapie, dann bedeutet dies, dass eine homöopathische Arznei ausschließlich eine Spiegelfunktion hat. Bei der Arzneimittelprüfung konfrontiert sich der Prüfer mit einem der Arznei entsprechenden Spiegel.

All das was der Blick in den Spiegel in dem Prüfer resoniert, in Bewegung bringt, zeigt er mit entstehenden Symptomen. Die Symptome können nicht bei allen Prüfern gleich sein, weil jeder von diesen nur das zeigen und als Symptom nach Außen bringen kann, was er selbst als Erlebtes, als Resonanzmuster in sich trägt. Jede homöopathische Arznei hat nicht nur spezifische, charakteristische Symptome, sondern hat eine spezifische Bedeutung, ein individuelles Prinzip.

Bei Arzneimitteleinnahme, egal ob als Prüfung oder als Behandlung, wird entsprechend der Arzneimittelbedeutung alles Erlebte aktiviert und tritt in Resonanz. Das Anschwingen eines bestehenden Problems über die Resonanz im Sinne der Wiederholung (Ähnliches wird durch Ähnliches geheilt) kann und wird meistens Heilung zur Folge haben, wenn ein Motiv für die Heilung vorhanden ist.

Hahnemann hat in diesem Sinne Recht, als er beobachtete, dass Heilung ohne bedeutende Beschwerde abläuft, wenn das Motiv zur Heilung gegeben ist.

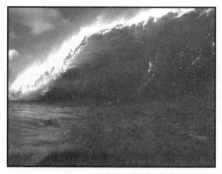
Betrachten wir die Wirkung der homöopathischen Arzneien als Resonanz, dann ist die Idee der Kunstkrankheit hinfällig. Denn die homöopathische Arznei ist ausschließlich Spiegel. Der Prüfer oder der Patient „machen" die Symptome, nie die Arznei. Diese ist immer wertneutral. Aber jeder homöopathisch arbeitende Behandler weiß, dass trotzdem Symptome als Reaktion auftreten können, auch wenn Hahnemann beobachtet, daß Heilung ohne besondere Beschwerde erfolgen soll. Wie sind diese Reaktionen erklärbar? Dazu lassen wir Hahnemann in §162,163 und 167 zu Wort kommen:

§ 162 „Zuweilen trifft sich's bei der noch mäßigen Zahl genau nach ihrer wahren, reinen Wirkung gekannter Arzneien, daß nur ein Theil von den Symptomen der zu heilenden Krankheit in der Symptomenreihe der noch am besten passenden Arznei angetroffen wird, folglich diese unvollkommene Arzneikrankheits- Potenz, in Ermangelung einer vollkommnern angewendet werden muß."

§ 163 „In diesem Falle läßt sich freilich von dieser Arznei keine vollständige, unbeschwerliche Heilung erwarten; denn es treten alsdann bei ihrem Gebrauche einige Zufälle hervor, welche früher in der Krankheit nicht zu finden waren, Nebensymptome von der nicht vollständig passenden Arznei.

Diese hindern zwar nicht, daß ein beträchtlicher Theil des Uebels (die den Arznei-Symptomen ähnlichen Krankheits- Symptome) von dieser Arznei getilgt werde, und dadurch ein ziemlicher Anfang der Heilung entstehe, wiewohl nicht ohne jene Nebenbeschwerden, welche jedoch bei gehörig kleiner Arznei-Gabe nur mäßig sind."

§ 167 „Entstehen nämlich beim Gebrauche dieser zuerst angewendeten, unvollkommen homöopathischen Arznei, Nebenbeschwerden von einiger Bedeutung, so läßt man bei acuten Krankheiten diese erste Gabe nicht völlig auswirken und überläßt den Kranken nicht der vollen Wirkungsdauer des Mittels, sondern untersucht den nun geänderten Krankheitszustand auf's Neue und bringt den Rest der ursprünglichen Symptome mit den neu entstandenen in Verbindung, zur Aufzeichnung eines neuen Krankheitsbildes."

Homöopathie als Resonanztherapie

Hahnemann kennt also auch das Reaktionsphänomen, schiebt dies aber auf eine unvollständig passende Arznei. In §167 bietet er eine optimale Lösung: Er nimmt die als Reaktion auftretenden Symptome, bringt diese mit den noch nicht geheilten alten Symptomen in Verbindung, repertorisiert diese als neue Gesamtheit und behandelt so ohne Zeitverzug weiter. In den §§ 179 bis 184 wird Hahnemann noch klarer und beschreibt sogar zwischen den Zeilen Homöopathie als Resonanztherapie.

§ 179 „Im häufigern Falle aber kann die hier zuerst gewählte Arznei nur zum Theil, das ist, nicht genau passen, da keine Mehrzahl von Symptomen zur treffenden Wahl leitete."

§ 180 „Da wird nun die, zwar so gut wie möglich gewählte, aber gedachter Ursache wegen nur unvollkommen homöopathische Arznei, bei ihrer Wirkung gegen die ihr nur zum Theil analoge Krankheit - eben so wie in obigem (§. 162.) Falle, wo die Armuth an homöopathischen Heilmitteln die Wahl allein unvollständig ließ – Nebenbeschwerden erregen, und mehre Zufälle aus ihrer eignen Symptomenreihe in das Befinden des Kranken einmischen, die aber doch zugleich, obschon bisher noch nicht oder selten gefühlten Beschwerden der Krankheit selbst sind; es werden Zufälle sich entdecken oder sich in höherm Grade entwickeln, die der Kranke kurz vorher gar nicht oder nicht deutlich wahrgenommen hatte."

§ 181 „Man werfe nicht ein, daß die jetzt erschienenen Nebenbeschwerden und neuen Symptome dieser Krankheit auf Rechnung des eben gebrauchten Arzneimittels kämen. Sie kommen von ihm 1); Wenn nicht ein wichtiger Fehler in der Lebensordnung, eine heftige Leidenschaft, oder eine stürmische Entwickelung im Organismus, Ausbruch oder Abschied des Monatlichen, Empfängniß, Niederkunft u.s.w. davon Ursache war. Es sind aber doch immer nur solche Symptome, zu deren Erscheinung diese Krankheit und in diesem Körper auch für sich schon fähig war, und welche von der gebrauchten Arznei - als Selbsterzeugerin ähnlicher - bloß hervorgelockt und zu erscheinen bewogen wurden. Man hat mit einem Worte, den ganzen, jetzt sichtbar gewordenen Symptomen-Inbegriff für den, der Krankheit selbst zugehörigen, für den gegenwärtigen wahren Zustand anzunehmen und ihn hienach ferner zu behandeln."

§ 182 „So leistet die, wegen allzu geringer Zahl anwesender Symptome hier fast unvermeidlich unvollkommene Wahl des Arzneimittels, dennoch den Dienst einer Vervollständigung des Symptomen-Inhalts der Krankheit und erleichtert auf diese Weise die Auffindung einer zweiten, treffender passenden, homöopathischen Arznei."

§ 183 „Es muß also, sobald die Gabe der ersten Arznei nichts Vortheilhaftes mehr bewirkt, (wenn die neu entstandnen Beschwerden, ihrer Heftigkeit wegen, nicht eine schleunigere Hülfe heischen - was jedoch bei der Gaben- Kleinheit homöopathischer Arznei und in sehr langwierigen Krankheiten fast nie der Fall ist), wieder ein neuer Befund der Krankheit aufgenommen, es muß der Status morbi, wie er jetzt ist, aufgezeichnet, und nach ihm ein zweites homöopathisches Mittel gewählt werden, was gerade auf den heutigen, auf den jetzigen Zustand paßt, welches um desto angemessener gefunden werden kann, da die Gruppe der Symptome zahlreicher und vollständiger geworden ist.

1) Wo der Kranke (was jedoch höchst selten in chronischen, wohl aber in acuten Krankheiten statt findet) bei ganz geringen Symptomen sich dennoch sehr übel befindet, so daß man diesen Zustand mehr der Betäubtheit der Nerven beimessen kann, welche die Schmerzen und Beschwerden beim Kranken nicht zur deutlichen Wahrnehmung kommen läßt, da tilgt Mohnsaft diese Betäubung des innern Gefühls-Sinnes und die Symptome der Krankheit kommen in der Nachwirkung deutlich zum Vorschein."

§ 184 „Und so wird ferner, nach vollendeter Wirkung jeder Arznei, wenn sie nicht mehr passend und hülfreich befunden wird, der Zustand der noch übrigen Krankheit den übrigen Symptomen gemäß jedesmal von Neuem aufgenommen, nach dieser gefundenen Gruppe von Zufällen, eine abermals möglichst passende, homöopathische Arznei ausgesucht und so fort bis zur Genesung."

Hahnemanns geänderte Arbeitsweise

In §180 beschreibt er die Nebenbeschwerden als „von der Krankheit selbst kommend", in §181 spricht er deutlich aus, dass die neu entstandenen Symptome direkt vom Patienten, nicht von der Arznei bewirkt werden. An dieser Stelle sieht es so aus, dass die Idee der Kunstkrankheit für Hahnemann überholt ist und er im Sinne der Homöopathie als Resonanztherapie, zügig und konsequent weiter behandelt. Dass er dies tatsächlich so gemacht hat und seine Arbeitsweise deutlich geändert hat, lässt sich aus seinen vor kurzem veröffentlichen Krankenjournalen weiter nachvollziehen. Auch die Autorin Rima Handley trägt mit ihrem Werk „Auf den Spuren des späten Hahnemann" maßgeblich zur Veröffentlichung der geänderten Denk- und Arbeitsweise Hahnemanns bei.

Verkettung traumatisierter Themen

Im Sinne der Resonanztherapie wirkt eine homöopathische Arznei auf ein traumatisiertes Thema eines Patienten ein. Da wir aber in unserem Gehirn alle Erlebnisse, auch die unserer Vorfahren und (wer denn Karma akzeptieren kann und will) die unserer eigenen Vorleben miteinander verknüpft haben, sind unterschiedliche Aspekte traumatisierter Zustände fest miteinander gekoppelt. Dies ist im Augenblick der Prägung des Traumas geschehen. Wenn Hahnemann beschreibt, dass eine Arznei nur unvollständig heilt und Nebenbeschwerden auftreten, dann handelt es sich um eine solche Situation, die aus mehreren Aspekten oder Erfahrungen besteht.

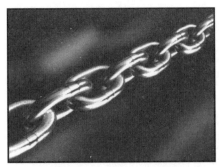

Um eine effektive Heilung zu bewirken, macht es Sinn, die einzelnen Verkettungen, repräsentiert durch unterschiedliche Arzneien, kurz hintereinander oder sogar gleichzeitig zu berücksichtigen. Für den Patienten ist diese Behandlungsweise viel gnädiger und effektiver. Werden alle Aspekte einer traumatischen Verkettung gleichzeitig durch entsprechende homöopathische Arzneien beantwortet, findet augenblicklich eine Heilung „ohne bedeutende Nebenbeschwerden statt".

Die kreative Homöopathie entspricht dieser Arbeitsweise. Sie bietet dem entwicklungswilligen Patienten die Möglichkeit einer effektiven Heilung und eines gleichzeitigen exponentialen Entwicklungsschubes.

Gedanken zur homöopathischen Potenz

Eine Abhandlung von Antonie Peppler

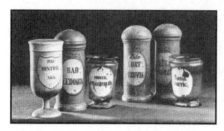

Immer wieder, ausnahmslos in jedem homöo-pathischen Seminar, wird die Frage nach der Potenz gestellt. Ab wann gilt eine Potenz als Hoch-, wann als Niederpotenz. Wann ist es sinnvoll, welche Potenz zu geben? Die grund-sätzliche Frage müsste allerdings lauten: was ist eine homöopathische Potenz überhaupt? Zu dieser Frage gibt es einige Theorien und viele Behauptungen. Einen Beweis für eine Theorie, gibt es derzeit noch nicht. Allerdings lassen sich über die Wasserforschung Indizien finden. Im Prinzip besteht eine homöopathische Potenz aus drei Anteilen:

Der erste Anteil ist die eigentliche Substanz, aus der die homöopathische Arznei her-gestellt wird. Gehen wir davon aus, dass jede Substanz das Endergebnis eines geisti-gen Prozesses ist und sich dieser Prozess im Sinne einer Information, oder Botschaft benennen lässt, dann steckt in der Substanz die materialisierte Form einer Botschaft. Natürlich hat jede Substanz eine eigene, individuelle Botschaft.

Der zweite Anteil ist der Dynamisierungsprozess Hahnemanns. Durch den Kunstgriff des stufenweise Verschüttelns, hat es Hahnemann geschafft, die Dynamik, die Leben-digkeit und damit die Übertragungsgeschwindigkeit der Botschaft zu erhalten und zu fixieren. Jede Flüssigkeit, die in Bewegung gerät, hat eine Dynamik. Nach einer Weile verflüchtigt sich die Dynamik wieder. Erst durch den Kunstgriff der weiteren Verdün-nung und Verschüttelung wird in einer Art Konterungsprozess die Dynamik erhalten. Dadurch, dass sofort weiter verschüttelt, weiter verdünnt wird, bleibt Dynamik in der Potenz enthalten. Nur der letzte Potenzierungsschritt hat die Chance wieder zurückzu-fallen, seine Dynamik zu verlieren. Der Verreibung unterstellen wir ebenfalls einen Dynamisierungsprozess, ebenso wie der Verschüttelung.

Der dritte Anteil ist der Grad der Verdünnung. Die Verdünnung steht im engen Zu-sammenhang mit der eigentlichen Botschaft. Die Botschaft, die Information, die Aus-sage der Arznei ist auf materieller Ebene sehr grob. Fein verdünnt aber, wird die Bot-schaft viel klarer, viel direkter und viel verständlicher werden.

Jeder materiell denkende Mensch schüttelt an dieser Stelle den Kopf. Wie kann durch Verdünnung eine Botschaft deutlicher werden?

Gehen wir einmal davon aus, dass jeder Stoff, jede Pflanze, jeder Stein, natürlich auch jedes Tier und jeder Mensch, eine Persönlichkeit, eine Individualität darstellt. Stellen wir uns weiterhin vor, dass die kleinste Einheit jedes Individuums einer kosmischen Formel oder profaner gesagt, einer mathematischen Formel entspricht. Das Kleinste eines jeden von uns, ist eben diese kosmische oder mathematische Formel. Ziehen wir nun Albert Einstein zu Rate, der gesagt hat: „Materie ist nichts anderes als verdichtete Energie."

Vor unserem geistigen Auge steht nun eine x-beliebige kosmische Formel und wird mit Energie verdichtet. Eine Individualität materialisiert sich. Es wird nun Energie hinzugefügt, nochmals Energie hinzugefügt und nochmals Energie hinzugefügt usw. Über diesen „Wiederholungsprozess" der Energieanreicherung entsteht letztlich Form und Körper der Individualität. Die Individualität nimmt Gestalt an. Je verdichteter die kosmische Formel ist, je mehr sie mit Energie angereichert wurde, desto festgelegter ist auch ihre Form. Aus der kosmischen Formel ist durch Ansammlung von Energie eine feste Form, eine Gestalt entstanden. Anders ausgedrückt, die ursprüngliche Botschaft der Individualität ist „Fleisch geworden", hat sich verkörpert.

Der geniale Samuel Hahnemann hat in seiner Verdünnung und Verschüttelung diesen Materialisierungsprozess umgekehrt. Er hat die feste Form wieder zurückgeführt in Richtung der kosmischen Formel, auch mit Hilfe eines Wiederholungsprozesses: dem Prozess des stufenweise Verdünnens. Die feste Form wurde wieder aufgelöst. Dies bedeutet, je häufiger verschüttelt und verdünnt wurde, desto näher ist die individuelle Botschaft der kosmischen Formel, je flexibler kann die Botschaft werden und auch verstanden werden. Gleichzeitig mit der Häufigkeit des Verdünnungsprozesses ist auch die Dynamisierung erfolgt. Die Übertragungsgeschwindigkeit hat sich auch erhöht. Je näher wir der kosmischen Grundformel sind, je klarer und dynamischer ist die Botschaft.

Betrachten wir ein Embryo, eine Individualität, die sich im Verfestigungsprozess befindet. Zum Ende des dritten Monats ist die Form festgelegt, dann findet der verfestigende Materialisierungsprozeß statt. Am Anfang der Embryonalzeit ist dieses Wesen sehr weich. Die Form ist noch flexibel. Es ist noch nichts endgültig festgelegt. Das Kind wird geboren, wird erwachsen und verfestigt sich und seine Form immer mehr.

Im Alter ist die Form meist sehr hart geworden, sie hat sich endgültig ausgestaltet, ist vielleicht sogar brüchig verknöchert.

Ist die Persönlichkeit allerdings geistig flexibel geblieben und besitzt einen hohen Grad an spirituellem Bewusstsein, hat der Verfestigungsprozess nicht sein Endstadium erreicht. Eine homöopathische Hochpotenz ist daher eher mit dem Embryonalzustand zu vergleichen, während die Materie, oder auch in gewissem Maße die homöopathische Niederpotenz, eher dem festgelegten, wenig dynamischen Wesen entspricht.

Die Wirkungsweisen einer Nieder– und einer Hochpotenz sind unterschiedlich. Dies beschreibt Hahnemann in seinem Organon sehr ausführlich. In den § 63-68 schreibt er von der Erst- und Gegenreaktion der unterschiedlichen Stoffe. Z. B. von Kaffee wird man erst müde und dann wach. Er zählt etliche Stoffe auf, bei denen eine Gegenreaktion auftritt. Damit beschreibt er das Gesetz der Materie: Kraft erzeugt eine Gegenkraft. Im Sinne einer Veränderung stellt sich ein Kraftpotential gegen ein anderes. Das Stärkere wird siegen.

In der Psyche finden wir diesen Prozess auch. Es ist der Trotz. Ein Kind bekommt einen Befehl und es versteht nicht oder will ihn nicht verstehen, trotzt dagegen. Da der Erwachsene allerdings stärker ist, wird sich das Kind beugen und irgendwann, nach der Gegenreaktion, das tun was von ihm verlangt wird. Kraft erzeugt also auch hier eine Gegenkraft, nämlich den Trotz. Genau das beschreibt Hahnemann bei der Darstellung materieller Stoffe. Vielleicht ist es dem Leser einleuchtend, dass auf der materiellen Ebene eine Erst- und dann eine Gegenreaktion erfolgen muss. Niederpotenz erzeugt letztlich eine Reibung, deren Dynamik relativ langsam ist.

Eine homöopathische Hochpotenz scheint den materiellen Gesetzen nicht mehr unterworfen zu sein. In § 68 spricht Hahnemann von der ungemein kleinen Gabe..., die keine bedeutendere Gegenwirkung mehr hervorruft. Es ist dabei ganz offensichtlich, dass Hahnemann bei der ungemein kleinen Gabe die Hochpotenz meint.

Ähnlich in § 159: "... je kleiner die Gabe ..., desto kürzer die Behandlung. Bei dieser Hahnemannschen Betrachtungsweise, scheint die verfeinerte, dematerialisierte Botschaft eine ganz andere Qualität zu haben, die vom Patienten sofort verstanden wird und auch innerhalb von kurzer Zeit umgesetzt werden kann. "

Die niedrigste Hochpotenz, die in der Regel kaum Reibungsverluste erkennen lässt, beginnt mit der C 200. Die Botschaft wird vom Patienten schnell übernommen und umgesetzt. Je höher die Potenz gewählt wird, desto eleganter, dynamischer und reibungsloser wird sich ein Wandlungs- und Heilungsprozess vollziehen können. Dies hat Hahnemann in verschiedensten Paragraphen seines Organon deutlich ausgedrückt. Leider wurde er besonders im deutschsprachigen Raum außerordentlich missverstanden. Viele Therapeuten, die sich der Homöopathie bedienen, sichern sich z. B. durch Testungen ab. Darin wird die Schwingung und der Verdichtungsgrad der Erkrankung mit der Schwingung einer homöopathischen Arznei verglichen, auch in seiner Potenzhöhe.

Wie kommt es nun zu dieser messbaren Potenzhöhe?

Bei dem Patient, der erkrankt ist, hat sich eine spezielle Thematik materialisiert. Er benötigt für seinen Heilungsprozess eine bestimmte, deutliche Botschaft mit der er in Resonanz gehen kann. Z. B. hat er vielleicht einen Freund verloren und kann diesen Verlust nicht überwinden. Er denkt an diesen Verlust und denkt an diesen Verlust und denkt an diesen Verlust. Damit materialisierte er eine Kummersituation. Die Botschaft in dieser Kummersituation entspricht dem Kochsalz, dem Natrium muriaticum.

Über die Testung wird eine bestimmte Potenz festgestellt, in der der Patient diese Botschaft benötigt. Die gemessene Potenzhöhe entspricht der Materialisierungsmasse der Krankheit. Stellen wir einmal die These auf, je intensiver der Patient dieses Beispieles diesen Kummer wiederholt hat, desto materialisierter ist das Problem. Um eine sauber, auflösende Antwort zu geben, muss in der homöopathischen Potenz der Grad der Materialisierung in der Umkehrung vorhanden sein. D. h., zur Heilung muss die Potenz der Arznei etwas höher sein, als die Kraft, die für die Materialisierung benötigt wurde. Außerdem muss die Übertragungsgeschwindigkeit hoch genug sein, damit der Patient, besser gesagt sein Unbewusstes, die Botschaft gut versteht.

Letztlich misst der Tester, der Kinesiologe etc., den Materialisierungsgrad der Störung. Wird in diesem Falle eine Natrium muriaticum C 400 getestet, der Homöopath hat aber nur eine C 1000 zu Verfügung, dann ... hilft auch die C 1000. Denn alle Potenzen unterhalb von C 1000 sind in dieser vorhanden. Es ist mehr Kraft zur „Umstimmung" da, als notwendig wäre. Je nach Höhe der Potenz, kann die Heilung in wenigen Minuten erfolgen.

Vielleicht ist Ihnen, lieber Leser, nun klar geworden, warum die Angst vor Hochpotenzen, zumindest im deutschsprachigen Raum, so verbreitet ist. Eine Niederpotenz bewirkt eine langsame, oft oberflächliche Entwicklung und Veränderung. Die Gabe einer Hochpotenz lässt Erkenntnis und damit Veränderung in kürzester Zeit zu. All die Menschen, die Angst vor Veränderung oder gute Gründe haben, Veränderung nicht zu zulassen, müssen Respekt vor der Gabe oder Einnahme der Hochpotenz entwickeln. Auch der Therapeut, der sich in der Homöopathie noch zu unsicher fühlt und glaubt, bei einer schnellen Entwicklung des Patienten die Übersicht zu verlieren, wird die Hochpotenz meiden. Denn genau betrachtet, wird der Patient, der über eine Hochpotenz sehr schnell eine Erkenntnis gemacht hat, sofort und umgehend über neue Symptome die nächste Information und damit eine neue homöopathische Arznei fordern. Damit fallen Wartezeiten, die als Wirkungsdauer einer gegebenen homöopathischen Arznei in der Literatur oftmals beschrieben sind, einfach weg.

Diejenigen Leser, denen diese Gedanken nachvollziehbar sind, haben die Möglichkeit mit den Potenzen hoffentlich angstfreier zu experimentieren und vielleicht einen noch anderen Einblick in die tägliche Arbeit zu bekommen. Damit ist eine andere Wahrnehmung und Führung des Patienten möglich. Sicherlich ist es unnötig eine Niederpotenz- oder Hochpotenzbehandlung zu bewerten oder gar zu beurteilen. Denn jedem, sowohl dem Patienten, als auch dem Therapeuten, steht das Recht auf seine eigene Entwicklungsgeschwindigkeit zu.

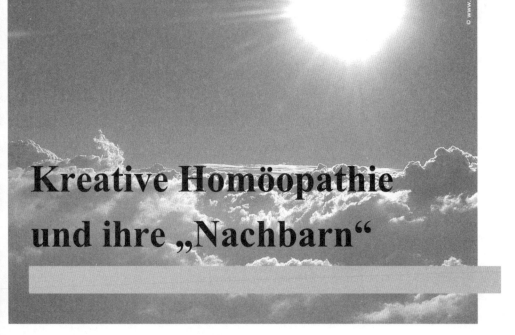

Homöopathie und Psychotherapie

- eine Wahlverwandtschaft ?

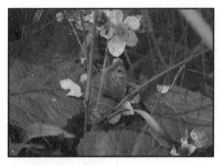

In den letzten Jahren ist es auffällig, dass immer mehr Psychotherapeuten sich für die Homöopathie interessieren. Dies hat sicherlich den Grund, dass beide Therapieformen auf dem gleichen Prinzip basieren. Nämlich auf dem eigentlichen homöopathischen Prinzip, welches Hahnemanns leider etwas unglücklich ausgedrückt hat. Er nannte es „Ähnliches heilt Ähnliches", aber zu bedenken ist, dass hinter dem „Ähnlichen" schon mal etwas „ähnliches" gewesen sein muss, sonst kann nichts „ähnliches" entstehen.

Anders ausgedrückt bedeutet dies, dass ein bleibendes, emotional geprägtes oder traumatisches Geschehen lediglich durch Wiederholung gelöst werden kann. Ein Trauma muss wiederholt werden, damit es heilen kann. In der Psychotherapie wird deshalb, oft sehr quälend für den Patienten wie auch für den Therapeuten, das Trauma emotional noch einmal in Szene gesetzt. Der Klient muss willens sein, in eine emotionale Verletzung noch einmal einzusteigen und diese wieder zu durchleben. Dies ist, rein mental bzw. über ein Gespräch, oftmals eine sehr anstrengende und schwierige Angelegenheit.

Das Kind was in frühen Jahren vielleicht nur zeitweise von einem Elternteil, z.B. der Mutter, verlassen wurde, hat dies als äußerst prägendes und belastendes Erlebnis in Erinnerung. Im Sinne der Prägung entsteht die Erwartungshaltung, dass dies immer wieder geschieht, entweder über die Mutter selbst oder bei anderen Autoritäten, die mit der Mutter vergleichbar sind. Auch wenn das einst kleine Mädchen heute eine erwachsene Frau ist, geschieht es immer wieder, dass Verlassenssituationen unbewusst aufsteigen und die nun erwachsene Frau sich so verhält wie das kleine Kind, welches damals verlassen wurde. Es ist traurig und reagiert mit Trotz etc.

Wenn wir das Leben eines Menschen genau betrachten, zieht sich ein solches Grundtrauma durch sein Leben durch, es entsteht immer wieder.

Es ist ein natürlicher Prozess, dass sich das Trauma wiederholt, denn die einzige Chance ein Trauma wirklich zu bewältigen, liegt in der Wiederholung und zwar in der Form, in der die Bewertungen emotionaler Art in Gelassenheit umgewandelt werden. In der Psychotherapie steht uns in der Hauptsache das „Wort" zur Verfügung. Dies ist der einzige Transmitter, um die Emotionen zu erreichen die dann in Gelassenheit umgewandelt werden.

In der Homöopathie haben wir es leichter. Denn es wird nicht nur das Gesetz „Ähnliches heilt Ähnliches" oder das Gesetz der Wiederholung genutzt, sondern noch ein weiteres, nämlich das Gesetz „innen wie außen". Alles was uns umgibt ist ein Spiegel unseres Inneren und dient uns der Erkenntnis. Der Patient, der vielleicht im Kindesalter gelernt hat „lieb zu sein", wird sich vermutlich über alle anderen Leute im Außen aufregen, die sich erdreisten „nicht lieb zu sein". Wenn in der Umgebung Menschen sind, die das tun was sie wollen, die vielleicht sehr wenig auf andere achten und über deren Grenzen hinausgehen, zumeist sicher über unausgesprochene Grenzen, während das verletzte und liebe Kind sehr sensibel auch auf die unausgesprochenen Grenzen anderer Menschen achtet, um eben lieb zu sein.

In diesem Fall wird das „liebe Kind" sich mehr oder weniger ärgern über die Dreistigkeit der anderen und sich ungerecht behandelt fühlten. Es gilt die einstmals gesetzte Wertung herauszunehmen und kommunizieren zu lernen. Dies geschieht häufig dadurch, dass ein Mensch sich selbst fragt oder in der Therapie klärt, weshalb der jenige sich über das eine oder andere aufregt, welchen Spiegel das eine oder andere bietet. In der Homöopathie sind wir aber nicht nur auf die psychische Komponente dieses Gesetzes angewiesen, wir haben auch das Phänomen, dass in allen Stoffen, die uns umgeben mögliche Seelenzustände von Menschen zu finden sind. Dies können wir aus der Signatur der Pflanzen, der Metalle, und der Tiere ablesen, oder auch aus den homöopathischen, so genannten Prüfsymptomen zusammenstellen.

Betrachten wir z.B. das Quecksilber, welches sich ohne festen Rahmen und Bedingungen sehr quirlig verhält, giftige Dämpfe abgibt und letztlich nicht zu halten ist, sich dann sehnsüchtig an andere Metalle, besonders an Edelmetalle wie z.B. Gold anhängen möchte. Vergleichen wir dieses Quecksilber mit einem Menschen der noch keinen eigenen Lebensinhalt gefunden hat, der sich selbst noch keinen Rahmen geben kann, der letztendlich sich an andere, festere und sichere Persönlichkeiten hängen will.

Mit Erkenntnis der Signatur hat der Homöopath die Möglichkeit, durch die Gabe des jeweiligen homöopathischen Arzneimittels, welches den Seelenzustand des Patienten oder Klienten spiegelt, ihm damit zu helfen. Er ist im Gegensatz zum Psychotherapeuten nicht darauf angewiesen, dass der Patient alles aus eigener Kraft erkennt, sondern er kann über die homöopathische Arznei dem Unbewussten des Patienten einen Impuls geben. Damit wird der Erkenntnisprozess und die emotionale Entwertung um ein Vielfaches beschleunigt oder überhaupt erst möglich gemacht.

Eine weitere effektive Möglichkeit die Problematik eines Patienten zu erkennen ist für den mutigen Homöopathen die Deutung der Symptomsprache. In dieser Deutung erkennt er den Konflikt und das Bewertungsmuster, das sich der Patient aufgebaut hat, und aus dem er heraus handelt. Den Patienten die unter Schulterschmerzen leiden, auch oder besonders wenn sie als Sekretärinnen oder als Chefsekretärinnen arbeiten, ist man geneigt in der Schreibarbeit die Ursache zu suchen. Schaut aber jemand genauer hin, dann symbolisiert die Schulter Verantwortung. Hat eine Persönlichkeit zu viel Verantwortung übernommen und bezieht sie gar ihr Selbstwertgefühl aus der Übernahme der Verantwortung, wie dies häufig bei Chefsekretärinnen zu finden ist, dann ist letztlich das psychische Verhalten die Ursache, warum die Schultenschmerzen entstanden sind.

Vielleicht handelt es sich bei der späteren Sekretärin um ein erstgeborenes Kind, die älteste Tochter, welche die Aufgabe übernommen hatte für die jüngeren Geschwister zu sorgen und dafür ein Lob erhalten hat. Das Lob hat das Selbstwertgefühl aufgebaut und dieses Geschehen hat sich verselbstständigt. Im Erwachsenenalter muss oder möchte diese Persönlichkeit ebenfalls durch die Übernahme von Verantwortung Lob und Zuwendung bekommen. Dies kann der Homöopath aus der Deutung der Symptome entnehmen und hat durch die Gabe der homöopathischen Arzneien, die diese Symptome beantworten in ihrem so genannten Prüfungsbild enthalten, eine zusätzliche Möglichkeit den Impuls zu geben, damit die psychische emotionale Entwertung stattfinden kann.

Kurz gesagt: Ein psychologisch gebildeter Homöopath hat es erheblich leichter als ein Psychotherapeut, denn er hat in den beiden zusätzlichen Bereichen - der homöopathischen Arzneien und der Deutung der Symptomsprache - zwei Möglichkeiten mehr, um schnell an das Ziel der Heilung zu kommen. Wie schon anfangs erwähnt, entdecken immer mehr Psychotherapeuten die Homöopathie. Leider ist noch ein großes Hindernis zu bewältigen. Denn wer die Homöopathie betreibt, die als medizinische Therapie gilt, muss entweder Arzt oder Heilpraktiker sein.

Die einzige Ausnahme bildet das Bundesland Bayern, dort kann auch ein Psychotherapeut homöopathische Arzneien verordnen. Es ist bezüglich. der anderen Bundesländer unendlich Schade, dass die sich ergänzende Möglichkeit der Psychotherapie und Homöopathie von Seiten der Psychotherapeuten erschwert zu nutzten ist. Da es sich bei der Homöopathie eigentlich gar nicht um eine Form der normalen Medizin handelt, sondern um eine Resonanztherapie, wäre es sehr sinnvoll sie aus dem Status der normalen Medizin herauszuholen. Zumindest in den Potenzstufen, die jenseits des Materiellen sind.

Jenseits der C 12 oder D 23 verzweifelt der Chemiker, weil er kein Molekül mehr findet. Spätestens ab diesen Potenzen ist die Homöopathie unzweifelhaft als Resonanztherapie einzustufen. Es würde vielen Menschen und Patienten viel größere Heilungschancen eingeräumt werden, wenn eine weitere Therapeutengruppe mit der Homöopathie umgehen könnte, ohne einen zusätzlichen extremen Aufwand zu betreiben. Im Nachhinein möchte ich einige Beispiele geben für psychische Störungen die durch ein bestimmtes homöopathisches Arzneimittel behandelt und oft gar durch eine oder mehrere Gaben vollständig gelöst werden können.

Verlassen	Hura brasiliensis
Zurückgewiesen	Viola tricolor
Beleidigt und gedemütigt	Staphisagria
Verantwortung übernehmen	Paris quadrifolia
Körperlich oder seelisch vergewaltigt sein	Kreosotum
Sich besonders von der Mutter ungeliebt fühlen	Petroselinum sativum
Über zu große Dankbarkeit abhängig sein	Citrus limonum
Sich ausgenutzt fühlen	Borax
Hass	Acidum nitricum
Machtgier	Theridiom curassavicum

Dies ist nur ein ganz kleiner Ausschnitt der möglichen psychischen und seelischen Traumen. Hat der Therapeut ein solches Trauma oder emotionales Geschehen aufgedeckt, dann werden eine oder mehrere Gaben des entsprechenden homöopathischen Arzneimittels die Situation so stark an die Oberfläche bringen, dass eine Heilung sehr schnell und effektiv erreicht werden kann. Es wäre wünschenswert viele Mitstreiter zu finden die der Homöopathie den Stellenwert vermitteln den sie – sowohl in der Anwendung als auch in der entsprechenden Gesetzgebung - verdient hat.

Familienaufstellung und Homöopathie

Die Hahnemann'sche Miasmenlehre durch Familienaufstellung nach Bert Hellinger sichtbar gemacht

In zwei früheren Artikeln habe ich mich schon ausführlich über die psychologische Betrachtungsweise der Hahnemann'schen Miasmenlehre „ausgelassen". Dort wird ausführlich berichtet, dass Hahnemann im Rahmen seiner Entwicklung, besonders in seiner französischen Zeit, den Patienten in Zusammenhängen, z. B. im Umfeld seiner Familie, betrachtet hat. Ein heutiger Konflikt des Patienten ist oft eine Wiederholung von Konflikten anderer Familienmitglieder, die in den Vorgenerationen nicht gelöst werden konnten.

Ursprünglich betrachtete Hahnemann seine Miasmenlehre auf der Basis der Seuchen. Er erkannte die Seuchen als Gruppenschicksale, die dem damaligen Zeitgeist entsprachen. Ausgehend vom dieses Zeitgeist, entwickelte sich eine Kulturprägung, aus der dann, eine Familienprägung wurde und schließlich kam es zur Prägung des einzelnen Patienten. Eine spezielle Konfliktthematik lässt sich dann im Krankheitsfall auf jeder Ebene wieder finden. Die Inszenierung der Konfliktthematik kann zwar unterschiedlich sein, das Thema bleibt aber gleich. Nicht nur die einzelne Persönlichkeit lernt im Rahmen von „Wiederholungschleifen", in denen sie ihre Konfliktsituation immer wieder produziert, sondern die ganze Sippe trägt ungelöste Konfliktsituationen in Wiederholungsschleifen immer wieder aus.

Zugegeben, die Hahnemann'sche Miasmenlehre ist einerseits sehr grob beschrieben, gerade wenn man bedenkt, dass er nur drei unterschiedliche Ebenen kennzeichnet: die Psora, die Syphilis und die Sykosis. Diese sind aber in sich sehr detailliert beschrieben. Trotzdem ist das Erfassen der Miasmenlehre Hahnemanns oft schwierig. Es erfordert viel Einfühlungsvermögen Hahnemann diesbezüglich zu verstehen.

Allerdings erwartet uns in Kürze eine interessante Überraschung, denn auf den Internetseiten der Robert-Bosch-Stiftung wurde vermeldet, dass das Skript einer Überarbeitung der „Chronischen Krankheiten Hahnemanns" von Hahnemann selbst, noch in handschriftlicher Form unveröffentlicht, im Jahre 2000 erworben werden konnte.

Es wurde versprochen, dieses Skript nach Überarbeitung auf CD zugänglich zu machen. Ich könnte mir vorstellen, dass einige Leser dies mit ebenso großer Spannung erwarten, wie ich es selbst tue. Denn ich hoffe sehr, dass diese CD dazu beiträgt, die fanatischen Aspekte der Nachfolger Hahnemanns endgültig außer Kraft zu setzen.

Zurück zur Hahnemann´schen Miasmenlehre die bis heute vorliegt. In dieser wird der einzelne Patient, im Zusammenhang seiner Familie, seiner Kulturprägung und in der Prägung seines Zeitgeistes erfasst. In der Miasmenlehre bemüht sich Hahnemann den gemeinsamen Nenner eines Konfliktes, der sich durch alle Ebenen durchzieht, zu finden und homöopathisch zu beantworten.

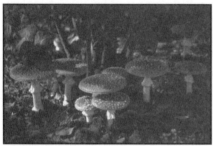

Viel detaillierter hat Bert Hellinger in seiner Therapie der Familienaufstellung den einzelnen, eingebunden in seine Schicksalsproblematik, beschrieben. Jede einzelne Persönlichkeit ist Teil eines Ordnungssystems und hat spezielle, versteckte oder offenkundige Bindungen an die anderen Familienmitglieder. Das Kind fühlt sich der Familie zugehörig, wenn es Anerkennung seiner Eltern bekommt. Bekommt er diese nicht, vielleicht weil die Eltern selbst zu sehr in Problemen stecken, löst sich bei dem Kind grundlegende Einsamkeit aus, die in der Miasmenlehre als Psora beschrieben wird.

Das Gefühl der Einsamkeit, bei der es sich letztlich um fehlende Zugehörigkeit handelt, versucht jede Persönlichkeit in irgendeiner Weise zu kompensieren. Der Kampf um die Liebe, um die Anerkennung, um das Gefühl der Zugehörigkeit, beginnt, häufig genug endet der Kampf darin, dass die Einzelpersönlichkeit das Leid des anderen auf sich nehmen möchte. Wird ein Familienmitglied aus der Gemeinschaft ausgestoßen, z. B. eine Frau, die unverheiratet schwanger wurde, dann übernimmt eine anderes Familienmitglied, nach dem Motto „geteiltes Leid ist halbes Leid", diese Position, um das Schicksal bewusst werden zu lassen. Dies geschieht natürlich meistens unbewusst, ist aber immer das Ergebnis des Konfliktes der fehlenden Zugehörigkeit.

Betrachten wir einmal folgendes Beispiel:

Die Großmutter wurde nach der Geburt ihres ersten Kindes von ihrem Mann verlassen, der sich offensichtlich der Situation nicht gewachsen fühlte und lieber zur See fuhr. Sie musste ihr Kind selbst durchbringen. Bei der Geburt war die Großmutter 19 Jahre alt gewesen.

Die Tochter wiederholte das Schicksal ihrer Mutter und wurde ebenfalls mit 20 Jahren Mutter. Deren Mann blieb, jedoch begann nun der zweite Weltkrieg, so dass auch er schicksalsmäßig die Familie verlassen musste. Auch er kam nicht wieder.

Die dritte Generation, das Enkelkind fühlte sich grundsätzlich ungeliebt und nicht angenommen. Erklärlich wurde dies, nachdem bekannt wurde, dass die Mutter Abtreibungsversuche vorgenommen hatte, die allerdings nicht geglückt waren. Die Großmutter, die bereits von ihrem Mann verlassen worden war und schon mal ein Kind ohne Mann großgezogen hatte, übernahm die Enkelin und zog sie auf. Die Enkelin war überaus dankbar. Dies zeigte sich speziell darin, dass sie in gewisser Weise ihre Mutter ablehnte, aber für die Großmutter alles tat. Ganz speziell entwickelte sie eine ebenso ähnliche Migräne, wie die Großmutter sie auch hatte.

Die Enkeltochter lief nun von Therapeut zu Therapeut und bemühte sich ihre Migräne zu heilen, allerdings erfolglos. Erst als geklärt wurde warum die Großmutter ihre Migräne hatte, konnte die Migräne der Enkelin geheilt werden. Die Großmutter hatte folgendes erlebt: Nach 21 Jahren kam ihr Mann von See zurück und wollte sie um Verzeihung bitten. Sie nahm die Verzeihung nicht an und schickte ihn weg, obwohl sie ihn immer noch sehr liebte. Aus dem Trotz heraus entwickelte sich die Migräne an der sie bis zum Tod litt. Die Enkeltochter hatte die Migräne anscheinend aus Dankbarkeit für die Pflege der Großmutter übernommen. Erst dann, als sie die Ursache der Migräne ihrer Großmutter begriffen und auch emotional erlebt hatte - sie war nun sauer auf die Großmutter, die durch den Trotz ihr den Großvater weggenommen hatte - erst dann konnte die Migräne auch bei der Enkelin geheilt werden.

Zum Zeitpunkt der Heilung war die Enkelin bereits 58 Jahre alt und Großmutter war bereits tot. Auch die Enkelin hatte das Familienschicksal insofern erfüllt, dass sie mit 20 ihr erstes Kind bekam und sich mit 25 Jahren scheiden ließ.

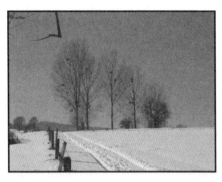

So war das Gruppenschicksal der Frauen innerhalb der Familie Trennung von ihren Männern in drei Generationen in unterschiedlicher Inszenierung. Die weitere Konfliktthematik der Familie war das „Abgelehnt-sein". Die Großmutter fühlte sich abgelehnt, weil ihr Mann sich gegen sie entschied, die Tochter fühlte sich abgelehnt, weil die Großmutter ärgerlich war, da sie das Kind ohne Mann groß-ziehen musste, und die Enkelin fühlte sich zutiefst abgelehnt durch den Abtreibungsversuch der Mutter. Der Konflikt, der ausschließlich bei der Enkelin blieb, war die Übernahme des Leids der Großmutter in der Entwicklung der Migräne. Dass es sich bei der Migräne bisher um einen unlösbaren Konflikt handeln musste, zeigte sich darin, dass keine Therapie half. Erst als die Motivation der Großmutter, und damit die Ursache der Migräne, gefunden war, konnte sich auch bei der Enkelin das Problem lösen.

An diesem Beispiel wird sehr deutlich, wie verknüpft die einzelnen Familienmitglieder schicksalsmäßig sind, und dass immer wieder Ausgleichsversuche der jüngsten Familienmitglieder für die Schicksale der älteren Familienmitglieder stattfinden. Je komplexer die Verknüpfung der einzelnen Familienthemen und damit der Familienangehörigen ist, desto weniger Möglichkeiten sind vorhanden, die eigene Individualität überhaupt zu entwickeln. In der Familienaufstellung wird außerdem sichtbar, dass nicht nur die Verknüpfung der Schicksale zwischen Eltern und Kindern besteht, sondern auch Geschwister eine enge Bindung haben können.

Viel häufiger als bewusst und bekannt ist, werden Kinder als Zwillinge angelegt. In der beginnenden Schwangerschaft geht oft ein Zwilling ab, während der zweite überleben kann. Aus diesem Phänomen entsteht für den überlebenden Zwilling einerseits oft ein tiefes Schuldgefühl, weil er möglicherweise den anderen Zwilling verdrängt hat, ihm nicht genügend Platz gewährt hat, andererseits eine tiefe Sehnsucht nach dem anderen. Das Gefühl der Verlassenheit und Einsamkeit ist dort bereits angelegt. Der verlassene Zwilling hat oft das Gefühl, alleine für sich unzulänglich zu sein. Oft hat er das Bedürfnis, gerade in schwierigen Situationen, Hilfe zu bekommen. Oft genug kommt die Hilfe nicht und der verlassene Zwilling stürzt in sein Konfliktthema, nämlich das Schuldgefühl; er trägt ja selber Schuld, dass er nun alleine sein muss.

Die Identifikation mit anderen, die auch alleine sind, ist eine häufige Folge. Nach außen hin erscheint diese Thematik dann oft als ausgesprochener Helfertrieb. Die tiefgründige Ursache ist das eigene Verlassenheitsgefühl. Es kommt zur Identifikation mit anderen Verlassenen, für die derjenige dann mit vollem Gerechtigkeitssinn auch eintreten kann.

Diese Thematik wird durch das homöopathische Arzneimittel **Causticum** gut beantwortet. Allerdings löst das **Causticum** die Identifikation mit dem anderen, und der verlassene Zwilling wird auf sein eigenes Schicksal, nämlich das „Verlassen-worden-sein" und das dazugehörige Schuldgefühl zurückgeworfen. Zu **Causticum** werden damit noch die wichtige Arznei des Verlassenwerdens, das **Hura brasiliensis,** sowie die Thematik der Schuldgefühle z. B. **Ignatia** nötig. Die endgültige Heilung bringt allerdings das Bewusstsein, den anderen spüren zu können, auch wenn er sich im Augenblick nicht verkörpert hat.

Dazu ein weiters *Beispiel* aus der Praxis:

Eine junge Dame von 12 Jahren kam mit ihrer Mutter in die Praxis. Ihre Problematik war Bettnässen. Mindestens zwei- bis dreimal die Woche, machte sie nachts ins Bett und jeglicher Therapieversuch schlug fehl, dies schon über Jahre. Ich nehme an, dass es vielen Homöopathen ebenso ergeht wie mir, dass die Bettnässer entweder sehr schnell durch die erste homöopathische Arzneimittelgabe geheilt sind, oder sich als sehr problematische Patienten entwickeln. Einen Schlüssel zur Heilung fand ich in der Behandlung dieses 12jährigen Mädchens. Sie wurde mir von einer Kollegin geschickt, die mir mitteilte, dass sie schon geraume Zeit mit wenig Erfolg gearbeitet hatte.

So beschloss ich, nachdem der Fragebogen ausführlich ausgefüllt und bearbeitet worden war, die Repertorisation als Grundlage zur Verfügung stand, ich aber daraus keinen wirklichen Therapieansatz fand, eine Familienaufstellung mit, nennen wir sie einmal Vera, zu machen. Dazu stellte ich ihr einige Arzneimittelröhrchen, welche auf meinem Schreibtisch lagen, zur Verfügung. Ich bat sie diese Röhrchen anstelle ihrer Ursprungsfamilie einmal hinzustellen. Sie stellte Vater, Mutter und Geschwister auf, allerdings sich selbst ziemlich außerhalb der Gemeinschaft. Zu diesem Zeitpunkt hatte ich schon so viel Erfahrung mit dem Familienstellen, dass ich sofort wusste, dass es sich bei denjenigen, die sich selbst weit außerhalb der Familie aufstellen, meistens um „halbe Zwillinge" handelt.

Ich fragte Vera, wie sie sich fühle und sie „knurrte" irgendwie herum, „nicht gut und nicht schlecht!, und ich stellte ihr ein anderes Arzneimittelröhrchen an die Seite. Nun standen zwei Arzneimittelröhrchen fernab von den anderen, durch Röhrchen symbolisierte Familienmitglieder. Nun fragte ich Vera wie es ihr jetzt ginge und es war erstaunlich, wie ihre Augen auf einmal leuchteten. Sie fühlte sich um ein Wesentliches wohler. Ich fragte sie ob männlich oder weiblich, sie solle spontan antworten, und sie sagte eindeutig weiblich. Also musste sie eine Zwillingsschwester haben, die sie sehr vermisst. Durch diese These erklärte sich ganz spontan, warum Vera nachts so viel Angst hatte. Als ganz kleines Kind konnte sie nur bei Licht schlafen. Offensichtlich hatte sie nachts Kontakt mit der Zwillingsschwester, fühlte sich aber sehr unsicher und hatte Angst. Das zeigte sich im Symptom Angst vor Geistern, auch träumte sie als kleines Kind viel von Geistern und wachte dadurch auf. Nun beschloss ich die Gesamtrepertorisation aus dem Fragebogen völlig außer Acht zu lassen und gab neu in mein HOMÖOLOG®-Computersystem die Symptome der Zwillingshypothese ein.

Auswertung nach Treffern

			1	2	3	4
5	4	sars	2	1	1	1
7	3	arg-n	3	2	2	
5	3	carb-v	2	1	2	
4	3	kali-c	1	1	2	
4	3	mag-c	1	2		1
3	3	mag-s	1		1	1
5	3	nat-c	2	2	1	
7	3	puls	3	3	1	
5	3	sep	3	1	1	
3	3	spig	1	1	1	
2	2	alum		1	1	
3	2	am-c	2		1	
5	2	aur	2	3		
2	2	bar-v	1	1		
4	2	bell	3		1	
3	2	calc	2	1		

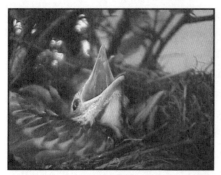

Die Symptome waren das Grundthema des Bettnässens, dann das Gefühl des Verlassenseins, dann Träume von Gespenstern und Geistern und noch, träumte von toten Verwandten.

Die Repertorisation ergab interessante Aspekte. Durchgängig war die Arznei **Sarsaparilla** mit der psychologischen Bedeutung: „Das Leid breitet sich aus." Offensichtlich wurde das Gefühl des Verlassenseins immer stärker und Vera hatte das Gefühl damit nicht umgehen zu können.

Als nächste Arznei erschien **Argentum nitricum:** „Das Gefühl der fehlenden Nestwärme." Es fehlte ja jemand, die Sicherheit des anderen Zwillings.

Dann folgte **Carbo vegetabilis** mit der psychologischen Bedeutung: „Die Lebenskraft wird nicht für gesundes Eigeninteresse genutzt." Vera passt sich also an andere an, sie versucht durch diese Anpassung sich Halt und Sicherheit zu verschaffen und kommt zu ihrer eigenen individuellen Entwicklung leider überhaupt nicht.

Schließlich erschien die Arznei **Kalium carbonicum** mit der psychologischen Bedeutung: „Die Ignoranz der eigenen Bedürfnisse." In ihrer Einsamkeit versucht sie für andere da zu sein und vernachlässigt ihre eigenen Bedürfnisse aufs Gröbste.

Dann folgten die Arzneimittel **Magnesium carbonicum** und **Magnesium sulfuricum:** „Glaubt in seinem Leben nur kämpfen zu müssen und resigniert dabei." Offensichtlich war durch den Verlust der Schwester das Leben zum Kampf geworden.

Später folgte die wichtigste Arznei des verlorenen Zwillings, nämlich **Natrium carbonicum** mit der psychologischen Bedeutung: „Kann nicht zusammen und kann nicht alleine." Mit ihrer Schwester im Mutterleib ging es nicht, aber ohne ihre Schwester geht es auch nicht.

Danach zeigte sich **Pulsatilla** mit der psychologischen Bedeutung: „Steckt den Kopf in den Sand, setzt sich nicht auseinander." Wobei man Vera zugestehen muss, dass eine Auseinandersetzung ohne klares Bewusstsein, was ihr fehlt und wer ihr fehlt, kaum möglich ist.

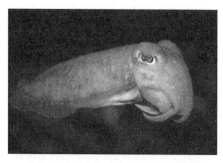

Nun fanden wir **Sepia** *(Abb. links)* mit der psychologischen Bedeutung: „Die Sehnsucht nach Harmonie", in dem Sinne, tut mir nichts, ich tue euch auch nichts.

Am Ende ergaben sich noch zwei wesentliche Arzneien, einerseits **Spigelia** mit der psychologischen Bedeutung: „Der Stich ins Herz," verlassen werden von einer vertrauten Person, und **Alumina,** mir der psychologischen Bedeutung: „Keine Position haben. alleine im Leben nicht zurecht kommen". Diese wenigen Arzneimittel beschreiben die Lebenssituation von Vera sehr deutlich. So berücksichtigen wir, dass die Thematik „Bettnässen" - auf der Basis von: „alles Flüssige entspricht dem Gefühl" - bedeutet, dass Gefühle nicht ausgedrückt werden können, sondern im nächtlichen Bewusstsein Gefühle frei werden, die im Tagesbewusstsein nicht verstanden werden. In diesem Zusammenhang, wird die Thematik und Problematik von Vera überaus deutlich und nachvollziehbar.

Ich gab ihr die Arzneien **Sarsaparilla, Carbo vegetabilis, Natrium carbonicum, Spigelia** und **Alumina,** wie gewohnt in C 50 000 gleichzeitig zweimal am Tag. Die innerhalb zwei Wochen erfolgte komplette Heilung des Bettnässens, bestätigte die mögliche Hypothese der Zwillingsschwester. Vera wurde ein völlig anderer, viel stabilerer Mensch als vorher. Sie erzählte mir später, dass sie seit unserem Gespräch und der Arzneimittelgaben einen guten Kontakt zu ihrer Schwester habe und sich gerne von ihr helfen lassen würde. Nicht nur das Bettnässen war verschwunden, sondern auch ihre Ängste. Sie hatte einen fehlenden Anteil ihrer Energie wieder integriert, fühlte sich nicht mehr isoliert und konnte sich nun mehr ihrer eigenen Lebensaufgabe widmen.

Ein allerdings flüchtiges Gespräch mit der Mutter von Vera hatte ergeben, dass in der Familie schon einmal das Schicksal von Geschwistertrennung vorgelegen hatte, so dass Vera familiär oder miasmatisch ausgedrückt, schon eine Wiederholungsschleife lebte. Interessanterweise, konnte ich das Beispiel von Vera auch auf andere kleine Patienten, die auch Bettnässer waren, erfolgreich übertragen und hatte somit eine Lösung für einige, trotzt aller Mühe immer noch nicht geheilten Patienten.

Auch für andere Krankheitsthemen ist die Familienstellung nach Bert Hellinger eine außerordentlich hilfreiche „Anamnesehilfe". Dieses ist jedoch nicht im Sinne der Herabwürdigung des Familienstellens gemeint, sondern bestätigt vielmehr, dass das was Hahnemann sehr unspezifisch in seiner Miasmenlehre zu fassen versucht, in der Familienaufstellung sehr deutlich bestätigt wird und somit der homöopathischen Anamnese dient.

Die Zusammenhänge der Sippen, die Verhaltensmuster der einzelnen Familienmitglieder zueinander sind auf einmal überschaubar und damit auch von einem Patienten auf den anderen in gewisser Weise übertragbar, denn die Strukturen der Zusammenhänge bleiben oftmals ähnlich. Die Zusammenführung beider Therapieformen ist außerordentlich hilf- und erfolgreich. Besonders erfreulich ist, dass in der Familienaufstellung die Komplexität der gruppendynamischen Zusammenhänge sichtbar wird. Damit besteht die Chance, dass auch die Homöopathie aus dem Blickwinkel der Einspurigkeit und des Fanatismus, indem sie heutzutage oft genug noch gesehen wird, herauskommen kann. Vielleicht wird im Laufe der Zeit, dasjenige was Hahnemann wahrscheinlich sagen wollte und was er in seiner französischen Zeit umgesetzt hat, endlich Wirklichkeit. Damit wird die Homöopathie, die Anwendung der Naturgesetze, noch umfassender und erfolgreicher.

Psycho-Kinesiologie und Homöopathie

Zwei sich ergänzende Therapieformen

Kreative Homöopathie nach Antonie Peppler® und
Psycho-Kinesiologie nach Dr. med. Dietrich Klinghardt®

Als ich mich vor vielen Jahren mit der Klassischen Homöopathie, der Theorie der Homöopathie der Nachfolger Hahnemanns befasste, war ich nicht besonders glücklich, da sehr viele Fragen offen blieben. Die Klassische Homöopathie in ihrer Grunddenkstruktur erschien mir viel zu abstrakt, viel zu viele Fragen blieben offen. Erst als ich Hahnemanns Werke selbst las, wurde mir einiges viel deutlicher aber in seiner Theorie war mir noch zu viel Abstraktion und zu viel Unerklärliches.

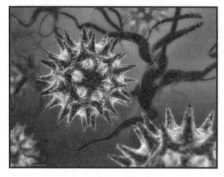

Ich hatte das Bedürfnis, mich mit der Ursache von Krankheit intensiv zu beschäftigen, um die Basis für das, was ich in der Homöopathie tat, herauszufinden. Die wichtigste Erkenntnis dabei war, dass Krankheit keinesfalls, wie es die Schulmedizin sagt, von außen kommt, sondern dass Krankheit immer etwas mit dem Menschen selbst zu tun hat. Es sind eben nicht die Bakterien und Viren, die uns bedrohen und wenn wir dann „schwächeln", uns übermannen, sondern es geht um seelische Konflikte, um Entwicklung, um eine Befreiung, die ein Mensch macht oder machen möchte, wenn er krank wird. Nach vielen Jahren der Beobachtung von Krankheit und Patienten, kam ich für mich zu dem Ergebnis, dass der Individualisierungsprozess die Ursache jeglicher Entwicklung sein müsse.

Jedes Individuum ist etwas spezielles, jedes Individuum unterscheidet sich vom anderen und kann mit diesem Unterschied auch umgehen. Als Persönlichkeit authentisch sein und deshalb, es klingt paradox, den eigenen, selbstverständlichen Platz in der Gemeinschaft einnehmen können – das ist das Ziel.

Eine natürliche, lebendige Gemeinschaft entsteht sicher nicht durch Anpassung, sondern sie entsteht dadurch, dass jeder sein Spezielles, sein Individuelles lebt.

Es scheint einige Rahmenbedingungen zu geben auf dem Weg der Entwicklung und auf dem Weg der Gesundung. Wir können sie auch Naturgesetze nennen.

Eines ist das Gesetz „Innen wie Außen". Alles das, was mich im Außen umgibt ist ein Spiegel meines Inneren. Anders ausgedrückt, alles dass was ich im Inneren verdränge oder was ich mir im Inneren wünsche, entsteht im Außen. Die Menschen die mich umgeben, die Situationen die in meinem Leben entstehen, kann ich als Hinweise betrachten. Alles womit ich im Außen unzufrieden bin, kann ich in meinem Inneren verändern, damit wird sich auch das Außen ändern. Bin ich innerlich zufrieden, wird auch meine Umgebung mit Zufriedenheit gesegnet sein.

Auf der Basis dieses Gesetzes „Innen wie Außen" ist es erklärbar, dass Individualitäten miteinander leben können, dass eine schöne und lebendige Gemeinschaft entsteht, wenn die Individualitäten zusammenkommen. Wenn wir Individualität und Egozentrik miteinander verwechseln, dann ist die Verwechslung und dem Gedanken daran möglich, dass es sich um eine Anarchie handeln könnte. Aber das Gesetzt „Innen wie Außen" wirkt. Ist eine Individualität mit sich zufrieden, dann findet sich ebenfalls im Außen eine Individualität, die mit sich zufrieden ist.

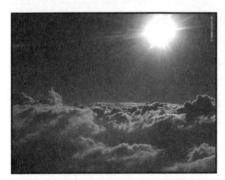

Es ist ein nicht einfach zu verstehendes Paradoxon, dass das Individuelle die Basis ist, um überhaupt eine natürliche Gemeinschaft entstehen zu lassen. Der Weg zum Individuellen heißt nicht umsonst Entwicklung. Wir wickeln uns aus Anpassungsmustern, aus Bewertungsmustern aus, um letztendlich zu dem zu werden, was wir von Natur aus sind. Wir können auch sagen, zu dem was das Göttliche in uns ist. Auf diese Weise betrachtet, ist Krankheit eine Entwicklungshilfe. Krankheit entsteht in dem Augenblick, wo sich Gewohnheitsmuster verändern, wo sich emotionale Bewertungen zu bestimmten Themen verändern oder verändern können

Bedenken wir, dass es in der Bibel heißt: „Wir haben vom Baum der Erkenntnis gegessen". Wir wollen erleben, wie wir uns in der Materie und mit ihr fühlen, anders gesagt, wie sich der Materialisierungsprozess anfühlt. Um Erfahrungen zu machen, müssen wir bewerten. Wir müssen Gut und Böse kreieren, damit wir einen Unterschied machen können. Ein differenziertes Fühlen ohne Bewertung ist nicht möglich. Sind diese Bewertungen aber geprägt oder fixiert, wird ein zweites Gesetz wesentlich, nämlich das Gesetz der Wiederholung.

Über das Gesetz der Wiederholung haben wir die Möglichkeit, erlebte und emotional geprägte Muster auch wieder zu entlassen. Es genügt vollständig, schlussendlich eine Erfahrung gemacht zu haben. Es ist nicht unbedingt notwendig, in diesen Erfahrungen emotional fest eingebunden zu sein. Wenn wir einmal gefühlt haben wie etwas ist, müssen wir nicht in Ewigkeit in dieser Erfahrung stecken bleiben. Das Gesetz der Wiederholung hilft uns, Stück für Stück unsere Erfahrung zu relativieren.

Denken Sie an Ihre erste große Liebe. Die Trennung war emotional eine Katastrophe. Bei manch einem Liebenden ist möglicherweise das Gefühl entstanden, dass alles verloren ist, dass das Leben überhaupt keinen Sinn macht. Bei der Trennung von der zweiten großen Liebe wurde es schon etwas einfacher, weil der Vergleich vom ersten zum zweiten Mal gezogen werden konnte.

Erleben wir das Ganze ein drittes, viertes, fünftes Mal, haben wir mehr Vergleichsmöglichkeiten. Dabei gibt es natürlich zwei Seiten. Die eine Seite ist, dass wir darüber lächeln können und unsere Erfahrungen gemacht haben und es ist nicht mehr so tief greifend für uns. Die andere Seite ist aber die, dass wir uns wieder eingewickelt haben, dass wir die neue emotionale Erfahrung verweigern und nicht mehr in der Lage sind, uns auf eine neue Beziehung einzulassen, weil die Summe der negativen Erfahrungen aus fünf Beziehungen uns so verletzt hat, dass wir nicht mehr anders können, als uns zu verschließen.

Das Gesetz der Wiederholung ist tückisch, denn wir haben einerseits die Möglichkeit, mit unserem Bewusstsein etwas aufzulösen, mit dem Vergleich der emotionalen Erfahrungen unser Problem zu relativieren. Andererseits können wir uns als Opfer fühlen, weil vielfach die gleiche Situation missverstanden, als Schicksalsbelastung, als von außen kommende Bestrafung angesehen werden kann.

Erst in dem Augenblick, in dem Eigenverantwortlichkeit entstanden ist, was bedeutet, dass wir uns an unseren göttlichen Impuls in uns, nämlich die Möglichkeit des kreativen Prozesses erinnern und wir begreifen, dass wir unser Leben selbst kreieren. Damit übernehmen wir die Verantwortung, wie unser Leben abläuft. Schlussendlich ist jedes Wesen das Produkt seiner Erfahrungen, Gedanken und Wünsche.

In der **Kreativen Homöopathie** habe ich dazu eine Theorie von Krankheit entwickelt. In unserem Gehirn ist alles, was wir jemals erlebt haben, abgespeichert. In jeder Sekunde unseres Seins nehmen wir mit unseren Sinnen alles wahr und alles ist in uns abgelegt. Wenn wir uns an etwas erinnern, konzentrieren wir uns zwar auf einen Aspekt, den wir in unserer Erfahrung haben, aber in jeder Situation haben wir alles, was sich gerade ereignet, mit all unseren Sinnen wahrgenommen. Dies ist über die Hypnose sehr deutlich nachweisbar. Aber nicht nur unsere eigenen Erfahrungen sind in unserem Gehirn abgelegt, auch die Erfahrungen unserer Vorfahren, unserer Vorgenerationen. Dies geschieht sicherlich über den Gen-Code. Der gesamte Erfahrungsschatz steht aber nicht beziehungslos nebeneinander, sondern die Erfahrungen sind im Sinne eines Computers, einer Datenbank, miteinander verknüpft.

Das Gehirn ist vermutlich die größte und komplizierteste Datenbank, die wir uns vorstellen können. Sind in der Datenbank Informationen, die noch emotional bewertet sind, die wir noch als Erfahrung mit Gut und Böse belegt haben, so tritt automatisch das Gesetz der Wiederholung in Kraft. Kommen wir in eine ähnliche Situation, die wir bereits in unserem Inneren bewertet haben, löst sich die gesamte Datei, die gesamte Verknüpfung dieses Themenkreises auf. Geschieht dies mit offenem Bewusstsein, haben wir die Möglichkeit zu verstehen, zu relativieren und damit die Bewertungen zu bewältigen. Geschieht das in einer gewissen „Tumpheit" - in dem Zustand fehlenden Bewusstseins - löst sich die Thematik „Gewohnheit" aus.

Die neue Erfahrung wird mit ihren Bewertungen in die Datei der zugehörigen Erfahrungen abgelegt. Eine neue Wiederholung wird irgendwann erfolgen und damit ein neuer Versuch, die emotionale Bewertung dieses Themenkreises aufzulösen. Je mehr Bewertungen aufgelöst sind, je mehr Erfahrungen wertneutral geworden sind, desto gesunder und vitaler ist der Mensch geworden. Er hat sich ausgewickelt aus seinen prägenden Emotionen. In dem Augenblick, in dem ein Mensch krank wird, reproduziert er über das Gesetz der Wiederholung seine Erfahrungsmuster aus dem Inneren. Begreift er sie, versteht er sie, kann er sie relativieren, und damit ist die Erfahrung erlöst. Passiert dies nicht, so bildet der Mensch an seinem Körper die Erfahrung ab, die er bereits gemacht hat. Es entsteht ein Symptombild.

Symptome sind damit ganz konkret Zeichen für sich wiederholende Erfahrungen. Symptome haben Symbolcharakter und können in diesem Zusammenhang begriffen, als Symptomsprache verstanden werden. Derjenige der diese Symptomsprache lesen kann, kann Rückschlüsse auf die Erfahrungs- und Bewertungsmuster des Patienten ziehen und ihn somit verstehen. Der Patient der einerseits seine Symptome versteht, andererseits begriffen hat, dass er diese Symptome aus seiner eigenen Erfahrung heraus produziert hat, dass er für seine Symptome selbst verantwortlich ist, der hat die Möglichkeit, diese Symptome in Bewusstsein zu verwandeln und damit seinen Entwicklungs- und Gesundungsprozess abzuschließen. Natürlich hat jeder von uns eine Menge bewertete Erfahrung in sich und es bedarf einiger Zeit, um die vielfältigen Bewertungen wieder zu verarbeiten und zu relativieren.

Die Homöopathie Hahnemanns ist eine großartige Möglichkeit, den Erkenntnis- und Relativierungsprozess zu unterstützen und letztlich zu maximieren. Denn die Homöopathie nutzt die gleichen Naturgesetze, die jedes Lebewesen von Natur aus hat um einen Heilungsprozess überhaupt bewältigen zu können.

Die Homöopathie entspricht dem Gesetz der Wiederholung. Hahnemann hat dies so ausgedrückt: „Ähnliches heilt Ähnliches." Auch das Gesetz „Innen wie Außen" ist in der Homöopathie zu finden. Damit erklärt sich, dass die Stoffe um uns herum, zum Beispiel die Pflanzen, aus denen homöopathische Mittel gemacht werden, letztendlich uns als Spiegel dienen können. Die Pulsatilla, die Küchenschelle, die bei Sturm und Gewitter den Kopf nach unten steckt und somit der Auseinandersetzung mit dem schlechten Wetter entgehen möchte. Diese Pflanze symbolisiert die Lebenssituation eines Menschen, der sich in Konflikten und schlechter Stimmung entzieht und sich damit möglichst nicht auseinandersetzen möchte.

Die Verhaltensweisen der Elemente in unserer Umgebung, die Signaturen von Pflanzen, Metallen und sonstigem Stoffen, entsprechen letztlich seelischen Zuständen, die dem Ergebnis von bewerteten Erfahrungen in materialisierter Form entsprechen. Betrachten wir das Außen, so ist das Innen erkennbar. Sicherlich ist der vergeistigte Zustand einer Signatur, im Sinne einer homöopathischen Arznei, leichter verständlich für das Unbewusste, als seine materialisierte Form, die wir mit unseren Sinnesorganen erkennen.

Ein Heilungsprozess ist somit nichts anderes, als Informationsübertragung mit einer Erkenntnis, die eine Loslösung von Bewertungen nach sich zieht und die reine neutrale Erfahrung übrig lässt. Um das optimal erreichen zu können, habe ich in meiner **Kreativen Homöopathie** einerseits die Homöopathie Hahnemanns, dann die Deutung der Symptomsprache in konsequenter Weise und auch die Psychologie miteinander verbunden. Die Psychologie ist insofern wichtig, um die Position eines Patienten in seiner Gemeinschaft, um die gruppendynamischen Prozesse, in denen er sich befindet, noch mit zu berücksichtigen, denn auch in diesem Sinne spielt das Gesetz „Innen wie Außen" eine wichtige Rolle.

Vor einigen Jahren machten mich einige meiner Schüler, welche die Ausbildung in **Kreativer Homöopathie** schon absolviert hatten, auf Dietrich Klinghardt´s Psycho-Kinesiologie aufmerksam. Sie waren sehr begeistert, da sie das, was sie bei mir gelernt hatten, bei Dietrich Klinghardt ebenfalls in ähnlichen Formulierungen wieder fanden. Ich ließ mich von der Begeisterung anstecken und befasste mich mit Dietrich Klinghardt´s Psycho-Kinesiologie. Es waren erfreulicherweise viele Übereinstimmungen zu finden. Das, was ich als Bewertungsmuster, aus denen Krankheiten entstehen, beschrieben hatte, nennt Dietrich Klinghardt „den unerlösten seelischen Konflikt" (kurz USK).

In seinem Skript zu PK 1, Seminar 1 der Psycho-Kinesiologie, beschreibt Dr. Klinghardt, dass das Unbewusste wie ein Computer ist, in dem alle unsere Erfahrungen abgelegt sind. Er beschreibt Glaubenssätze die Verhaltensstrukturen auslösen. Der Mensch ist das Produkt seiner Gedanken und seiner Überzeugungen, daraus entstehen seine Verhaltensstrukturen. Glaubenssätze, also Bewertungsmuster, die wir schon von unseren Vorfahren übernommen haben können, gibt es in vielerlei Formen.

Nehmen wir ein Bespiel. Viele Menschen haben den Glaubenssatz, wenn ich im irdischen Leben leide, komme ich in den Himmel. Ist dieser Glaubenssatz im Unbewussten eines Menschen vorhanden, ist die Genesung eines Patienten schwer möglich, denn jede Erkrankung die sich bessert, wird zur Bedrohung der zukünftigen Erlösung. Ein solcher Patient wird sofort wieder eine Erkrankung kreieren, damit er „in den Himmel kommt". Die Steigerung der Leidensprozesse bei dieser Grundmotivation, bei diesem Glaubenssatz ist damit nachvollziehbar.

Entdeckt der Kinesiologe bei seinem Patienten einen solchen Glaubenssatz, so wird er mit der Technik der Entkoppelung arbeiten und so versuchen, den Patienten von seinem vielleicht lang gepflegten Glaubenssatz zu befreien.

Der Entkoppelungsprozess wird durch Klopfen an bestimmen Akupunkturstellen aus-geführt. Bei der Entkoppelung geht es darum, bestimmte Gewohnheiten vom Patienten abzulösen. Die Kinesiologie ist eine andere Technik, um das Gleiche zu erreichen, wie es mit der Homöopathie ebenfalls möglich ist. Wenn wir bedenken, dass Glaubenssät-ze oder bewertete Themen immer wieder in das Bewusstsein hochkommen wollen, oder anders ausgedrückt, vom Patienten inszeniert werden, macht es an dieser Stelle Sinn, beide Therapieformen die Psycho-Kinesiologie und die Homöopathie zusammen einzusetzen. Durch die mehrfache Gabe der homöopathischen Arzneimittel, werden die Wiederholungsthemen immer wieder neu angesprochen und aktiviert. Es ist anzu-nehmen, dass ein Patient, der das Glaubensmuster hat „Wer leidet, kommt in den Himmel.", nicht als einziger des Familienverbundes von diesem Thema betroffen ist.

Fast jeder der Familienmitglieder hat spezielle unbewusste Erfahrungen zu diesem Thema, sonst würde er nicht zur Familie gehören. Therapeutisch ist das Wissen um Vernetzung und Wiederholung insofern wichtig, da es zu erwarten ist, dass der Patient mit Wiederholungen dieses Themas im Sinne von Wiederaufflammen von Erkrankun-gen aufwarten wird. Dabei kann das Erscheinungsbild der Erkrankung durchaus ver-schieden sein, wobei die Grundmotivation, der Glaubensgrundsatz der Erkrankung immer der gleiche bleibt. Ein einmaliges Entkoppeln hilft deshalb nicht immer. Eine einmalige Gabe eines homöopathischen Arzneimittels ebenso wenig. Fügt man aber beides zusammen, zuerst die Entkoppelung und dann eine mehrfache Gabe der zu der Thematik gehörigen homöopathischen Arznei, dann werden wir erheblich größere Hei-lungschancen haben, Heilung die auch in die Tiefe geht.

Vielen Themen und vielen Glaubenssätzen, die in der Psycho-Kinesiologie diagnosti-ziert werden, sind im Rahmen der **Kreativen Homöopathie** homöopathische Arzneien zugeordnet. Zu unserem gewähltem Beispiel „Wer leidet, kommt in den Himmel.", gehört z. B. das Arzneimittel *Oreganum*. Wird diese Arznei über einen längeren Zeit-raum verabreicht, werden unterschiedliche Erfahrungen des Patienten zu diesem The-menkreis aus seinem Unbewussten aufsteigen. Es kann sich dabei um ererbte, um Er-fahrungen unserer Vorfahren handeln, die der Patient dann in Szene setzt. Diese Form der Behandlung aktiviert natürlich noch andere Themen, die der Grundthematik zuge-hörig und verknüpft sind, die über die Psycho-Kinesiologie oder welche über eine ho-möopathische Repertorisation diagnostiziert werden können. Die ergänzenden homöo-pathischen Arzneien werden dann einfach der bisherigen Behandlung zugefügt, auch weitere zusätzliche Entkoppelungen sind natürlich aprobat.

Die Kombination beider Therapien, beider Behandlungsweisen, ist erfreulich effektiv und geht außerdem sehr in die Tiefe. Dies ist daran zu erkennen, dass der Patient sich sehr schnell verändert und die alten Zwänge seiner bisherigen Verhaltensweise aufgeben kann. Aus den Symptomen des Patienten lassen sich seine psychischen Themen oftmals gut erkennen. Das Ergebnis einer nüchternen Repertorisation, z. B. über den Computer, kann gute Hinweise auf die im Unbewusstem fixierten psychischen Themen geben, die dann über den Muskeltest verifiziert und spezifiziert werden. Der grundsätzliche Denkansatz warum Krankheit entsteht und wie sie zu behandeln ist, sind in der Psycho-Kinesiologie und in der **Kreativen Homöopathie** sehr ähnlich und in großen Zügen gleich. Damit können sich beide Therapieformen bestens ergänzen.

Die Psycho-Kinesiologie nach Dr. med. Dietrich Klinghardt ist für die homöopathische Anamnese von großem Wert. Viele tief liegende, unbewusste psychische Traumata werden vom Patienten sorgfältig überlagert. Für den behandelnden Homöopathen sind dann irrelevante Symptome, die das Eigentliche abdecken, sichtbar. Das Verhalten, tiefes Leid zu verdrängen, ist üblich und normal. Dies macht es aber dem Homöopathen, der nicht nur oberflächlich arbeiten will, schwer, das Simillimum - oder anders ausgedrückt - die Antwort auf das ursprüngliche psychische Trauma aufzudecken. Die Psycho-Kinesiologie ist bekanntermaßen für sich allein nicht nur eine Anamnese, sondern gleichzeitig auch eine Therapiemethode. Allerdings ist die Homöopathie bei „alten" konstitutionellen, miasmatischen Themen als Ergänzung genauso wichtig, wie es die Psycho-Kinesiologie in der homöopathischen Anamnese sein kann.

Die hahnemannschen Miasmen beschreiben Lebensthemen oder Verhaltensmuster, die sich im Rahmen ganzer Familienstukturen immer und immer wiederholen. Der zu behandelnde Patient hat oft in seiner Krankheitssituation „nur" ein altes Familienthema ausgelöst.

In diesem Falle hilft einerseits die psycho-kinesiologische Behandlung, um das beim Patienten ausgelöste Thema zu behandeln, aber eine weiterführende homöopathische Arzneimittelgabe zusätzlich bewirkt, dass auch das Trauma der Eltern, Großeltern und Urgroßeltern, bei denen das Thema bereits manifestiert war, mit zu berücksichtigen. Anders ausgedrückt gilt für diejenigen, denen der Reinkarnationsgedanke selbstverständlich ist, die Aussage:

„In den verschiedenen Leben bin ich immer wieder in die gleiche Falle gegangen".

Im Folgenden seien die von Dietrich Klinghardt angegebenen Themen mit homöopathischen Arzneien ergänzt.

Emotionelles Herz

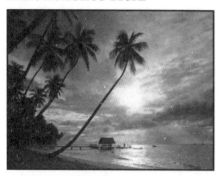

plötzlicher Schock:
o **Opium papaver somniferum** - Grenze zwischen Bewusstem und Unbewussten
o **Aconitum napellus** - Negatives Denken um des Selbstschutzes willen

gebrochenes Vertrauen:
o **Spigelia anthelmia** - Der Vertrauensbruch, der Stich ins Herz
o **Staphisagria** - Innere Bindung zu anderen abgeschnitten haben, isoliert sein
o **Cicuta virosa** - Möchte Kind bleiben, um sich der Verantwortung zu entziehen

enttäuschte Liebe:
o **Hyoscyamus niger** - Sich um sein Leben betrogen fühlen
o **Ignatia amara** - Die durch starke Unterdrückung ins Gegenteil verkehrte Emotion
o **Veratrum album** - Der Selbstverrat

Liebessehnsucht:
o **Antimonium crudum** - Die Polarität ist grausam;
   mit dem harten Leben nichts zu tun haben wollen
o **Causticum Hahnemanni** - Durch starke Verletzung eine emotionale
   Mauer gebaut haben
o **Platinum metallicum** - Aus Verletzung sich über andere erheben,
   um unantastbar zu sein

Keine Selbstliebe bzw. Nicht liebenswert

o **Copaiva** - Verachtet sich selbst aus übertriebener Selbstkritik

Verletztheit:

o **Arnica montana** - Sich verletzt zurückziehen, sich isolieren

o **Cannabis indica** - Unterdrückte Gefühle manipulieren die bewusste Wahrnehmung

o **Platinum metallicum** - Aus Verletzung sich über andere erheben,
   um unantastbar zu sein

vorenthaltene Liebe:

o **Ignatia amara** - Die durch starke Unterdrückung ins Gegenteil verkehrte Emotion

o **Lachesis muta** - Unterdrückte Individualität

o **Phosphoricum acidum** - Resignation, Probleme wiederholen sich ständig

Traurigkeit:

o **Platinum metallicum** - Aus Verletzung sich über andere erheben,
   um unantastbar zu sein

o **Sepia succus** - Die Sehnsucht nach Harmonie, die den eigenen Vorstellungen
   entsprechen muss

o **Zincum metallicum** - Scheinwürde und Disziplin anstelle von Gefühlen

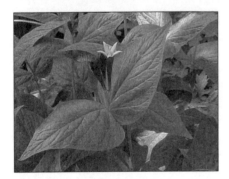

Verrat:

o **Spigelia anthelmia** – *(Abb. oben)* Der Vertrauensbruch, der Stich ins Herz

o **Veratrum album** - Der Selbstverrat

Niere

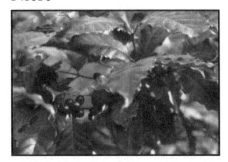

Angst:

- o **Arsenicum album** - Existenzangst, lieber sterben, als sich verändern
- o **Phosphorus** - Die traumatisierte Lebensenergie, immer das Gleiche
- o **Pulsatilla pratensis** - Steckt den Kopf in den Sand, fehlende Auseinandersetzung

Schuldgefühle:

- o **Coffea cruda** – *(Abb. oben)* Schuldgefühle, sich der Situation aber nicht stellen
- o **Ignatia amara** – Die durch starke Unterdrückung ins Gegenteil verkehrte Emotion
- o **Aurum metallicum** - Fehlendes Selbstwertgefühl

Machtlosigkeit:

- o **Kalium bromatum** - Die Lebenslüge der traditionellen Gemeinschaft
- o **Helleborus niger** - Ich mag nicht alleine

Demoralisation:

- o **Argentum nitricum** – Fordert Nestwärme ein
- o **Argentum metallicum** - Fehlendes Urvertrauen,
  keine Existenzberechtigung haben dürfen
- o **Aurum metallicum** - Fehlendes Selbstwertgefühl

Egoismus:

- o **Anhalonium lewinii** - Freiheit ist einsam, Identität außerhalb von Zeit und Raum
- o **Moschus** - Sich aus Schutzbedürfnis prostituieren
- o **Senecio aureus** - Weiß mit seiner Kraft nichts anzufangen

Enttäuschung:

- o **Ignatia amara** - Die durch starke Unterdrückung ins Gegenteil verkehrte Emotion
- o **Natrium muriaticum** - Festhalten an dem, was bewährt und bekannt ist
- o **Phosphoricum acidum** - Resignation, Probleme wiederholen sich ständig

Brutal und ohne Mitleid:

- o **Abrotanum**   Im Kopf gefangen, ohne eigene Handlungsfähigkeit
- o **Selenium metallicum** - Sich aus Schwäche mit dem Siechtum abfinden

Schreck:

- o **Gelsemium sempervirens** - Erwartungsangst aus zurückgehaltener Emotion
- o **Aconitum napellus** - Negatives Denken um des Selbstschutzes willen
- o **Opium papaver somniferum** - Grenze zwischen Bewusstem und Unbewussten

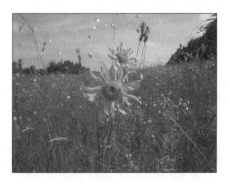

Betroffenheit:

- o **Alumina** - Der eigene Standpunkt fehlt, die eigene Position wird nicht eingefordert
- o **Arnica montana** – *(Abb. oben)* Sich verletzt zurückziehen, sich isolieren
- o **Causticum Hahnemanni** - Durch starke Verletzung eine emotionale Mauer gebaut haben

Es geht mir an die Nieren:

- o **Carbo vegetabilis** - Lebenskraft wird nicht für gesundes Eigeninteresse genutzt
- o **Coffea cruda** - Schuldgefühle, sich der Situation aber nicht stellen
- o **Sanicula aqua** – In vergifteten Gefühlen überleben müssen

Leber

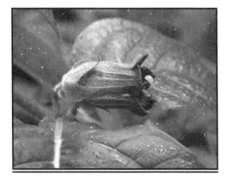

Wut:

o **Belladonna** – *(Abb. oben)* Aus gestauter, unterdrückter Lebenskraft, wird Zorn

o **Stramonium** - Panik, lange unterdrücktes Potential entlädt sich

o **Hyoscyamus niger** - Sich um sein Leben betrogen fühlen

Ärger:

o **Chamomilla** - Fühlt sich nicht dazugehörig, ist wütend darüber und trotzt

o **Nux vomica** – Durch Überaktivität seine wirklichen Gefühle verstecken

o **Colocynthis** – Wut im Bauch durch Anpassung und Unterdrückung von Ärger

Unzufriedenheit:

o **Muriaticum acidum** - Seelisches Chaos

o **Nitricum acidum** - Hass- und Rachegelüste, die aber nicht formuliert werden

o **Borax veneta** - Sich ausgenutzt und weggeworfen fühlen

Handlungsunfähigkeit:

o **Lycopodium clavatum** - Der faule Kompromiss

o **China officinalis** - Sich abhängig und versklavt fühlen

o **Barium carbonicum** - Entwicklungshemmung aus Angst vor dem Leben und der Selbstverantwortung, mangelnde Anerkennung:

o **Gratiola officinalis** - Erwartet verstoßen zu werden

o **Aurum metallicum** - Fehlendes Selbstwertgefühl

o **Naja tripudians** - Sich Zuwendung erzwingen

Sich übergangen fühlen:

- o **Veratrum album** - Der Selbstverrat
- o **Lycopodium clavatum** - Der faule Kompromiss

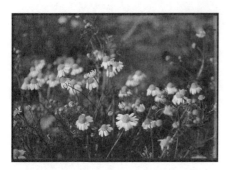

Nörgeln:

- o **Helonias dioica** - Gedankliche Vorstellungen sollen stur erzwungen werden
- o **Tarantula hispanica** - In Überaktivität sich selbst vernichten
- o **Chamomilla** – *(Abb. oben)* Fühlt sich nicht dazugehörig, ist wütend darüber und trotzt

Unnachgiebig:

- o **Nitricum acidum** - Hass- und Rachegelüste, die aber nicht formuliert werden
- o **Glonoinum** - Die Möglichkeit und der Wille zur Bewusstseinserweiterung fehlt
- o **Benzoicum acidum** - Konservierte Missstände aus der Überzeugung, es könne noch schlimmer werden

Selbst-Hass:

- o **Stannum metallicum** - Nicht erlaubter Lebensgenuss
- o **Manganum aceticum aut carbonicum** - Das Leben ist schwer
- o **Ledum palustre** - Vernagelt und stur sein

Verzweiflung_

- o **Aurum metallicum** - Fehlendes Selbstwertgefühl
- o **Hura brasiliensis** - Einsam, alle Freunde verloren haben
- o **China arsenicosum** – Abhängigkeit erdulden bis zum bitteren Ende

Schilddrüse

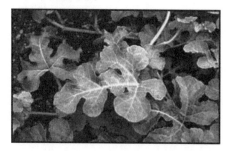

Erniedrigung :

- o **Staphisagria** - Innere Bindung zu anderen abgeschnitten haben, isoliert sein
- o **Colocynthis** – *(Abb. oben)* Wut im Bauch durch Anpassung und Unterdrückung von Ärger
- o **Platinum metallicum** - Aus Verletzung sich über andere erheben, um unantastbar zu sein

Unentschlossenheit:

- o **Anacardium orientale** - Zwiespältigkeit, nicht wissen, nach wem oder was sich richten
- o **Barium carbonicum** - Entwicklungshemmung aus Angst vor dem Leben und der Selbstverantwortung
- o **Pulsatilla pratensis** - Steckt den Kopf in den Sand, fehlende Auseinandersetzung

Von anderen ausgeschlossen:

- o **Chamomilla** - Fühlt sich nicht dazugehörig, ist wütend   darüber und trotzt
- o **Anacardium orientale** – Zwiespältigkeit, nicht wissen, nach wem oder was sich richten

„Nie ich":

- o **Naja tripudians** - Sich Zuwendung erzwingen
- o **Stramonium** - Panik, lange unterdrücktes Potential entlädt sich

Gehemmt sein:

- o **Calcium carbonicum Hahnemanni** - Sich dem Leben verweigern, Unterstützung wollen
- o **Calcium phosphoricum** - Zeigt sich klein und hilflos, der Unterstützung willen
- o **Barium carbonicum** - Entwicklungshemmung aus Angst vor dem Leben und der Selbstverantwortung

Aufgeben:

- o **Camphora officinalis** - Sich seelisch aus einer schlimmen Situation herausziehen
- o **Cannabis indica** - Unterdrückte Gefühle manipulieren die bewusste Wahrnehmung
- o **Barium carbonicum** - Entwicklungshemmung aus Angst vor dem Leben und der Selbstverantwortung

Anschuldigend:

- o **Lyssinum** - Ohnmächtige Wut

Kein Recht auf Selbstausdruck und Erfolg:

- o **Crocus sativus** - Traut sich nicht, seine Besonderheit zu leben
- o **Magnesium carbonicum** - Glaubt, die eigenen Bedürfnisse nur kriegerisch durchsetzten zu können

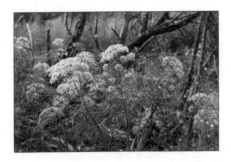

„Keiner hört mir zu":

- o **Cicuta virosa** – *(Abb. oben)* Möchte Kind bleiben, um sich der Verantwortung zu entziehen
- o **Cuprum metallicum** - Leibeigenschaft, Anlehnung aus Schwächegefühl
- o **Kalium bichromicum** - Schleimig freundlich werden die eigenen Bedürfnisse ignoriert

Ohne Hoffnung:

- o **Jodum** - Sich nicht ernährt, nicht geliebt fühlen
- o **Aurum metallicum** - Fehlendes Selbstwertgefühl

Verleugnen:

- o **Veratrum album** - Der Selbstverrat
- o **Opium papaver somniferum** - Grenze zwischen Bewusstem und Unbewussten

Geschlechtsorgane und Blase

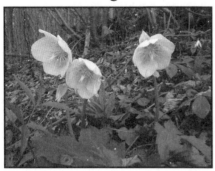

Sich schämen:

- o **Kreosotum** - Sich vergewaltigt fühlen
- o **Secale cornutum** - Außenseiter, „schwarzes Schaf" in einer Gesellschaft
- o **Ignatia amara** - Die durch starke Unterdrückung ins Gegenteil verkehrte Emotion

Gelähmter Wille:

- o **Carbo animalis** - Verzichtet auf die Entfaltung der Willenskraft
- o **Helleborus niger** – *(Abb. oben)*Ich mag nicht alleine
- o **Gratiola officinalis** - Erwartet verstoßen zu werden

Unerfüllte Liebessehnsucht   :

- o **Calcium carbonicum Hahnemanni** - Sich dem Leben verweigern, Unterstützung wollen
- o **Antimonium crudum** - Die Polarität ist grausam; mit dem harten Leben nichts zu tun haben wollen
- o **Alumina** - Der eigene Standpunkt fehlt, die eigene Position wird nicht eingefordert
- o **Crocus sativus** - Traut sich nicht, seine Besonderheit zu leben

Sich verletzt fühlen:

- o **Arnica montana** - Sich verletzt zurückziehen, sich isolieren
- o **Aconitum napellus** - Negatives Denken um des Selbstschutzes willen
- o **Jodum** - Sich nicht ernährt, nicht geliebt fühlen

Ungeduld:

- o **Nux vomica** - Durch Überaktivität seine Gefühle verstecken
- o **Dulcamara** - Dominanzen dürfen nicht hinterfragt werden
- o **Lycopodium clavatum** – *(Abb. unten)* Der faule Kompromiss

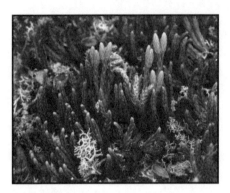

Selbstmitleid:

- o **Calcium carbonicum Hahnemanni** – Sich dem Leben verweigern, Unterstützung wollen
- o **Agaricus muscarius** – Sich als Verlierer fühlen
- o **Staphisagria** – Innere Bindung zu anderen abgeschnitten haben, isoliert sein

Beleidigt:

- o **Palladium metallicum** – Das „liebe Kind" will bewundert, bestätigt werden
- o **Lyssinum** – Ohnmächtige Wut
- o **Cyclamen europaeum** – Besteht darauf nicht liebenswert zu sein

Angst, auf eigenen Füßen zu stehen:

- o **Calcium carbonicum Hahnemanni** - Sich dem Leben verweigern, Unterstützung wollen
- o **Arsenicum album** - Existenzangst, lieber sterben, als sich verändern

Gallenblase

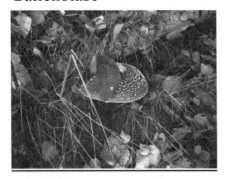

Ablehnung:

o **Sepia succus** - Die Sehnsucht nach Harmonie, die den eigenen Vorstellungen entsprechen muss

o **Antimonium crudum** – Die Polarität ist grausam; mit dem harten Leben nichts zu tun haben wollen

o **Cina maritima** - Sich ausgeliefert fühlen und damit nicht zu recht kommen

Verbittert:

o **Nitricum acidum** - Hass- und Rachegelüste, die aber nicht formuliert werden

o **Valeriana officinalis** - Sich erpresst fühlen

Andere verurteilen:

o **Hepar sulfuris calcareum** - Andere verändern wollen, um die eigene Sicherheit zu stärken

o **Conium maculatum** - Bezug zu den eigenen Grundbedürfnissen verloren haben

o **Veratrum album** - Der Selbstverrat

Selbst-Mitleid:

o **Agaricus muscarius** – *(Abb. oben)* Sich als Verlierer fühlen

o **Nitricum acidum** - Hass- und Rachegelüste, die aber nicht formuliert werden

o **Staphisagria** - Innere Bindung zu anderen abgeschnitten haben, isoliert sein

o **Calcium carbonicum Hahnemanni** - Sich dem Leben verweigern, Unterstützung wollen

Zweitrangig:

- o **Eugenia jambosa** - Das „fünfte Rad" am Wagen gewohnt sein, keine Gefühle zeigen
- o **Sabadilla officinalis** - Sich wie der letzte Dreck fühlen

Nachtragend:

- o **Nitricum acidum** - Hass- und Rachegelüste, die aber nicht formuliert werden
- o **Colocynthis** - Wut im Bauch durch Anpassung und Unterdrückung von Ärger
- o **Lycopodium clavatum** - Der faule Kompromiss

Unfähig, sich zu entscheiden:

- o **Calcium carbonicum Hahnemanni** - Sich dem Leben verweigern, Unterstützung wollen
- o **China officinalis** - Sich abhängig und versklavt fühlen
- o **Aurum metallicum** - Fehlendes Selbstwertgefühl
- o **Barium carbonicum** - Entwicklungshemmung aus Angst vor dem Leben und der Selbstverantwortung

Unfähig, für sich selbst ein zu stehen:

- o **Helleborus niger** - Ich mag nicht alleine
- o **Stramonium** - Panik, lange unterdrücktes Potential entlädt sich

Opferhaltung:

- o **Ailanthus glandulosa** - Wagt es nicht, sich aufzulehnen, leidet lieber
- o **Ustilago maydis** - Opfert sein Leben aktiv für andere auf

Manipulieren:

- o **Thuja occidentalis** - Schattenseiten werden abgekapselt und isoliert
- o **Hepar sulfuris calcareum** - Andere verändern wollen, um die eigene Sicherheit zu stärken
- o **Mezereum** - Rollenspiel anstelle individueller Entwicklung

Falscher Stolz:

- o **Veratrum album** - Der Selbstverrat
- o **Platinum metallicum** - Aus Verletzung sich über andere erheben, um unantastbar zu sein
- o **Stramonium** - Panik, lange unterdrücktes Potential entlädt sich
- o **Sulfur** - Bewusstwerdung wird unterdrückt

Physisches Herz

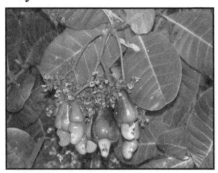

Freudlosigkeit:

o **Phosphoricum acidum** - Resignation, Probleme wiederholen sich ständig

o **Fluoricum acidum** - Die „Chemie" stimmt nicht, nicht leben und leben lassen können

o **Bovista lycoperdon** - Stark verkopft, gedankliche Konzepte lösen sich in nichts auf

Furcht vor Freude:

o **Coffea cruda** – Schuldgefühle, sich der Situation aber nicht stellen

o **Causticum Hahnemanni** - Durch starke Verletzung eine emotionale Mauer gebaut haben

o **Crocus sativus** - Traut sich nicht, seine Besonderheit zu leben

o **Badiaga** - Fühlt sich dem Fluss des Lebens nicht gewachsen

Hartherzigkeit:

o **Anacardium orientale** – *(Abb. oben)* Zwiespältigkeit, nicht wissen, nach wem oder was sich richten

o **Laurocerasus** - Lieber „fremdgehen", als sich auseinandersetzten

o **Lachesis muta** - Unterdrückte Individualität

Sich ausgenutzt fühlen:

o **Borax venata** - Sich ausgenutzt und weggeworfen fühlen

o **Ustilago maydis** - Opfert sein Leben aktiv für andere auf

Selbstschutz:

o **Aconitum napellus** - Negatives Denken um des Selbstschutzes willen
o **Causticum Hahnemanni** - Durch starke Verletzung eine emotionale Mauer gebaut haben
o **Kalium carbonicum** - Ignoranz der eigenen Bedürfnisse

Eingeengt:

o **Rhus toxicodendron** – Fühlt sich festgelegt und eingeengt, möchte fliehen
o **Ruta graveolens** - Sich in einer unangenehmen Situation aufreiben

Ideenlos:

o **Oleander** - Sich Werte anderer überstülpen lassen
o **Ammonium carbonicum** - Fehlende Sicherheit durch die Zerstörung des väterlichen Vorbildes

Bürokratisch:

o **Arsenicum album** - Existenzangst, lieber sterben, als sich verändern
o **Barium carbonicum** - Entwicklungshemmung aus Angst vor dem Leben und der Selbstverantwortung
o **Muriaticum acidum** - Seelisches Chaos

Stur und unnachgiebig:

o **Nitricum acidum** - Hass- und Rachegelüste, die aber nicht formuliert werden
o **Glonoinum** - Die Möglichkeit und der Wille zur Bewusstseinserweiterung fehlt
o **Benzoicum acidum** - Konservierte Missstände aus der Überzeugung, es könne noch schlimmer werden

Geld- und Machtgier:

o **China officinalis** - Sich abhängig und versklavt fühlen
o **Zincum metallicum** - Scheinwürde und Disziplin anstelle von Gefühlen
o **Alumina** - Der eigene Standpunkt fehlt, die eigene Position wird nicht eingefordert

Milz und Pankreas

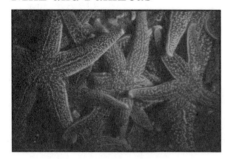

Niederes Selbstwertgefühl:

o **Aurum metallicum** - Fehlendes Selbstwertgefühl

o **Sabadilla officinalis** - Sich wie der letzte Dreck fühlen

o **Copaiva** - Verachtet sich selbst aus übertriebener Selbstkritik und Selbstbestra-
fung:

o **Natrium sulfuricum -** Sich selbst bestrafen

o **Ailanthus glandulosa** - Wagt es nicht, sich aufzulehnen, leidet lieber abhängig

o **China officinalis** - Sich abhängig und versklavt fühlen

Überbesorgt:

o **Naja tripudians** - Sich Zuwendung erzwingen

o **Causticum Hahnemanni** - Durch Starke Verletzung eine emotionale Mauer gebaut haben

o **Coffea cruda** - Schuldgefühle, sich der Situation aber nicht stellen

Leben durch andere:

o **Cocculus indicus** – Helfertrieb, aus Furcht vor anderen und Enttäuschung lieb und
nett sein müssen.

o **Ustilago maydis** - Opfert sein Leben aktiv für andere auf

o **Zincum metallicum** – Scheinwürde und Disziplin anstelle von Gefühlen

„Nicht gut genug":

o **Cocainum hydrochloricum** – Muss andere überzeugen, muss immer gewinnen

o **Argentum nitricum** - Fordert Nestwärme ein

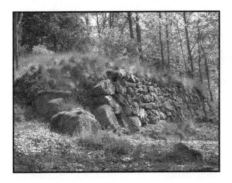

Sich nicht abgrenzen können:

o **Senega**

o **Allium sativum**

Sich abgelehnt fühlen:

o **Chamomilla** - Fühlt sich nicht dazugehörig, ist wütend darüber und trotz

o **Ignatia amara** - Die durch starke Unterdrückung ins Gegenteil verkehrte Emotion

o **Asa foetida** - Ihm stinkt die Verhaltensweise, sich anderen anzupassen

Sich nicht trennen können:

o **Cajeputum** - Für immer und ewig, einen Schwur getan haben

o **Causticum Hahnemanni** - Durch starke Verletzung eine emotionale Mauer gebaut haben

o **Natrium muriaticum** - Festhalten an dem, was bewährt und bekannt ist

Dickdarm

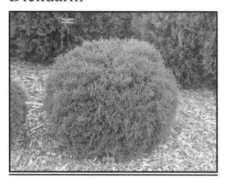

Dogmatisches Denken:

- o **Lycopodium clavatum** - Der faule Kompromiss
- o **Selenium metallicum** - Sich aus Schwäche mit dem Siechtum abfinden
- o **Thuja occidentalis** – *(Abb. oben)* Schattenseiten werden abgekapselt und isoliert

Perfektionistisch:

- o **Arsenicum album** - Existenzangst, lieber sterben, als sich verändern
- o **Hyoscyamus niger** - Sich um sein Leben betrogen fühlen

Überkritisch:

- o **Barium carbonicum** - Entwicklungshemmung aus Angst vor dem Leben und der Selbstverantwortung
- o **Apis mellifica** - Pflichterfüllung. funktionieren müssen ohne Aggression.
- o **Arsenicum album** - Existenzangst, lieber sterben, als sich verändern

Kontrollierend:

- o **Apis mellifica** - Pflichterfüllung. Funktionieren müssen ohne Aggression.
- o **Gelsemium sempervirens** – Erwartungsangst aus zurückgehaltener Emotion

Zwanghaft:

- o **Argentum nitricum** - Fordert Nestwärme ein
- o **Gelsemium sempervirens** – Erwartungsangst aus zurückgehaltener Emotion
- o **Zincum metallicum** - Scheinwürde und Disziplin anstelle von Gefühlen
- o **Verbascum thapsus** - Angst vor Gewalt, über die sich der Mensch hinwegsetzt

Pedantisch:

- o **Arsenicum album** – Existenzangst, lieber sterben als sich verändern
- o **Ignatia amara** - Die durch starke Unterdrückung ins Gegenteil verkehrte Emotion
- o **Silicea** - Verkopft sein, durch Verletzung sind Gefühle weggedrückt

Zynisch:

- o **Anhalonium lewinii** - Freiheit ist einsam, Identität außerhalb von Zeit und Raum
- o **Platinum metallicum** - Aus Verletzung sich über andere erheben, um unantastbar zu sein
- o **Nux vomica** - Durch Überaktivität seine Gefühle verstecken

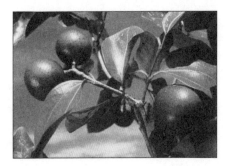

Geizig:

- o **Stannum metallicum** - Nicht erlaubter Lebensgenuss
- o **Melilotus officinalis** – Sich einer Autorität beugen, ohne es wahrzunehmen
- o **Lycopodium clavatum** - Der faule Kompromiss
- o **Nux vomica** – *(Abb. oben)* Durch Überaktivität seine Gefühle verstecken

Nicht loslassen können:

- o **Natrium muriaticum** - Festhalten an dem, was bewährt und bekannt ist
- o **Opium papaver somniferum** - Grenze zwischen Bewusstem und Unbewussten
- o **Lycopodium clavatum** - Der faule Kompromiss

Besitz ergreifend:

- o **Anhalonium lewinii** - Freiheit ist einsam, Identität außerhalb von Zeit und Raum
- o **Paeonia officinalis** – Eigenes Gleichgewicht geht durch das Mittragen anderer verloren
- o **China officinalis** - Sich abhängig und versklavt fühlen

Dünndarm

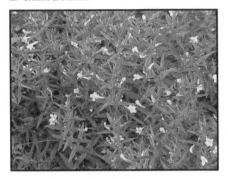

Sich verloren und einsam fühlen:

o **Pulsatilla pratensis** - Steckt den Kopf in den Sand, fehlende Auseinandersetzung

o **Kalium carbonicum** - Ignoranz der eigenen Bedürfnisse

o **Palladium metallicum** - Das „liebe Kind" will bewundert, bestätigt werden

Verlassen:

o **Hura brasiliensis** - Einsam, alle Freunde verloren haben

o **Argentum nitricum** - Fordert Nestwärme ein

Verstoßen:

o **Argentum nitricum** - Fordert Nestwärme ein

o **Gratiola officinalis** – *(Abb. oben)* Erwartet verstoßen zu werden

Vernachlässigt:

o **Argentum nitricum** - Fordert Nestwärme ein

o **Naja tripudians** - Sich Zuwendung erzwingen

o **Palladium metallicum** - Das „liebe Kind" will bewundert, bestätigt werden

o **Pulsatilla pratensis** - Steckt den Kopf in den Sand, fehlende Auseinandersetzung

Mangel an Geborgenheit:
- o **Argentum nitricum** - Fordert Nestwärme ein
- o **Argentum metallicum** - Fehlendes Urvertrauen, keine Existenzberechtigung haben dürfen

Mangel an Nähe:
- o **Arsenicum album** - Existenzangst, lieber sterben, als sich verändern
- o **Bismutum metallicum** – Fixierte Ziele verhindern den Lebensfluss
- o **Pulsatilla pratensis** - Steckt den Kopf in den Sand, fehlende Auseinandersetzung

Mangel an mütterliche Wärme:
- o **Cimicifuga racemosa** – Spiritualität wird aus Angst vor altem Leid vermieden
- o **Helleborus niger** - Ich mag nicht alleine
- o **Jodum** - Sich nicht ernährt, nicht geliebt fühlen

Mangel an Kontakt:
- o **Lac vaccinum defloratum** – Persönlicher Lebensweg wird bedürfnisloser Sicherheit geopfert
- o **Anantherum muriaticum** – Fehlende innere Stabilität bewirkt Angst, etwas zu verpassen
- o **Helonias dioica** - Gedankliche Vorstellungen sollen stur erzwungen werden

Unsicherheit:
- o **Aconitum napellus** - Negatives Denken um des Selbstschutzes willen
- o **Silicea** - Verkopft sein, durch Verletzung sind Gefühle weggedrückt
- o **Veratrum album** - Der Selbstverrat

Liebesentzug:
- o **Phosphoricum acidum** - Resignation, Probleme wiederholen sich ständig
- o **Conium maculatum** - Bezug zu den eigenen Grundbedürfnissen verloren haben
- o **Jodum** - Sich nicht ernährt, nicht geliebt fühlen

Dunkles Geheimnis:
- o **Prunus spinosa** – Gefangen in einer durch Verdrängung verwirrten Situation
- o **Camphora officinalis** - Sich seelisch aus einer schlimmen Situation herausziehen
- o **Cicuta virosa** - Möchte Kind bleiben, um sich der Verantwortung zu entziehen
- o **Helleborus niger** - Ich mag nicht alleine

Magen

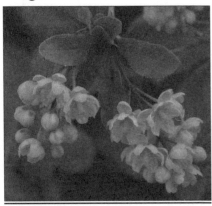

Machtlos:

- o **Anacardium orientale** - Zwiespältigkeit, nicht wissen, nach wem oder was sich richten
- o **Helleborus niger** - Ich mag nicht alleine
- o **Stramonium** - Panik, lange unterdrücktes Potential entlädt sich

Gebrochener Wille:

- o **Abrotanum** - Im Kopf gefangen, eingeengt ohne Handlungsfähigkeit
- o **Berberis vulgaris** – *(Abb. oben)* Der Wille ist gebrochen, die Auseinandersetzung findet nicht statt
- o **Picrinicum acidum** - Sich aus Abhängigkeiten lösen wollen

Überlastet/überfordert:

- o **Cocainum hydrochloricum** – Muss andere überzeugen, muss immer gewinnen
- o **Jodum** - Sich nicht ernährt, nicht geliebt fühlen
- o **Aurum metallicum** - Fehlendes Selbstwertgefühl

Groll:

- o **Colocynthis** - Wut im Bauch durch Anpassung und Unterdrückung von Ärger
- o **Ignatia amara** - Die durch starke Unterdrückung ins Gegenteil verkehrte Emotion
- o **Nux vomica** - Durch Überaktivität seine Gefühle verstecken

Hass:

- o **Nitricum acidum** - Hass- und Rachegelüste, die aber nicht formuliert werden
- o **Manganum aceticum** - Das Leben ist schwer
- o **Ledum palustre** - Vernagelt und stur sein
- o **Lac caninum** – Manipulierende Versorgungs- oder Mutterbeziehung

Lustlos:

- o **Cannabis indica** - Unterdrückte Gefühle manipulieren die bewusste Wahrnehmung
- o **Stannum metallicum** - Nicht erlaubter Lebensgenuss

Abneigung:

- o **Aconitum napellus** – Negatives Denken um des Selbstschutzes willen
- o **Cicuta virosa** - Möchte Kind bleiben, um sich der Verantwortung zu entziehen
- o **Cuprum metallicum** - Leibeigenschaft, Anlehnung aus Schwächegefühl
- o **Arsenicum album** - Existenzangst, lieber sterben, als sich verändern

Besessenheit:

- o **Anacardium orientale** - Zwiespältigkeit, nicht wissen, nach wem oder was sich richten
- o **Hyoscyamus niger** - Sich um sein Leben betrogen fühlen
- o **Veratrum album** - Der Selbstverrat

Etwas nicht verarbeiten, („verdauen") können:

- o **Antimonium crudum** – Die Polarität ist grausam; mit dem harten Leben nichts zu tun haben wollen
- o **Ferrum metallicum** – Das Leben ist harter Kampf
- o **China officinalis** - Sich abhängig und versklavt fühlen

„Etwas liegt im Magen":

- o **Pulsatilla pratensis** - Steckt den Kopf in den Sand, fehlende Auseinandersetzung.

Lunge

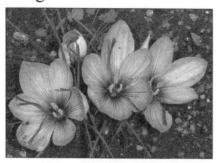

Chronischer Kummer:

- o **Phosphoricum acidum** – Resignation, Probleme wiederholen sich ständig
- o **Natrium muriaticum** - Festhalten an dem, was bewährt und bekannt ist
- o **Ignatia amara** - Die durch starke Unterdrückung ins Gegenteil verkehrte Emotion

Trauer:

- o **Cuprum metallicum** - Leibeigenschaft, Anlehnung aus Schwächegefühl
- o **Graphites naturalis** – Sitzt zwischen zwei Stühlen
- o **Fluoricum acidum** - Die „Chemie" stimmt nicht, nicht leben und leben lassen können

Sehnsucht:

- o **Antimonium crudum** - Die Polarität ist grausam; mit dem harten Leben nichts zu tun haben wollen
- o **Berberis vulgaris** – Der Wille ist gebrochen, die Auseinandersetzung findet nicht statt
- o **Castoreum canadenses** – Emotionales Ablenkungsmanöver
- o **Crocus sativus** - Traut sich nicht, seine Besonderheit zu leben

Fehlende Lebenslust:

- o **Antimonium crudum** - Die Polarität ist grausam; mit dem harten Leben nichts zu tun haben wollen
- o **Coffea cruda** - Schuldgefühle, sich der Situation aber nicht stellen
- o **Mancinella hippomanes** – Spürt das Potential der persönlichen Freiheit und glaubt, dafür bestraft zu werden.
- o **Crocus sativus** - Traut sich nicht, seine Besonderheit zu leben

Unfrei:

- o **Bryonia alba** – Festhalten an Normen und Traditionen, da die Individualität noch nicht entfaltet ist
- o **Kalium carbonicum** – Ignoranz der eigenen Bedürfnisse:
- o **Causticum Hahnemanni** - Durch starke Verletzung eine emotionale Mauer gebaut haben

Enttäuscht:

- o **Hyoscyamus niger** - Sich um sein Leben betrogen fühlen
- o **Aurum metallicum** - Fehlendes Selbstwertgefühl
- o **Ignatia amara** - Die durch starke Unterdrückung ins Gegenteil verkehrte Emotion
- o **Natrium muriaticum** - Festhalten an dem, was bewährt und bekannt ist

Verzweifelt:

- o **Cuprum metallicum** - Leibeigenschaft, Anlehnung aus Schwächegefühl
- o **Hura brasiliensis** - Einsam, alle Freunde verloren haben
- o **Veratrum album** - Der Selbstverrat

Nicht bewältigte Trennung:

- o **Causticum Hahnemanni** - Durch starke Verletzung eine emotionale Mauer gebaut haben
- o **Aurum metallicum** - Fehlendes Selbstwertgefühl
- o **Gelsemium sempervirens** - Erwartungsangst aus zurückgehaltener Emotion
- o **Phosphoricum acidum** - Resignation, Probleme wiederholen sich ständig

„Ich gehör nicht hierher":

- o **Valeriana officinalis** - Sich erpresst fühlen
- o **Cannabis indica** - Unterdrückte Gefühle manipulieren die bewusste Wahrnehmung
- o **Stramonium** - Panik, lange unterdrücktes Potential entlädt sich

Alles ist verboten:

- o **Alumina** - Der eigene Standpunkt fehlt, die eigene Position wird nicht eingefordert.
- o **Oleander** - Sich Werte anderer überstülpen lassen

Isoliertheit:

o **Anhalonium lewinii** - Freiheit ist einsam, Identität außerhalb von Zeit und Raum.

o **Cannabis indica** - Unterdrückte Gefühle manipulieren die bewusste Wahrnehmung.

o **Camphora officinalis** - Sich seelisch aus einer schlimmen Situation herausziehen.

keine Daseinsberechtigung haben:

o **Antimonium tartaricum** – Sich abhängig und nicht beachtet fühlen.

o **Ammonium muriaticum** – Enttäuschung durch das weibliche Prinzip, Ablehnung des Lebens durch die Zerstörung des mütterlichen Vorbildes.

o **Cina maritima** - Sich ausgeliefert fühlen und damit nicht zurecht kommen.

o **Glonoinum** - Die Möglichkeit und der Wille zur Bewusstseinserweiterung fehlt.

Die angegebenen Arzneien sind natürlich nicht vollständig. Zu manchen Themen sind noch andere Arzneien sinnvoll und vielleicht notwendig. Diese Liste wird im Sinne weiterer Erkenntnisse immer wieder überarbeitet.

Die Schüßler-Salze

Biochemie und Homöopathie

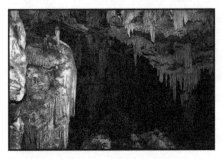 In letzter Zeit wurden die Schüßlersalze äußerst populär. Viele Menschen, die sich der Naturheilkunde öffnen, setzen sich mit dieser Therapieform auseinander.

Diese Gelegenheit sollte nicht verstreichen, ohne darauf aufmerksam zu machen, dass es sich bei den Schüßlersalzen ebenfalls um homöopathische Arzneien handelt, die zwar vorrangig in der niedrigen Potenz genutzt und deshalb schwerpunktmäßig mit der körperlichen Ebene in Verbindung gebracht werden.

Da aber alle Stoffe, die existieren, einen geistigen Hintergrund haben und auch alle Lebewesen geistige - aber verkörperte - Wesen sind, ist es interessant zu betrachten, was eigentlich passiert, wenn eine anscheinend stoffliche, biochemische Therapie eingesetzt wird. Geist, Körper und Seele sind eine Einheit. Dies ist nicht ein hübscher Spruch, sondern Realität. Folgen wir Albert Einstein, der sagte: „Materie ist verdichtete Energie", dann ist die intensivste, hoch verdichtete Energie unser Körper, dies aber nach der Formel der geistigen Ebene, die wir auch mit einer mathematischen Formel vergleichen können.

Es ist allerdings wichtig psychische Symptome - auch als Gemütssymptome bekannt - nicht mit geistigen Hintergründen oder gar mit der geistigen Formel eines Lebewesens zu verwechseln. Gemütssymptome sind einfache Symptome, wie körperliche auch. Hahnemann und seine Schüler waren von den Gemütssymptomen vermutlich so begeistert, weil sie sich unter diesen etwas vorstellen konnten. Heute nutzen wir die Möglichkeiten auch körperliche Symptome zu deuten, die dann ebenso hilfreich für die Konflikterfassung des Patienten werden, wie die Gemütssymptome.

Die gelegentlich formulierte kritische Aussage von Lesern, *es ist eben doch nicht alles psychisch,* ist auf der Basis der Verwechselung von geistig symbolischer Grundlage allen Lebens mit den psychischen Hintergründen von krankmachenden Konflikten entstanden.

Im Folgenden sind die psychologischen Bedeutungen der Arzneimittel im Sinne der Kreativen Homöopathie nach Antonie Peppler® vorgestellt.

Die typischen Anwendungsbereiche der Schüßlersalze sind als Symptome übersetzt, um damit die Wandlung, die auf der geistigen Ebene ausgelöst wird, zu verdeutlichen.

1. Calcium fluoratum - „Sucht Halt um jeden Preis"

Gewebsverhärtungen	sich gegen Verletzungen meinen abschotten zu müssen, sich ein dickes Fell zulegen
Narben	nicht bewältigte Verletzungen
Verhärtete Lymphknoten	eine Abwehrsituation verkapselt, in sich versteinert haben
Verhärtete, warzenähnliche Hautstellen	sich selbst verhärtet und zurückgenommen haben
Krampfadern	hält sich krampfhaft im Leben zurück, Sicherheit ist wichtiger als die eigenen Potentiale leben zu können
Hämorrhoiden	hält krampfhaft seine Kritik zurück
Leistenbruch	traut sich nicht den eigenen Weg zu gehen
Nabelbruch	die innere Sicherheit ist aufgrund Verletzung verloren gegangen
Bänderschwäche	geschwächte Eigendynamik
Gedehnte Bänder (Schlottergelenke)	Folgen zu starker Anpassung an andere (vermutlich schon als Generationsproblem)
Hornhaut	sich abschotten, sich absichern wollen ,damit der Kontakt nicht zu gefährlich wird
Schrunden, rissige Haut	in sich zerrissen sein, ob die eigene Entscheidung richtig ist oder die vorgegebene
Schuppen	Unsicherheit in der eigenen Denk- und Handlungsweise
Nagelverwachsungen	Abwehrreaktionen anstelle gegen andere gegen sich selbst richten

Die Behandlung mit **Calcium fluoratum** bewirkt eine Loslösung von Persönlichkeiten in der Umgebung oder aus der Kindheit, von denen sich der Patient Hilfe und Sicherheit versprochen hat. Diese ist aber vermutlich nie gekommen. Für die vermeintliche Unterstützung und den Halt hat die Persönlichkeit sich selbst verbogen und beginnt nun zu sich zurückzufinden.

2. Calcium phosphoricum - „Zeigt sich klein und hilflos um der Unterstützung willen"

Muskelkrämpfe (Waden)	laufen wollen, es aber nicht tun
Muskelspannungen bei hohem Muskeltonus	dringend handeln wollen, es aber nicht tun
Spannungskopfschmerz	sich heftig, aber erfolglos um eine gedankliche Lösung der Konflikte bemühen
Bellender Husten	dringend Anerkennung der eigenen Persönlichkeit einfordern
Knochenbrüche	lieber die eigene Struktur opfern, als auf Sicherheit verzichten
Schmerzhafte alte Knochenverletzungen	hat die eigene Struktur geopfert, ohne den entsprechenden Gegenwert an Sicherheit und Schutz bekommen zu haben und ist wütend und verletzt darüber
Wachstumsschmerzen in den Gelenken	Der eigene Entwicklungsprozess macht die schwierige Vereinbarkeit mit anderen Personen in der Umgebung deutlich.

Die Behandlung mit **Calcium phosphoricum** bewirkt, dass sich die Persönlichkeit aus taktischen Gründen nicht mehr klein macht. Damit wird die eigene Struktur und Individualität gestärkt.

3. Ferrum phosphoricum   „Fortwährender Lebenskampf wiederholt sich in gleicher Weise"

Bluterguss, leichte Verletzung	im ständigen Lebenskampf geht die Freude verloren
Schmerzhafte Wunden, Prellungen, Zerrungen	es ist schmerzhaft immer gegen andere kämpfen zu müssen
Pulsierende Entzündungen	immer wiederkehrender, aufflammender Zorn
Rötung	Zorn, Wut
Gelenksentzündungen	Zorn über unharmonische Beziehungen zu anderen
Sonnenbrand	Erkenntnisprozesse machen eine Veränderung notwendig, die aber vermieden wird
Verbrennungen	Transformationen sind notwendig werden aber vermieden

Die Behandlung mit .Ferrum phosphoricum bewirkt, dass der grundsätzliche Glaubenssatz der Persönlichkeit „das Leben ist ein Kampf" unbewusst in Frage gestellt wird. Damit gewinnt das Leben mehr an Gelassenheit und Freude. Alte Verletzungen sind damit weniger tragisch, weil zwangsweise neue nicht mehr erwartete werden.

4. Kalium chloratum - „Grundsätzlicher Verzicht auf die eigenen Bedürfnisse"

Husten mit Fäden ziehendem Auswurf	Anerkennung soll durch überfreundliche Anpassung erwirkt werden
Grießkörnchen	dringend handeln wollen, es aber nicht tun
Besenreiser	Unsicherheit und Missachtungsgefühle verderben die Lebensfreude
Krampfadern	hält sich krampfhaft im Leben zurück, Sicherheit ist wichtiger als die eigenen Potentiale leben zu können
Weiche Drüsenschwellungen	Stauung der Lebensdynamik auf Grund von fehlender Selbstachtung
Verklebungen von frisch verheilten Wunden	Verletzungen sollen verdeckt, nicht wahrgenommen werden

Die Behandlung mit **Kalium chloratum** bewirkt, dass eigene Bedürfnisse überhaupt in Betracht gezogen werden. Die generelle Verbindlichkeit anderen gegenüber, die auf Grund fehlender Selbstachtung entstanden ist, geht verloren.

5. Kalium phosphoricum - „Alles an sich reißen
um anderen etwas zu bieten"

Schlecht heilende Wunden	Verletzungen nicht verwinden können
Übelriechende Wundgeschwüre	chronische Wut über Verletzungen
Nekrotische Wundränder	Verbitterung und Hass wegen Verletzungen
Dekubitus	fehlende Dynamik macht verletzbar
Gewebsquetschungen	Folgen von starker Einengung
Erschöpfungen in den Muskeln	sich in seinem Tun für andere verausgabt haben
Überanstrengung des Herzens	für andere leben anstelle für sich selbst, fehlende Eigenliebe

Die Behandlung mit **Kalium phosphoricum** bewirkt, dass die Persönlichkeit auf ihre eigene Individualität achten lernt und aufhört sich für andere aufzuopfern um die eigene Verletzbarkeit weniger zu spüren. Sie wird nun beginnen sich mit den bisherigen Verletzungen auseinanderzusetzen.

6. Kalium sulfuricum - „Verweigert die Ignoranz seiner Bedürfnisse zur Kenntnis zu nehmen"

Schuppenbildung auf gelblich klebrigem Untergrund	traditionelle Anbindung und Sicherheitsbedürfnis wird überdeckt
Ekzeme	Zeigt sein Leid
Schuppenflechte	alte karmische Verletzung wird gezeigt
Muskelkater	überzogene, pflichterfüllte oder ehrgeizige Aktivität
Bräunlich-gelber Schleim aus Nase	chronischer Zorn über die eigenen Anpassungsmuster
Pigmentflecken, Altersflecken	unbewusste Denkmuster werden sichtbar

Die Behandlung mit **Kalium sulfuricum** bewirkt, dass die traditionellen Rituale, die bisher zweifelsfreier Lebensinhalt waren, in den Blickwinkel der Kritik gelangen. Die eigenen, individuellen Bedürfnisse haben erst jetzt eine Chance zur Kenntnis genommen zu werden.

7. Magnesium phosphoricum - „Der ewige stille Krieg"

Blitzartig, wechselnde Schmerzen	ständig auf der Hut sein, Negatives erwarten
Koliken	nicht verarbeitete Themen machen sich in aggressiver Weise merkbar
Schmerzhafte Blähungen	nicht verarbeitete Themen machen sich leidvoll bemerkbar
Nervöses Hautjucken	möchte dringend aus seiner Lebenssituation fliehen
„Hektische Flecken"	unterdrückte Emotionen lassen sich nicht mehr kontrollieren
Beginnende Migräne	zerbricht sich in einseitiger Weise den Kopf über ein emotionales Problem, dass rational gelöst werden soll

Die Behandlung mit **Magnesium phosphoricum** bewirkt, dass die Persönlichkeit wahrnimmt, dass sie Krieg gegen ihre Umgebung führt, so wie es die Vorfahren auch schon gemacht haben. Erst durch diese Wahrnehmung ist eine Veränderung zugunsten einer anderen Lebensqualität erst möglich.

8. Natrium chloratum - „Festhalten an Altem"

Verbrennungen	Transformationen sind notwendig werden aber vermieden
Knorpelbeschwerden	Verbindungen zu anderen sind problematisch
Sehnen-, Bänderschmerzen	fehlende Eigendynamik
Gicht	Verbissenheit, einseitiges Denken
Bandscheibenbeschwerden	Sich „gerade machen" ist schmerzhaft
Folgen von Insektenstichen	übernommene Meinung anderer
Schleimhautprobleme	Sich nicht aufgehoben und sicher fühlen

Die Behandlung mit **Natrium chloratum** bewirkt, dass die Persönlichkeit lernt Gewohnheiten loszulassen. Bisher haben Tradition und lang andauernde Lebenssituationen Schutz und Sicherheit gegeben. Der dabei aufgetretene Alterungs- und Erstarrungsprozess wird nun bemerkt und die Eigendynamik kann im Sinne einer Verjüngungskur wieder fließen.

9. Natrium phosphoricum - „Gehemmte Lebensenergie lässt Kommunikation zur Bedrohung werden"

Fettige Haut	möchte alles an sich abprallen lassen
Knotige Akne	Zorn darüber sein wahres Gesicht nicht zeigen zu können
Abszesse	schwelende Wut
Mitesser	Sich wehrlos fühlen
Geschwollene Lymphknoten	Sich im aktiven Widerstand befinden
Rheumatische Gelenksschwellungen	unangenehme, leidvolle Verbindung zu Anderen aushalten
Schlecht heilende Wunden	nachtragend sein, alte Verletzungen dürfen nicht heilen

Die Behandlung mit **Natrium phosphoricum** bewirkt, dass die Persönlichkeit ihre Emotionen wieder zulässt und angstfrei mit anderen kommunizieren lernt. Dies geschieht auch deshalb, da „ein Nein sagen" nun möglich ist und die Persönlichkeit nicht mehr hinter jedem Miteinander eine Art Vergewaltigung (nicht körperlicher Art) erwartet.

10. Natrium sulfuricum - „Sich selbst bestrafen"

Schwellungen der Extremitäten	zurückgehaltene Emotionen in der eigenen Handlungsweise und auf dem Lebensweg
Verschlackungen	nicht bewältigte, unverarbeitete Lebensthemen
Wasserbläschen	zurückgehaltene Emotionen
Sonnenallergie	Bewusstsein wird verweigert
Warzen	verkapselte, selbst nicht akzeptierte Gefühle
Herpes	nicht gesagte wütende Worte
Erfrierungen	nicht zu ertragende Frustsituationen

Die Behandlung mit **Natrium sulfuricum**   bewirkt, dass der Persönlichkeit eine Art Masochismus im Sinne von Disziplin, die oft zur Depression geworden ist, auffällt. In diesem Wandlungsprozess entsteht mehr Klarheit in der Kommunikation, sowie mehr Forderungen an die Umwelt, die von dieser mit Erstaunen und Unglauben entgegengenommen wird.

11. Silicea - „Verkopft sein, durch Verletzungen
sind Gefühle weggedrückt"

Eiterungen	Wutzustände
Falten	Emotionen zurückgenommen haben
Bindegewebsschwäche	sich nicht unter- oder gestützt fühlen
Leistenbruch	traut sich nicht den eigenen Weg zu gehen
Nabelbruch	die innere Sicherheit ist aufgrund Verletzung verloren gegangen
Blutergüsse	verlorene Lebensfreude
Lid- und andere Zuckungen, Nervöse Störungen	gebremste Handlungsweisen

Die Behandlung mit **Silicea** bewirkt, dass die Persönlichkeit mehr Emotionen zeigt als bisher. Die logische, vielleicht auch schweigende, rational verständnisvolle Akzeptanz hat ein Ende.

12. Calcium sulfuricum - „ignoriert den Wunsch nach Unterstützung und Gemeinschaft "

Gicht	Verbissenheit, einseitiges Denken
Rheuma	leiden, anstelle leben
offene Eiterungen	chronische Wutzustände
Stauungen im Gewebe	nicht ausgedrückte Emotionen
Abflussstörungen bei Ergüssen	nicht formulierte Gefühle oder Verletzungen werden nicht bewältigt

Die Behandlung mit **Calcium sulfuricum** bewirkt, dass nun Anspruch an die Gemeinschaft und deren Unterstützung gestellt wird. Die für die Umgebung bisher unbequeme Dominanz eines Einzelgängers kann sich nun in Teamgeist verwandeln.

Mit diesen zwölf Salzen hat Dr. Schüßler wesentliche Kommunikationsebenen gefunden, die jede für sich bewirken, dass ein anderes Miteinander möglich wird.
Bisher werden allerdings fast ausschließlich die Symptome beachtet, die von den Patienten als lästig empfunden werden. Da wir aber im Zeitalter der Bewusstwerdung sind, ist es sicherlich von Nutzen, auch eine tiefere, wesentlichere Ebene zu entdecken, aus der letztlich die Symptome heraus entstanden sind.

Die Seghal - Methode

... aus der Sicht der Kreativen Homöopathie

In letzter Zeit sprachen mich immer mehr meiner Schüler und Kursteilnehmer auf eine neue homöopathische Arbeitsmethode an, auf die Seghal – Methode. Dies war Anlass genug, mich einmal damit zu befassen. Besonders erfreut war ich, als ich merkte, dass Dr. Seghal in einigen Punkten ähnlich zu denken schien, wie wir es seit fast 20 Jahren in der Kreativen Homöopathie tun. Leider ist er im vergangenen Jahr gestorben, so daß ein direkter Austausch nicht mehr möglich ist.

Im Folgenden ein kurzer Überblick der Seghal - Methode:

Der indische Arzt Dr. Seghal entwickelte eine spezielle Methode zur Beurteilung von Symptomen um die Arzneimittelfindung zu erleichtern. Der Gemütszustand, in dem sich der Patient bezüglich seiner Beschwerden befindet, wie er emotional zu seinen Symptomen steht, ist für Seghal ausschlaggebend. Die eigentlichen körperlichen Beschwerden und Symptome werden dabei entweder komplett außer Acht gelassen oder unspeziell bewertet. Die Form, wie sich der Patient bzgl. seiner Beschwerden äußert, ist immer ausschlaggebend. Das Spezielle dieser Methode ist, dass die Ausdrucksform des Patienten dann vom Homöopathen in die **Sprache der Gemütssymptome übersetzt** und speziell interpretiert wird.

In dem Werk von Jörg Prädel „Die Seghal- Methode" sind vielerlei Übersetzungs- und Interpretationsbeispiele von Gemütssymptomen zu finden. Außerdem wird an insgesamt 10 Patientenfällen die Arbeitsmethode und seine Denkweise dargestellt. Dr. Seghal ist es wichtig **eine Arznei** zu geben und diese so lange wirken zu lassen, bis keine Besserung mehr erfolgt. Er unterscheidet zwischen wirklicher und scheinbarer Erkrankungen. Zum Heilungsverlauf gehört lt. Seghal immer ein Ausscheidungsprozess.

Im Folgenden sei einer dieser Patientenfälle einmal genauer betrachtet. Wessen Patientenfälle es eigentlich sind, ob von Dr. Seghal oder vom Autor Jörg Prädel oder anderen Seghal- Therapeuten, ist nicht erwähnt.

In dem Fall 7, S.177 wird von einem Patienten berichtet, der bei der Gartenarbeit einen Hexenschuss produziert hat.

Aus seiner Vorgeschichte werden allergisches Asthma und Magenschleimhautreizungen genannt. Der Patient beschreibt, dass er sich schlecht bewegen kann und am rechten Teil des Rückens Schmerzen hat. Nach Seghal wird dies interpretativ übersetzt in: „Wahnidee, er sei verletzt".

Die warmen Umschläge, die nachts, aber nur nachts dem Patienten Besserung verschafften, werden übersetzt in: „Verlangen gehalten zu werden" bzw. „Gehalten zu werden bessert". Der Patient hält während der Anamnese die rechte Hand vor seinen Mund und spielt ständig mit seinen Fingern.
Bis dahin die kurze Fallbeschreibung.

Die obig genannten übersetzten Symptome werden konkret als Symptome verwendet. Ebenso das beobachtete Verhalten während Anamnese. Die früheren Erkrankungen, eben das allergisch bedingtes Asthma und die Magenschleimhautreizungen, wie auch der Anlass zur Konsultation „Lumbago" bleiben unberücksichtigt.

Bei der Repertorisation der 5 Symptome
o Wahnidee, er sei verletzt
o Verlangen gehalten zu werden
o Gehalten werden bessert
o Bedeckt den Mund mit den Händen
o Spielt mit den Fingern

geht Lachesis vollständig durch. Dies wird in einer C 1000 gegeben und bewirkt noch am selben Abend Erleichterung. Es folgen 5 Tage Nachtschweiß, der von Seghal gewünschte Ausscheidungsprozess erfolgt.

Seghal erlaubt sich ganz klar zu interpretieren und bleibt erfreulicherweise nicht mehr in der oft fanatisch betriebenen Paragraphenform der klassischen Homöopathen hängen.

Dr. Seghal ist Inder und hat damit eine völlig andere religiöse und kulturelle Prägung und Denkweise. Diese ist natürlich auch für seine Arbeitsweise und die Wandlung seiner homöopathischen Vorgehensweise ausschlaggebend. Aufgrund dieser Prägung ist er sich bewusst, dass es eigentlich keine Zeit gibt und Vergangenheit, Zukunft und Gegenwart auf einer bestimmten Ebene, auf der die Homöopathie ebenso ansetzt, in einen Punkt zusammenfallen.

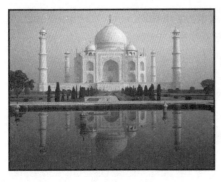

Damit wird das derzeitige Gefühl oder Lebensgefühl eines Patienten für seine jetzige Lebenssituation ausschlaggebend. Sie erhält bei der Behandlung absolute Priorität. Auch Chris Griscom, die Rückführungstherapeutin, spricht von „Heilung der Gefühle" und macht diese Aussage sogar zu einem ihrer Buchtitel. Das Lebensgefühl eines Patienten zu erfassen, ist sicherlich das Wesentlichste, denn daraus ist seine ganze Lebensmotivation ableitbar. Ein Patient inszeniert sich seine Gefühle in den körperlichen Symptomen. Sein Körper ist sein „Bühnenbild", welches er nutzt, um seine Gefühle auszudrücken.

Es ist hocherfreulich zu sehen, dass in der Homöopathie wieder einmal ein frischer Wind aufkam und festgefahrenes Denken aufwirbelte. Endlich kommen auf diesem Wege Teilaspekte unserer Kreativen Homöopathie ins Gespräch. Wenn man bestimmte Seghalsche Denkansätze konsequent weiter verfolgt und die Dogmen der bisherigen Homöopathie überwunden, gelangt man zur Kreativen Homöopathie, die seit nun fast 20 Jahren umgesetzt wird.

Folgende Fragen sollten einmal kritisch betrachtet werden.

Warum sollen nur Gemütssymptome gedeutet bzw. analysiert werden? Warum sollen die Körpersymptome in ihrer Interpretation vernachlässigt werden?

Seghal wird sicherlich auf Grund seiner indischen Kultur dem Körper wenig Wert beigemessen haben. Materie und Körper sind in diesem Kulturkreis nicht wichtig. Soll der Körper wirklich von Seele und Geist abgetrennt werden?

Es heißt doch „Seele, Körper und Geist" sind eine Einheit. Unsere Körpersymptome, interpretiert, beschreiben unseren emotionalen Zustand sehr direkt. Die einzig wirklich ehrliche und direkte Sprache ist die Symptomsprache. Auch und sogar besonders durch die Interpretation der Körpersymptome lassen sich die grundlegenden Gefühle, die krank gemacht haben, entdecken.

Dazu als Beispiel ein Patientenfall, der mit der Methode der Kreativen Homöopathie gelöst wurde:

Eine junge Dame entwickelte in sonnig heißer Umgebung eine extreme Nickelallergie. Der Allergie -Test auf Nickelallergie war vor Jahren einmal positiv gewesen. Damals waren ebenso Hautausschläge aufgetreten.
Sie hatte an beiden Armen etwa je zehn Zentimeter breite, über den Handgelenken mit Wasser gefüllte Pusteln, die schrecklich juckten und rot entzündlich leuchteten. Sie hatte ihre Uhr an einem Arm nicht „vertragen" und sie dann probeweise an den anderen Arm gebunden. Nun konnte sie beide Armgelenke fast nicht mehr bewegen.

Im Sinne der Kreativen Homöopathie wird zwar der Begriff der Nickelallergie zur Kenntnis genommen, die juckenden Pusteln ebenso, ausschlaggebend ist aber das Erscheinungsbild der Symptome. Aus der Darstellungsweise der Symptome lässt sich oft das emotionale Thema der Problematik ableiten. In diesem Falle sah die Patientin so aus, als ob sie an schwere Ketten, an Eisenketten gefesselt sei, unter denen sich eine massive Entzündung gebildet hatte.

Deshalb fragte ich sie, warum und an was sie sich gefesselt fühle? Sie konnte in ihrer Lebenssituation dieses Gefühl finden. Sie war gerade im Umzug und hatte einige fleißige Helfer. Diese hätten eigentlich die Wünschen der Patientin umsetzen sollen, machten aber alles andere. Die Patientin fühlte sich insgeheim wütend hin und her gerissen zwischen den Helfern und ihren eigenen Wünschen. „Wenn ich etwas sage, wird mir nicht mehr geholfen" Dies war ihre größte Angst, deshalb bezog sie nicht offen Stellung. Sie fühlte sich in ihrer Handlungsweise eingeschränkt. Dieses Gefühl war ihr nicht neu, sondern es zog sich durch ihr Leben.

Dieses Lebensgefühl galt es homöopathisch zu beantworten, damit die Patientin ein für alle Mal diese Thematik bereinigen konnte.

In der Kreativen Homöopathie ist der Heilungsanspruch der, dass die grundsätzliche Konfliktthematik gesucht, gefunden und homöopathisch beantwortet wird auf deren Grundlage die Symptome produziert wurden.

Im Kentschen Repertorium gibt es die Rubrik:

Empfindung, Arme wie gefesselt mit den Arzneien Abrotanum, Alumina, Cajeputum und Nux moschata.

Sind jetzt zusätzlich anhand der Symptome des Arzneimittelbildes die Arzneien interpretiert und damit deren essentiellen Aussagen herauskristallisiert und formuliert, in der Kreativen Homöopathie nennen wir sie „Psychologische Bedeutungen", so sind diese nutzbar und beschreiben die Lebenssituation des Patienten, oder zumindest Teilaspekte davon.

Für die Arzneien der obigen Rubrik ergibt sich dann:

Abrotanum	im Kopf gefangen; eingeengt ohne Handlungsfähigkeit
Alumina	eigener Standpunkt fehlt; Position nicht einfordern
Cajeputum	für immer und ewig einen Schwur getan haben
Nux moschata	aus Angst vor Gewalt ist die Lebenskraft blockiert; erstarrt

Die Arznei Alumina passte gut auf die Gefühle und die Lebenssituation der Patientin. Keine fünf Minuten nach Arzneimittelgabe von Alumina C 50 000 konnte die Patientin das Handgelenk wieder fast schmerzlos drehen, aber das Jucken war noch stark. Deshalb nahm sie zusätzlich fünf Minuten nach Alumina das Cajeputum, die Arznei, die die Fixierung auf Versprechen, auch auf Eheversprechen etc., löst. Der Patientin war deutlich bewusst geworden, dass sie nach Eheschließung oft auf ihre eigene persönliche Handlungsweise verzichtet hatte. Die Unzufriedenheit darüber hatte u. a. vor einigen Jahren zur Scheidung geführt. Das psychische Grundmuster hatte sich damit aber noch nicht verändert.

Wiederum wenige Minuten nach der Einnahme von Cajeputum beruhigte sich auch das Jucken. In dem Zeitraum, in dem sich die Pusteln, die ab sofort nur noch optisch störten, zurückbildeten, erinnerte sich die Patientin an etliche Situationen, in denen sie sich so verhalten hatte wie während des Umzugs.

Zwei Tage später erzählte sie, dass einer ihrer Helfer zum allerersten Mal gefragt hat, was er in ihrem Sinne tun solle. Die Veränderung war also erstaunlich schnell, körperlich wie psychisch.

Wenn wir der These folgen wollen, dass nur die Gegenwart existiert und Vergangenheit und Zukunft Aspekte der Gegenwart sind, dann ist auch der Zeitraum in der Heilung geschehen kann, kritisch zu hinterfragen. Wird in der Heilung ein Erkenntnisprozess gesehen, so ist es klar, dass infolge des Erkenntnisprozesses die Symptome **sofort** verschwinden. Tun sie es nicht, fehlen Teilaspekte im Erkenntnisprozess, die unverzüglich in Form homöopathischer Arzneien ergänzt werden können.

Ebenso sind aus der Sicht der Zeitlosigkeit alle Aspekte des Seins eine Einheit. Damit fallen auch alle Erlebnisse und Erfahrungen in einen Punkt zusammen.
In unserem irdischen, täglichen Leben erfahren wir uns allerdings auf der Zeitebene. Damit differenzieren wir Gegenwart, Vergangenheit und Zukunft. Auf dieser Ebene sind alle Informationen miteinander verknüpft, wie in der Gehirnforschung, besonders aber bei Frederic Vester, nachzulesen ist. Das Faktum der Verknüpfung von all unserem Erlebten lässt damit konsequenterweise auch eine schnelle oder sogar gleichzeitige Arzneimittelgabe zu. Ein wesentliches Problem in der heute gültigen homöopathischen Denkweise besteht darin, dass die Homöopathie immer noch nicht konsequent als Resonanztherapie begriffen wird. Eine homöopathische Arznei wird immer nur das ihr innewohnende Thema in einem Patienten anschwingen, in **Resonanz** bringen, wenn der Patient genau dieses Thema als Konflikterfahrung mit sich herumträgt.

Eine homöopathische Arznei, besonders in Hochpotenz, wird **nie** etwas in einen Menschen **implizieren**. Sie wird immer etwas im Patienten existierendes aktivieren. Als Homöopathen haben wir jederzeit die Möglichkeit oder sogar die Verpflichtung dasjenige, was in Resonanz aktiv geworden ist, unverzüglich zu beantworten. Diese Reaktion als „Erstverschlimmerung" anzusehen, als Homöopath stolz sogar noch darauf zu sein etwas Richtiges gefunden zu haben, und den Patienten in seiner Resonanzreaktion schmoren zu lassen. ist sicher nicht im Sinne Hahnemanns und schadet außerdem extrem der Verbreitung einer eigentlich phantastischen Therapie.

Konkret bedeutet dies, dass wir durch die sofortig folgende oder gar gleichzeitige Gabe von verschiedenen Arzneimitteln den aktiv gewordenen Resonanzboden beantworten können und müssen. In dem homöopathischen Erfahrungsschatz gibt es zwar Sammlungen über die Arzneimittelbeziehungen untereinander, aber in diesem Sinne konkret angewendet wird dieser Erfahrungsschatz selten.

In der Seghal – Methode gibt es neue wichtige Denkimpulse, die konsequent weiter durchdacht und auch ergänzt werden sollten.

Sehen wir uns an dieser Stelle den Seghalschen Patientenfall 7 noch einmal aus der Sicht der Kreativen Homöopathie an.

S. 1 SK GM#   WAHNIDEEN V-; verletzt; ist verletzt; durch seine Umgebung
S. 2 SS GM#   KLAMMERT SICH an; gehalten werden möchte
S. 3 SS GM#   KLAMMERT SICH an; gehalten werden möchte; besser; wenn
                gehalten
S. 4 SS GM#   GEBÄRDEN; macht; bedeckt Mund mit Händen
S. 5 SS GM#   GEBÄRDEN; macht; spielt mit den Fingern
S. 6 SK SW#   REICHLICH; nachts
S. 7 SB ATM#   ASTHMA; Begleitsymptome; Bronchialkatarrh
S. 8 SK M#   ENTZÜNDUNG; Gastritis
S. 9 SB BEW#   LENDEN - Lumbago

Repertorisation und psychologische Bedeutung – sortiert nach Treffern –

Wrt	Trf	Med	1	2	3	4	5	6	7	8	9
8	6	lach	2	1	2	1	1	.	.	1	.
10	5	ars	.	1	1	.	.	2	3	3	.
13	5	bry	.	.	2	.	.	2	3	3	3
11	4	ant-t	.	.	.	.	.	2	3	3	3
4	4	stram	.	1	1	.	.	1	.	1	.
9	4	sulf	.	.	1	.	.	3	2	.	3
6	3	acon	.	.	.	.	.	.	2	1	3
6	3	bell	.	.	.	.	1	.	.	3	2
6	3	calc-p	.	.	1	.	.	2	.	.	3
5	3	carb-ac	.	.	.	.	.	1	.	1	3
4	3	carb-an	.	.	1	.	.	2	.	1	.
4	3	chel	.	.	.	.	.	1	.	1	2
7	3	hyos	2	.	.	.	2	.	.	3	.
6	3	ip	.	.	.	1	.	.	3	2	.
5	3	kali-j	.	.	.	.	.	.	2	1	2
7	3	lyc	.	.	.	.	.	2	.	3	2
7	3	nux-v	.	1	.	.	.	.	.	3	3
4	3	sang	.	1	1	.	.	.	.	2	.
5	3	sep	.	1	2	.	.	.	.	.	2
3	2	ant-c	.	.	.	.	.	1	.	2	.
3	2	arg-n	.	.	.	.	.	1	.	2	.
2	2	ars-j	.	.	.	.	.	1	.	1	.
2	2	asar	.	.	.	.	.	1	.	1	.

Wrt	Trf	Med	Psych. Bedeutung
8	6	lach	unterdrückte Individualität
10	5	ars	Existenzangst; lieber sterben; als sich verändern
13	5	bry	Festhalten an Normen/ Tradition; Individualität. nicht entfaltet
11	4	ant-t	sich abhängig und nicht geachtet fühlen
4	4	stram	Panik; lange unterdrücktes Potential entlädt sich
9	4	sulf	Bewusstwerdung wird unterdrückt
6	3	acon	negatives Denken um des Selbstschutzes willen
6	3	bell	aus gestauter; unterdrückter Lebenskraft wird Zorn
6	3	calc-p	zeigt sich klein/hilflos; der Unterstützung willen
5	3	carb-ac	in leidvollen emotionalen Prägungen verhaftet sein
4	3	carb-an	Verzicht auf die Entfaltung der Willenskraft
4	3	chel	gegen die eigenen Interessen untätig bleiben
7	3	hyos	sich um sein Leben betrogen fühlen
6	3	ip	Lebenssituation. z. Kotzen; Entrüst. üb. Missacht. d. andere
5	3	kali-j	ignoriert das Gefühl; nicht geliebt zu sein
7	3	lyc	der faule Kompromiss
7	3	nux-v	d. Überaktivität seine wirklichen. Gefühle verstecken
4	3	sang	glaubt; am Leben nicht mehr teilnehmen zu dürfen
5	3	sep	Sehnsucht nach Harmonie; muss eig. Vorst. Entsprechen
3	2	ant-c	die Polarität grausam; mit hartem Leben nichts zu tun
3	2	arg-n	fordert Nestwärme ein
2	2	ars-j	Überzeug. lebenslang nie ernährt/geliebt zu werden
2	2	asar	die Identifikation

Diese Repertorisation zeigt, dass bei den ersten fünf Symptomen die Arznei Lachesis durchgeht. Die Bedeutung von Lachesis sagt aus, dass der Patient seine Individualität unterdrückt hat. Der geistige Impuls der durch die Gabe der Arznei gegeben wird sagt aus, dass der Patient seine Individualität ab jetzt nicht mehr unterdrücken soll.

Daraufhin entwickelt der Patient Nachtschweiß. Leider gibt sich in diesem Fall der Homöopath damit zufrieden. Ob eine tatsächliche Veränderung des Lebensgefühles des Patienten langfristig erfolgt ist, bleibt unklar. Zu vermuten ist, dass die Arznei Lachesis zwar einen Prozess in Gang gesetzt hat, aber für den endgültigen Impuls einer tiefen emotionalen Veränderung reicht Lachesis sicher nicht aus. Dafür spricht die Reaktion des Patienten, denn ein gravierender Entwicklungsprozess geht im Nachtschweiß weiter.

Der Hintergrund wird sehr viel klarer, wenn die Symptomsprache gedeutet und verstanden ist. Der Hexenschuss bedeutet, dass sich jemand beugt, das sich Aufrichten ist schmerzhaft oder sogar unmöglich. Gartenarbeit ist grundsätzlich ein Erdungsprozess. Derjenige, sich erdet, fühlt sich wieder. Er spürt sich und seine Situation wieder.

Die schmerzhafte rechte Rückenseite symbolisiert ein sich nicht gerade machen wollen, darauf verzichtet haben. Die rechte Körperseite steht für den selbst eingeschränkten Willen. Warme Umschläge geben das Gefühl von wärmender, angenehmer Nähe, von Unterstützung. Die seghal'sche Übersetzung, Verlangen gehalten zu werden, im Sinne von gestärkt, unterstützt werden ist entsprechend.

Die Hände vor den Mund halten bedeutet seine Bedürfnisse nicht aussprechen wollen oder dürfen. Spielt mit den Fingern sagt aus, spielt lieber mit sich selbst anstelle im Außen zu handeln. Nachtschweiß symbolisiert die Anstrengung, die unbewussten Konflikte zu bearbeiten.

Um alle Informationen der ohnehin minimalen Anamnese zu nutzen, ist es sinnvoll den Nachtschweiß, den eigentlichen Konsultationsgrund Lumbago, wie auch die vergangenen Erkrankungen, die ja in sich schon ein früherer Versuch waren, den inneren Konflikt zu lösen, ebenfalls mit zu berücksichtigen. Allergisches Asthma deutet auf eine Person hin von der derjenige sich bestimmen lässt, dies aber nur aus Schutzgründen duldet. Magenschleimhautreizungen deuten auf Schutzlosigkeit und Ärger im eigenen Nest in der eigenen Familie hin.

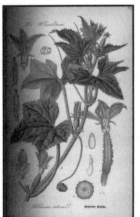

In der obigen Repertorisation decken Bryonia *(Abb. links)* und Antimonium tartaricum die Symptome 6 – 9 vollständig ab. Die Reaktion auf Lachesis, der Nachtschweiß, die eigentlichen Thematik Hexenschuss, sowie die Symptome allergisches Asthma und Magenschleimhautreizung, die schon einmal die Lebenssituation des Patienten dargestellt haben, ohne dass er vermutlich etwas geändert hat, wurden den bisherigen fünf Symptomen zugefügt.

Die psychologische Bedeutung von Bryonia ist: „Festhalten an Normen und Traditionen; die Persönlichkeit wird nicht entfaltet", von Antimonium tartaricum ist: „Sich abhängig und nicht geachtet fühlen".

Hätte der Patient eine Praxis für „Kreative Homöopathie" konsultiert, wäre er mindestens gleichzeitig mit Lachesis, Bryonia und Antimonium tartaricum in der C 50.000 versorgt worden, mit dem Ziel schmerzfrei die Praxis verlassen zu können. Gleichzeitig hätte er damit Impulse an sein Unbewusstes erhalten, damit er sein Verhaltensmuster und sein grundsätzliches Lebensgefühl ändern kann. Die oben angegebenen Arzneien waren hauptsächlich auf ihre Durchgängigkeit ausgerichtet. Bei einer psychologischen Betrachtung sind noch andere Arzneien mit hinzuzufügen.

Die Ursache, warum dieser Patient sich beugt, sich klein macht, ist keinesfalls endgültig erfasst. In der Repertorisation tauchen allerdings noch drei weitere Arzneien auf, die von ihrer Bedeutung her in sich die Möglichkeit zur endgültigen Lösung des Konfliktes tragen.

o *Kalium jodatum, mit der psychologischen Bedeutung „Ignoriert das Gefühl nicht geliebt zu sein"*

o *Carbo animalis, mit der psychologischen Bedeutung „Verzichtet auf die Entfaltung der eigenen Willenskraft"*

o *Asarum, mit der psychologischen Bedeutung „Die Identifikation".*

Vermutlich hat sich der Patient mit einem für ihn schwachen Familienmitglied identifiziert, das in der Familie alleine oder einsam war, um es zu stärken. Über die Identifikation kam es zu dem Verzicht auf die eigene Willens- und Entscheidungskraft. Dies ist die Basis des sich Kleinmachens. In der Ergänzung der Arznei Kalium jodatum würde der Patient sehr deutlich diesen gerade beschriebenen Konflikt wahrnehmen und könnte ihn grundlegend ändern. Damit wären weitere „Erkrankungen" zu diesem Thema „geheilt".

Der Patient würde insgesamt sechs Arzneien in hoher Potenz gleichzeitig erhalten. Bei dieser Sichtweise wäre eine Erweiterung der Anamnese auf diesen jetzt unterstellten Anteil sinnvoll. Vielleicht würden sich noch weitere Aspekte zu diesem Konfliktkreis ergeben.

Die Basis einer solchen Vorgehensweise ist das Bewusstsein, dass das Wort Gesundheit nur in der Einzahl existiert. Dies müsste korrekterweise auch für das Gegenteil, Krankheit, gelten. Alle Krankheitsaspekte haben einen Urgrund und sind alle voneinander abhängig. Wird der Urgrund als ein spezielles Lebensgefühl in allen Abhängigkeiten gleichzeitig erfasst, kommen wir der Gesundheit schnell näher. Zumindest ändern sich die Prioritäten im Therapieansatz deutlich.

Leider kann meine obige Behauptung nur Theorie bleiben, da sich ein Patient durch die Gabe homöopathischer Arzneien sofort ändert. Der tiefgehende psychologische Therapieansatz wäre allerdings noch möglich, da der Konfliktansatz von der Behandlung mit Lachesis unberührt bleibt.

Das Ziel und die Erwartung eines „Kreativen Homöopathen" wird es immer sein, dass ein Ischias– oder Lumbago-Patient schmerzfrei die Praxis verlässt. Dieses Ziel wird auch oft genug erreicht. Noch wichtiger ist aber, dass das dahinter liegende Konfliktthema beantwortet ist, damit der Patient symptomfrei bleibt.

Als Homöopathen sind wir in unserem Denken viel zu bescheiden.
Es heißt nicht umsonst: Das Unmögliche muss angestrebt werden, damit das Mögliche erreicht wird. Folgen wir Hahnemanns Aufruf, dass eine Heilung schnell und sanft erfolgen soll, ist dies im Bewusstsein der Zeitlosigkeit vollumfänglich möglich.
Streben wir der Wahrheit entgegen und handeln wir danach.

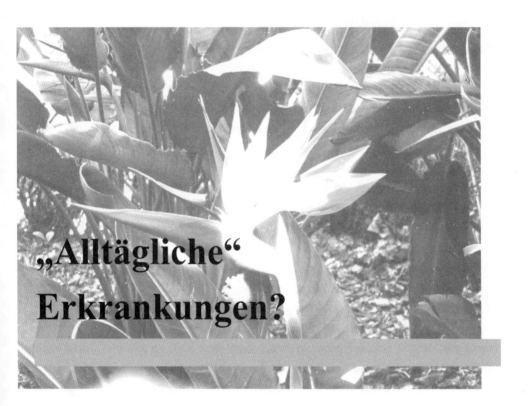

„Alltägliche"
Erkrankungen?

Der Schmerz

Psychische Ursachen und symbolische Bedeutung

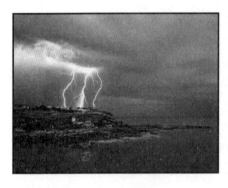

Viele Menschen leiden heutzutage unter Schmerzen. Den Schmerz gibt es in den unterschiedlichsten Formen und praktisch an jedem Körperteil.

Haben wir den Mut den Schmerz im Sinne der Selbstverantwortlichkeit zu betrachten, dann stellt sich die Frage: **Warum kreiert sich ein Mensch Schmerzen?**

Sicher dient der Schmerz eigentlich dazu sich selbst auf etwas aufmerksam zu machen, beispielsweise auf einen ungelösten Konflikt, auf fehlende Durchsetzung, auf die Unwilligkeit „sich gerade zu machen". Leider begreifen nur wenige Menschen sich selbst, denn die Eigen- oder Selbstverantwortlichkeit ist wenig verbreitet und zu unbequem. Mit der Selbstverantwortlichkeit fallen die Schuldzuweisungen an andere weg. Es ist nicht mehr möglich die Lebensenergie, die zur Verfügung steht, an dritte abzugeben, die dann das eigene Leben mit organisieren. Plötzlich entsteht ein Vakuum, wenn derjenige versäumt hat seine Talente und Fähigkeiten zu erforschen. Denn ein individueller Lebensinhalt ist etwas ganz anderes, als mehr oder weniger dumpf den Traditionen oder den gerade gültigen Regeln einer Kultur zu folgen, oder in der trotzigen Variante sich gegen diese aufzulehnen. Die Nörgler, die sich selbst nicht verändern wollen, sind genauso ohne Selbstverantwortung, wie die Angepassten.

Damit der Mensch seinen eigenen kreativen oder auch göttlichen Anteil irgendwann wieder entdecken will und kann, dazu sind z.B. Schmerzen sinnvoll. Bedauerlicherweise wird das „körperliche Hinweissystem" im masochistischen Sinne ad absurdum geführt, da wir heute in einer Opfergesellschaft leben. Der arme kranke, schmerzgeplagte Mensch hat in unserer Gesellschaft das beste Image, hat bisher – es ändert sich gerade – die beste soziale Absicherung. Warum sollte ein Mensch gesund werden? Warum sollten die Symptome als Hinweissystem des Unbewussten erkannt werden?

Es ist doch viel ergiebiger die Umwelt mit dem eigenen Leid zu manipulieren oder gar zu erpressen. In Gemeinsamkeit sind wir stark. Ob die Gemeinschaft durch Manipulation oder Erpressung entstanden ist, ist gleichgültig, Hauptsache eine Scheinsicherheit ist erreicht. Damit bleibt die Selbstverantwortung ausser Mode.

Louise Hay übersetzt in ihrer Symbolsprache das Thema Schmerz mit Schuldgefühl. Formulieren wir auch hier die Selbstverantwortlichkeit, dann müsste es eigentlich heißen: Schuldgefühle gegen sich selbst. Die Persönlichkeit, die keine Eigenverantwortung übernimmt, handelt gegen sich selbst, da sie nie ihre Fähigkeiten und Möglichkeiten ausleben wird. Die Präsentation der eigenen Größe würde bestenfalls Neid hervorrufen, damit wäre die weitere Integration in eine Gemeinschaft gefährdet. Der Exponent dieser Denk- und Lebensweise ohne Selbstverantwortung war der Sozialismus. Derjenige, der seine individuellen Fähigkeiten ausleben wolte, galt als privilegiert. Der Privilegierte galt als negativer Mensch. Der Schmerz ist also das Symbol oder die Information des Unbewussten für das Schuldgefühl. Aber nicht die Schuld gegenüber anderen, sondern die Schuld sich selbst als individuelle Persönlichkeit verraten zu haben. Der kreative, göttliche Anteil mit allen Talenten und Möglichkeiten wurde verweigert. Schade eigentlich. Wie schön wäre das Leben, wenn jeder seine Möglichkeiten und Fähigkeiten leben würde und deshalb mit sich und der Umwelt zufrieden wäre!

Im Folgenden sind für diejenigen, die Interesse haben, der Eigenverantwortlichkeit näher zu kommen, verschiedene Schmerzarten im Sinne der Symbolsprache übersetzt. Damit soll eine Hilfestellung gegeben werden, die Konflikte, die hinter dem jeweiligen Schmerz stehen, besser zu erkennen.

Schmerz	Deutung
Kopfschmerz	Emotionale Themen rational lösen wollen
Stirnkopfschmerz	Einer vielleicht sinnlosen Situation trotzen
Hinterkopfschmerz	Eine alten Konflikt nicht vergessen haben
Migräne	Einen üblen emotionalen Konflikt einseitig sehen und ihn „zum Kotzen" finden
Zahnschmerz	Auf seine Durchsetzungskraft verzichten
Ohrenschmerz	Divergenz zwischen der inneren und äußeren Stimme
Halsschmerz	Will nicht mehr alles schlucken
Rückenschmerz	Fehlendes Aufrechtsein

Bauchschmerz	Themen nicht verdaut haben
Schulterschmerz	Zu viel Verantwortung übernommen haben
Schmerz des Ellenbogens	Will sich nicht wehren
Daumenschmerz	Fordert keine Unterstützung ein
Knieschmerz	Sich gedemütigt, sich gebeugt haben
Afterschmerz	Hält krampfhaft Kritik an anderen zurück
Nierenschmerz	Fühlt sich ohne einen Gleichgesinnten hilflos
Herzschmerz	Hat sich selbst vernachlässigt

Schmerzmodalitäten	**Deutung**
Berstend	Es droht etwas zu zerbrechen
Bohrend	Die Denkweise anderer übernehmen müssen
Brennend	Es sollte dringend etwas geändert werden
Drückend	Unter Druck stehen
Drückend, von innen nach außen	Geballte Emotion, oder ein Fremdkörper sollte entfernt werden
Drückend, von außen nach innen	Einengung akzeptieren
Hämmernd	Etwas zwanghaft übernommen haben
Krampfend	Unbedingt eine Position behalten wollen
Lanzinierend	Infiltriert sein von der Meinung anderer
Mahlend	Einer zermürbenden Situation nicht entkommen können
Pflockartig	Fremde, belastende Meinungen und Glaubensmuster verinnerlicht haben
Pulsierend	Übernommene Denk- und Glaubensmuster machen sich bemerkbar
Reißend	Sich von Konflikten lösen wollen, ohne sie bewältigt zu haben
Schießend	Erkenntnisse wollen ins Bewusstsein
Schneidend	Sich von Konflikten lösen wollen, ohne sie bewältigt zu haben
Stechend	Von übernommene Denk- und Glaubensmustern infiltriert sein
Verrenkter	Die eigene Denk- und Lebensrichtung verlassen haben
Wund	In einer aufreibenden Situation sein
Ziehend	Ein ungelöster Konflikt zieht den anderen nach sich

Das Herz

... und seine wichtigen homöopathischen Arzneien

Herz – und Kreislauferkrankungen häufen sich in letzter Zeit. Manche Thesen geben dem ständig sich verändernden Klima die Schuld, andere der hektischen Zeit und der Reizüberflutung. Wenn wir aber einmal genau hinschauen, spiegelt sich der Zeitgeist in den sich häufenden Krankheitsthemen.

Der Kreislauf symbolisiert Lebensdynamik und Lebensfreude. Damit stehen Kreislaufprobleme für eingeschränkte, oder sogar fehlende Lebensfreude. Immer dann, wenn wir ein Ziel, eine Aufgabe haben, die es zu lösen gilt, an deren Lösung wir Spaß haben, macht auch das Leben Spaß. Für viele Menschen ist das Leben heute reglementiert, sie finden wenig, wofür es sich aktiv zu werden lohnt, was einer Herausforderung entspricht. Die innere Haltung, die eine Persönlichkeit hat - steht sie beispielsweise dem Leben gelassen oder kritisch gegenüber - spielt immer eine wesentliche Rolle. Wenn der Glaubenssatz „das Leben ist ein Kampf" tief verankert ist, wird das Leben schwer und mühsam. Die vorhandenen Potentiale werden in den Überlebenskampf gesteckt, anstelle in aktive Lebensfreude. An vielen Ecken der heutigen „Opfergesellschaft" ist die Stimmung des harten Lebenskampfes in Jammer und Qual spürbar.

Grundsätzlich davon betroffen ist das Herz, das Organ, welches Selbstliebe und Liebe symbolisiert. Vermutlich sind die meisten philosophischen Abhandlungen über das Thema Liebe geschrieben worden, deshalb die Definition, wie Liebe und Selbstliebe hier verstanden werden soll: Vollumfängliche Akzeptanz der eigenen Person, so wie aller anderen Menschen in der Umgebung. Jeder ist und darf so sein wie er/sie sein will. Diese Aussage hat viel mit Toleranz zu tun. Wobei Toleranz von dem Wort „tolerare" dulden, erdulden kommt. Wenn ich mich selbst liebe oder andere, hat dies sicher nicht mit Erdulden zu tun, besser ist: Sich und das Leben nehmen, wie es ist, in aller Gelassenheit und das Beste daraus machen. Das hätte vermutlich viel Spaß für alle zur Folge.

Kritiker vermuten hinter dieser Aussage vielleicht ein „Kismet – Denken". Dies ist sicher so nicht gemeint. Dinge, die sinnvoll sind zu verändern, sollten durchaus verändert werden. Diejenigen Dinge, die nicht zu verändern sind, sollten wir in Gelassenheit hinnehmen, besser annehmen. Die Kunst ist, das eine vom anderen zu unterscheiden.

Selbstliebe, Liebe und Gelassenheit, diese Begriffe nebst ihren Inhalten betreffen auch symbolisch das Herz.

Das Herz krankmachende Themen sind z.B.:

o Verbissenheit,

o Ehrgeiz,

o Kontrollbedürfnis,

o sich an Vorbilder klammern,

o festen, infiltrierten oder eigenen Vorstellungen hinterher jagen,

o zielgerichtet fixiert sein,

o Besitzergreifen auf allen Ebenen,

o Selbstzweifel, ob ich o.k. bin,

o daraus entstehende Vergleiche mit anderen,

o Anpassung an andere,

o Urteile, Beurteilung und Verurteilung von sich selbst und anderen........

und vieles mehr.

All dies wird deutlich, wenn wir homöopathische Arzneien, die für Herzerkrankungen wichtig sind, einmal genauer betrachten. Die vorgestellten Arzneien sind eine repräsentative Auswahl der homöopathischen Herzarzneien, die in der Rubrik „organische Herzkrankheiten" im Kent'schen Repertorium zu finden sind. Der Vollständigkeit halber sind die, den homöopathischen Arzneien zugehörigen, spezifischen Herzerkrankungen oder Symptome hinzugefügt. Damit soll der Bezug der psychischen Situation zu der entsprechenden Herzerkrankung ebenso deutlich gemacht werden.

Diese hier vorgestellten homöopathischen Arzneien bei Herzerkrankungen haben keinen Anspruch auf Vollständigkeit.

Arznei	psychologische Bedeutung	Körperliche Symptome
Aconitum	negatives Denken um des Selbstschutzes willen	kardiale Atemnot, Endokarditis, Herzklopfen bei Bewegung, Herzinfarkt
Ammonium-carb.	fehlende Sicherheit durch die Zerstörung des väterlichen Vorbildes	heftiges Herzklopfen, Dyspnoe, Zyanose, Herzdilatation

Arsenicum album	Existenzangst; lieber sterben; als sich verändern	Herzklopfen mit Zittern, Angina pectoris, Herz, wie gequetscht, Herzinfarkt
Arsenicum -jodatum	Überzeugung, lebenslang nie ernährt oder geliebt zu werden	fettige Degeneration des Herzens, Tachykardie, Myokarditis, Präkardialdruck
Aurum metallicum	fehlendes Selbstwertgefühl	Perikarditis, Angina pectoris, als ob das Herz aufhöre zu schlagen, Herzinfarkt
Aurum muriaticum	Anpassungszwang zerstört das Selbstbewusstsein	Herzaffektionen, Herzklopfen, Angina pectoris, Myocarditis
Badiaga	fühlt sich dem Fluss des Lebens nicht gewachsen	Herzklopfen bei Struma, Herzklopfen bei Freude, organische Herzkrankheiten
Bromium	alle sitzen im selben Boot, künstliche Gemeinschaft	Herzhypertrophie, Herzklopfen bei der geringsten Anstrengung, Herzangst
Cactus grandiflorus	Durchhalten in scheinbar auswegloser Situation	Herzneurosen, Bradykardie, Herzdilatation, Herzklopfen, Herzinfarkt, Dyspnoe
Calcium carbonicum	sich dem Leben verweigern; Unterstützung wollen	Herzklopfen bei geistiger Anstrengung, als ob das Herz kalt wäre, epileptische Aura
Calcium fluoricum	sucht Halt um jeden Preis	Herzaffektionen, chronische Perikarditis, Herzschmerzen
Cenchris	sich in einer Gemeinschaft nicht integriert fühlen	als ob das Herz zum bersten voll wäre, Herzschmerz erstreckt sich zum Rücken
Collinsonia	meint ungeliebter Situation nicht entfliehen zu können	Hämorrhoiden bei Herzerkrankungen, Herzklopfen bei Dyspepsie, Herzwassersucht
Crataegus	Verleugnung des eigenen Lebensrhythmus	als ob das Herz aufhören würde zu schlagen, Angina pectoris, Tachykardie

Crotalus horridus	in eingeredeter infiltrierter Verpflichtung gefangen sein	Endokarditis, Angina pectoris, Herzflattern, Herzschmerz bis in den linken kl. Finger
Cuprum metallicum	Leibeigenschaft; Anlehnung aus Schwächegefühl	fettige Degeneration des Herzens, Bradykardie, Angina pectoris, Zyanose
Ferrum metallicum	das Leben ist harter Kampf	Herzneurosen, Herzjagen im Klimakterium, Tachykardie, Herzangst, Herzflattern
Gelsemium	Erwartungsangst aus zurückgehaltener Emotion	tumultartiger Herzschlag, Puls abwechselnd langsam und beschleunigt, Herzschmerz
Hydrastis	verweigert Lebenslust u. macht andere verantwortlich	Herzklopfen bei Dyspepsie, nervöse Aphonie mit Herzstörungen, Angina pectoris
Hyoscyamus	sich um sein Leben betrogen fühlen	nervöses Herzklopfen, Puls schwach, flatternd, Endokarditis, stechender Herzschmerz
Jodum	sich nicht ernährt; nicht geliebt fühlen	kardiale Dyspnoe, Herzschmerz wie im Schraubstock, Herzklopfen bei Anstrengung
Kalium carbonicum	Ignoranz der eigenen Bedürfnisse	rheumatische Endokarditis, Herzklopfen im Liegen, Herzflattern, Herzangst
Kalmia	Loyalitätszwang als Entwicklungshemmung	Myodegeneratio cordis, Herzinfarkt, Herzinsuffizinz, Herzklappenfehler
Lachesis	unterdrückte Individualität	Herzklopfen mit Erstickungsgefühl, Herzneurose durch Scharlach, Herzinfarkt
Laurocerasus	Lieber -fremdgehen-; als sich auseinander zu setzen	kardiale Atemnot, Herzangst, Puls unregelmäßig, Puls untastbar, Zyanose
Lilium tigrinum	entweder/oder; Madonnen-Huren-Syndrom	Herzklopfen bei Uteruserkrankungen, als ob das Herz kalt wäre, Angina pectoris

Lobelia	misstraut seinen Fähigkeiten	Herzschmerzen, Herzklopfen, Angina pectoris, als ob das Herz aufhöre zu schlagen
Moschus	sich aus Schutzbedürfnis prostituieren	Herzaffektionen, Herzklopfen wegen emotionaler Ursachen, Herzneurosen
Naja tripudians	sich Zuwendung erzwingen	kardiale Atemnot, Präkordialschmerz, Herzschmerz zum kleinen Finger, Herzinfarkt
Natrium muriaticum	Festhalten an dem; was bewährt und bekannt ist	Herzklopfen mit Unruhe, Perikarditis, Tachykardie, Puls aussetzend
Opium	Grenze zwischen Bewusstem und Unbewusstem	kardiale Atemnot, Bradykardie, Herzklopfen aus emotionaler Ursache, Puls springend
Phosphor	die traumatisierte Lebensenergie, immer das Gleiche	Herzdilatation, akute Endokarditis, Herzklopfen beim Liegen auf der linken Seite
Pulsatilla	steckt Kopf in den Sand, fehlende Auseinandersetzung	Asthma mit Herzklopfen, Herzklopfen bei Dyspepsie, Präkordialdruck
Spigelia	der Vertrauensbruch, der Stich ins Herz	Trigeminusneuralgie mit Herzklopfen, kardiale Atemnot, Herzinfarkt, Hypertrophie
Spongia	Wunsch, sich durch Anpassung Schutz zu verschaffen	kardiale Atemnot, Herzklopfen im Kopf wiederhallend, Tachykardie, Angina pectoris
Tabacum	Rückzug aus Unsicherheit	Herzdilatation, Herzneurose durch Tabak, Tachykardie, Bradykardie, Angina pectoris

Die gestörte Kommunikation

Nieren- und Blasenerkrankungen
als Indikator nicht gelöster Kommunikationskonflikte

Alles, was mit Flüssigkeiten zu tun hat, entspricht symbolisch gesehen der Gefühls-welt. In beiden Organen, Niere und Blase, werden die oft nicht geäußerten Gefühle eines Menschen deutlich. Ist eines oder beide dieser Organe erkrankt, so kann der wissende Therapeut Rückschlüsse auf eine Störung in der Gefühlswelt des Patienten ziehen. Niere und Blase erkranken dann, wenn innerhalb einer engen menschlichen Bindung, einer Partnerschaft, zwischen Geschwistern, in einer Eltern/Kind - Beziehung ein Konflikt nicht gelöst wird, wenn der Ausgleich zwischen den Partnern nicht stattfindet. Wenn zum Beispiel eine tiefe, nicht verkraftete Enttäuschung ins Unbewusste gedrückt wurde und dort vor sich hinsiecht, kann es langfristig gesehen, zu einer chronischen Blasenentzündung oder zu einer Nierenerkrankung kommen. Je länger ein ungelöster Konflikt andauert, desto manifester ist die Erkrankung.

Nierenstein

Einer der tiefgängigsten Themen in diesem Bereich ist der Nierenstein. Ein Nierenstein entsteht, wenn Familienmitglieder jeder Generation ihre Gefühle, besonders negative, nicht äußern und sich grundsätzlich emotional zurückhalten. Anpassungs- und Verhaltensmuster von Menschen prägen sich, wenn sie nicht bewusst oder kritisch betrachtet werden, häufig über Generationen hinweg.

Ein gutes Beispiel dafür ist die Patientin Frau E. 42 Jahre alt, Krankenschwester:

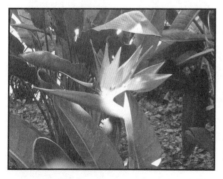

Die Mutter von zwei Kindern ist eine hochspirituelle Frau mit eigenen medialen Fähigkeiten. In den letzten sieben Jahren hat sie sich aus der üblichen traditionell familiären Denkweise ganz langsam dazu entwickelt, dass sie Spiritualität wahrnehmen kann und will. Derzeit kämpft sie darum ihre spirituellen Fähigkeiten sogar für sich selbst zu akzeptieren.

Dieser Prozess ist für sie nicht einfach, da sie sich damit ganz offiziell outet und komplett außerhalb des Familiengefüges ihrer Ursprungsfamilie steht. Als Kind hat sie sich schon anders, als die anderen gefühlt, hat aber Mechanismen entwickelt, um dies nicht zeigen zu müssen. Bis heute ist dies auch in ihrer beruflichen Tätigkeit zu spüren. Als Krankenschwester ist sie unterschwellig aggressiv, kämpft trotzig gegen schulmedizinische Regeln und gelegentlich auch gegen Vorgesetzte, fühlt sich ohnmächtig, weil sie glaubt, ihre spirituellen Fähigkeiten nicht einbringen zu dürfen. Letztlich hat sie noch nicht den Mut, sich als Therapeutin komplett selbstständig zu machen. Sie kann noch nicht ganz zu ihrem Anderssein stehen. Sie führt ein Doppelleben, in dem sie einerseits in einem Pflegedienst arbeitet, andererseits alternative Therapien mehr hobbymäßig ausübt.

Mitten in diesem „Selbstfindungsprozess" zog sich Frau E. eine leichte Fischvergiftung zu. Sie entwickelte Sodbrennen und Bauchschmerzen, die immer schlimmer wurden. Ein Schmerz oberhalb der rechten Hüfte, der schon seit vielen Jahren immer wieder auftrat und auch wieder verschwand, wurde recht heftig. Auffallend waren immer stärker werdende Ödeme. Eine Ultraschalluntersuchung am Freitagnachmittag ergab einen Nierenstein, der direkt am Harnleiter saß. Mit diesem Befund kam Frau E. direkt in die Praxis.

Zunächst gab ich ihr die Arzneimittel gegen die Fischvergiftung: **Arsenicum album** „Existenzangst, lieber sterben als sich verändern" und **Carbo vegetabilis** "Die Lebenskraft wird nicht für gesundes Eigeninteresse genutzt". Die Bedeutung dieser Arzneien treffen auf die Problematik von Frau E. zu.

Auch die Deutung der Fischvergiftung passte. Fische symbolisieren das Mitschwimmen mit dem was man tut und macht. Dazu hatte Frau E. keine Lust mehr. Allerdings war der Reifeprozess zu sich selbst zu stehen noch nicht abgeschlossen. Deshalb kreierte Frau E. die Fischvergiftung, bei deren Anlass sich der Nierenstein endlich deutlich machte. Die seit Jahren wiederkehrenden „Hüftschmerzen" waren letztlich ein Nierenstein. Für diesen Nierenstein gab ich Frau E. Calculus renalis, die homöopathische Aufbereitung des Nierensteins in C 50 000 in die Hand. Sofort entwickelte sie Unterleibsschmerzen und fühlte sich vergewaltigt, wie sie es klar und deutlich formulierte. Diese Thematik beantwortete ich mit **Kreosotum,** der homöopathischen Arznei der Vergewaltigung.

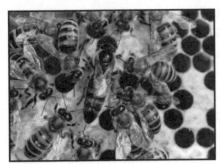

Die Unterleibsschmerzen wurden weniger. Ein stechender Schmerz im Ovar brachte mich auf **Apis** „Pflichterfüllung, funktionieren müssen ohne Aggression". Auch diese Thematik passte auf die Lebenssituation von Frau E.. Da mir unterdessen bewusst geworden ist, dass zu **Apis** auch **Apis regia** *(Abb.)* in Ergänzung wichtig ist, gab ich Frau E. diese Arznei zusätzlich. **Apis regia**, die Bienenkönigin, symbolisiert den Alleinherrschaftsanspruch, während die Arbeitsbiene die Dienerin ist. Aus der Rolle der Dienerin heraus muss Frau E. lernen Anspruch auf die Entfaltung ihrer Persönlichkeit zu stellen. Aus dem Persönlichkeitsanspruch entsteht oft - kompensatorisch aus der Dienerrolle - ein Machtanspruch. Aus gelebtem Machtanspruch entsteht Individualität. Die Individualität ist somit die erlöste geheilte Form des Machtanspruches, des Alleinherrschaftsanspruches.

All diese Arzneien nahm Frau E. schlückchenweise häufig über den Tag und das Wochenende hinweg. Tatsächlich gingen die Ödeme zurück und Frau E. war fast beschwerdefrei. Der am Montag erneute Ultraschall, der einer geplanten Operation voranging, ergab zu großem Erstaunen keinen Befund mehr. Der Nierenstein war offensichtlich abgegangen. In einem längeren Gespräch mit Frau E. erzählte sie von einem Konflikt, den sie schon immer mit ihrer Schwester hatte. Frau E. war zwar die jüngere, aber die mental stärkere der Schwestern gewesen. Sie. war überall beliebt und ihre Schwester darauf eifersüchtig war. Deshalb machte sich Frau E. klein, um ihre Schwester nicht unnötig zu verärgern. Leider ging dieser Mechanismus zu Lasten von Frau E`s. Persönlichkeit.

Gerade vor kurzem hatte Frau E. einen Disput mit ihrer pubertierenden Tochter gehabt. Bei einem Familienfest erfuhr die Schwester von dem Disput und mischte sich in die Belange von Mutter und Tochter auf das Schärfste ein, indem sie die Tochter für einen Tag „entführte". Frau E. hatte sich um das Verschwinden ihrer Tochter große Sorgen gemacht und war anschließend äußerst böse auf ihre Schwester. Der Konflikt spitzte sich noch zu, weil die Schwester in der Familie über vermeintliche Unzulänglichkeiten bei der Erziehung üble Gerüchte verbreitete. Die alte Rivalität der Schwestern war damit wieder aufgeflammt und der Nierenstein wurde sichtbar.

Unterdessen hat Frau E. keinerlei Ambitionen mehr, sich für ihre Schwester klein zu machen. Derzeit ist der Kontakt eingefroren und der übliche Güteversuch durch das „sich klein machen" von Frau E. blieb diesmal aus. Damit war sie sich zum ersten mal treu.

Dies war ein Beispiel für langjährige Konflikte, die sich als Nierensteine bemerkbar machen. Auch in den Vorgenerationen war Ähnliches zu finden.

Unwillkürlicher Harnabgang

Ebenso wie der Nierenstein ist auch der unwillkürliche Harnabgang ein wesentliches Thema für den Nieren -Blasenbereich. Menschen, die bei Husten, Niesen oder Springen unwillkürlich Urin verlieren, sind tiefen-psychologisch gesehen, Menschen die ihre Gefühle zu stark diszipliniert haben. Diesen Menschen ist es wichtig, als ordentliche, angepasste Menschen zu gelten. Individuelle Gefühle ausdrücken, scheint unschicklich. Gerade bei älteren Frauen ist das Maß der Disziplin erreicht, so dass in irgendeiner Form die Gefühlswelt entlastet werden muss. In diesem Falle durch unwillkürlichen Harnabgang.

Die Symbolik von Husten ist „Anerkennung einfordern", von Niesen ist „schreien, sich beschweren", von Springen ist „Lebensdynamik umsetzen". All diese Lebensanteile wurden bisher verdrängt bzw. nicht offiziell eingefordert. So müssen sich diese Bereiche über Krankheit darstellen.

Nieren- und Blasenentzündung

Die immer häufiger vorkommenden Entzündungen der Niere und der Blase bedeuten, dass die Persönlichkeit, die von einer solchen Entzündung betroffen ist, über eine andere Person in ihrer Umgebung stink wütend ist, dies aber verschweigt. Diese unausgesprochene Wut drückt sich dann in einer Entzündung aus. Interessant sind die Blasenentzündungen der älteren Generationen, die bei den weiblichen Wesen gleich nach der Hochzeitsnacht auftraten. In der damaligen Zeit wurden die Eheschließung und die Sexualität idealisiert. Spätestes nach der Hochzeitsnacht verwandelte sich das Ideal in die Realität und zeigte sich oftmals als große nicht formulierte Enttäuschung. Alternativ dazu entstand dann die Blasenentzündung.

Die „Volksweisheit", dass kalte Füße und das Sitzen auf einem kalten Stein Blasen-
oder Nierenentzündung provoziere, ist höchstens im symbolischen Sinne verständlich.
Kälte steht sinnbildlich für Frust. Eine Frustsituation aussitzen wollen oder müssen ist
die eigentliche Ursache für die Blasen und Nierenentzündung. Im Volksmund heißt es
auch: „jemand habe kalte Füße bekommen" jemand hat nicht den Mut gehabt sich zu
stellen, seine eigene Meinung zu sagen. In kühler frustrierter Atmosphäre existieren zu
müssen, ermuntert sicher nicht dazu, seine wirklichen individuellen Gefühle zu formulieren.

Homöopathische Arzneien

In der Homöopathie gibt es eine ganze Reihe homöopathischer Arzneien für Nieren
und Blasenerkrankungen.

Nux vomica ist eine Arznei, die für beide Krankheitsformen vorrangig wichtig ist.
Nux vomica hat die psychologische Bedeutung „Durch Überaktivität seine wirklichen
Gefühle verstecken". Diese Arznei ist für Persönlichkeiten wichtig, die sich ungern
einer Situation stellen, die lieber ablenken, damit ihre wirkliche Gefühlswelt nicht
deutlich wird. **Nux vomica** gilt als die Arznei der Workaholics. Durch viel Arbeit und
scheinbarer Wichtigkeit der Arbeit, wird vermieden, der eigenen Persönlichkeit Ausdruck zu verleihen. Der Mensch der diese Arznei braucht, hat in der Formulierung der
eigenen Gefühle offensichtlich schon Leid und Verletzung erlebt, und versucht diese
nun zu vermeiden.

Eine weitere wichtige Arznei für beide Krankheitsbilder ist **Cantharis** „die spanische
Fliege". Deren psychologische Bedeutung ist „Aktiv gegen die eigenen Interessen handeln". Die Persönlichkeit, die diese Arznei benötigt, macht in gewisser Weise das Gegenteil von dem, was für sie gut und richtig wäre. Sie ist zwar aktiv, handelt nur leider
gegen sich selbst. **Cantharis** ist eine wichtige Arznei der Autoaggression. Der
Konflikt, der die Nieren- und Blasenentzündung ausgelöst hat, wird also nicht geklärt,
sondern die Aggression, welche die Persönlichkeit hat, richtet sie gegen sich selbst,
bestraft sich selbst, um auszuweichen.

Eine dritte homöopathische Arznei mit dem Schwerpunkt Nierenentzündung, ist **Acidum benzoicum,** die Benzoe-Säure, die oft als Konservierungsstoff in Nahrungsmitteln enthalten ist. Die psychologische Bedeutung dieser Arznei ist: „Konserviert Missstände, aus der Überzeugung, es könnte noch schlimmer kommen".

Die Persönlichkeit, die diese Arznei benötigt, lebt schon sehr lange in einer Situation, mit der sie sehr unzufrieden ist. Allerdings hat sie nicht den Mut, diese unangenehme Situation in irgendeiner Form zu ihren Gunsten zu verändern. Sie hält der Situation geduldig stand, sie konserviert sie.

Eine typische Situation, auf die diese Arznei passt, ist die Situation einer langjährigen Partnerschaft, in der die Rituale sehr geordnet sind, aber keiner von beiden damit glücklich ist. Alte eingefahrene Rollenspiele, die letztendlich sinnlos sind und die Persönlichkeiten erdrücken, diese Situation braucht Acidum benzoicum. Gerade, wenn keiner der Partner den Mut hat, auszusteigen, weil er grundsätzlich der Meinung ist, wenn ich etwas verändere, komme es nur noch schlimmer.

Diese Arznei ist besonders wichtig für Pessimisten, die ihr Positives im Leben aufgegeben haben, die so viel geschluckt haben, die ihre Gefühle so lange verleugnet haben, dass sie keinen Ausweg mehr für möglich halten.

Aus der Beschreibung der homöopathischen Arzneien für Nieren- und Blasenentzündung wird deutlich, dass es äußerst wichtig ist, seine individuellen Gefühle zu formulieren. Auch wenn unklar ist, ob diese Gefühle richtig oder falsch sind. Dies spielt überhaupt keine Rolle, denn die Gefühle sind da und real. Erst in der Formulierung dieser Gefühle kann etwas Neues entstehen.

Die Probleme vieler Menschen entstehen dadurch, dass sie nicht miteinander kommunizieren, ihre Gefühle zurückhalten, eine Rolle spielen und in dieser Rolle so verhaftet sind, dass ihnen der Mut fehlt sich zu verändern. Wenn man über viele Jahre geschauspielert und Anpassung gelebt hat, ist es natürlich sehr schwierig, auf einmal ehrlich und direkt zu werden.

Diagnose Krebs

Eine ursächliche Krebskonstellation

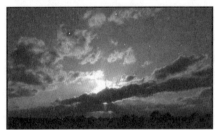 Die Diagnose Krebs ist immer eine wesentliche Entscheidung im Leben eines Menschen. Bei dieser Situation geht es darum, die Entscheidung zu treffen, ob eine oder diverse ignorante Konflikte aufrecht erhalten und lieber der Tod gewählt wird, oder mit sich und anderen ehrlich zu werden und tiefe, ungelöste Konflikte zu lösen und zu integrieren. In der Kreativen Homöopathie nennen wir das Krebs - Terrain: die Ebene des anscheinend nicht lösbaren Konfliktes. Wesentliche existenzielle Konflikte, die ursächlich auch über die jetzige Inkarnation hinausgehen können, dürfen nicht länger ignoriert werden, wenn ein Überleben sinnvoll erscheint. Es handelt sich dabei um oft dramatische Situationen, die in die normalen Moral- und Denkmuster nicht passen und deshalb isoliert werden.

Einige Beispiele von Krebspatienten:
Eine Frau wird in einer früheren Inkarnation denunziert und als Hexe verbrannt. Sie stirbt voller Rache. In einem späteren Leben, in dem der Krebs ausbricht, ist sie mit dem „Verräter" verheiratet. Die Partnerschaft ist Konflikt beladen und keiner weiß, warum. Es ist wenig Verständnis und Vertrauen da. Im Laufe der Jahre multipliziert sich das Konfliktpotential und keiner versteht warum.

Eine Frau wird im Krieg vergewaltigt in Anwesenheit ihrer Eltern. Sie verdrängt dieses Erlebnis, weil es absolut nicht in ihr „heldenhaftes Vaterbild" passt.

Ein Mann stand im Krieg vor dem Erschießungskommando, wird ausgelacht und nicht erschossen. In der Anamnese erklärt er, es habe ihm nichts ausgemacht. Die Diagnose war Prostatakrebs.

Wenn diese schweren Schocksituationen verdrängt bleiben und nicht integriert werden, muss die zugehörige Emotion im Sinne einer Erkrankung irgendeine Auswirkung haben.

Erinnern wir uns. Wir haben vom Baum der Erkenntnis gegessen und wollten wissen, wie sich die Materie bzw. das Leben auf der Erde anfühlt. Wir wollten Erfahrungen machen. Zu allen diesen Erfahrungen haben wir zumindest im seelischen Sinne unsere Zustimmung gegeben. Wir haben die Verantwortung dafür übernommen. Es ist also in gewissem Sinne widersprüchlich, eine Erfahrung machen zu wollen, diese aber letztlich doch abzulehnen und nicht zu integrieren. Das dazugehörige Gefühl, das bei einer solchen Erfahrung entsteht, bleibt „herrenlos", spaltet sich ab und wird in unserem Leben als unbewusstes Potential Schaden anrichten, da wir damit bewusst nicht umzugehen wissen.

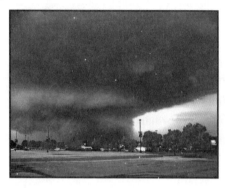

Wenn wir mit Krebspatienten sprechen, hören wir oft die Frage: „Was kann ich nun tun, damit ich die Krankheit besiege?" Die Idee, eine Krankheit besiegen zu wollen, ist ohnehin absurd, da Krankheit immer ein nicht integrierter Anteil von uns ist. Die Integration ist wichtig, nicht der Kampf gegen Krankheit. Denn wenn wir kämpfen, dann gegen einen eigenen isolierten Anteil von uns selbst. Die Integration erreiche ich dadurch, indem ich mein Leben liebevoll so annehme, wie es ist, in Gelassenheit.

Für diejenigen, die sehr gläubig sind, ist die Gottesfigur eine wesentliche Hilfe, denn sie unterwerfen sich einer dominanten väterlichen oder mütterlichen Obrigkeit in sicher liebevoller Weise und kommen damit zur Gelassenheit. Andere, die den "Kampf" gedanklich bevorzugen, lösen sich unter Aufbietung des gesamten Kraftpotentials letztlich von dem eigentlichen Konfliktherd, der oftmals in der Verbindung zum Partner oder zu einem Verwandten liegt.

Hierbei geht es nicht um die Verdammung eines anderen, sondern die Loslösung liegt, in der „Auseinander – Setzung" mit anderen. Liegt ein karmischer Hasskonflikt vor, werden wir ihn im heutigen Leben nicht verstehen, sondern unser Gegenüber chronisch verändern wollen, damit sich der unbewusste Verrat oder ein ähnliches Geschehen nicht wiederholt. Der „Konfliktpartner" wird desgleichen versuchen, so dass die Beziehung auf der Basis von Kontrolle, Veränderungsabsichten und ursprünglichen Hass- oder Schuldgefühlen besteht.

Ein Beispiel für eine „Kampfheilung" ist das Schicksal von Lance Armstrong, der sich schließlich von seiner Frau getrennt hat. Damit hat er den Veränderungskampf in Gelassenheit verwandelt. Eine weitere Möglichkeit, zur Gelassenheit zu kommen, ist die radikale Veränderung des eigenen Lebens, der Selbstfindungsprozess. In dieser Veränderung wird das unterschwellige Konfliktpotential unwichtig, da die Fokussierung auf spirituelle Lebensbereiche gelegt wird.

Ein interessanter Artikel dazu ist in der Zeitschrift PM Juni 2004 unter dem Titel: „Wunderbare Heilungen" von Nathalie Bureik erschienen.

Erfreulicherweise gibt es zu dem Thema Integration von „abgewiesenen Schocksituationen" auch einige homöopathische Arzneien.

Es handelt sich dabei als wichtigste Arznei um **Molybdän** mit der psychologischen Bedeutung: **Emotional geprägte Schocksituationen werden nicht integriert.** Dieses Schwermetall wird z.B. als Glühfaden in Glühbirnen verwendet. Es trägt also auch im täglichen Leben zur „Erleuchtung" bei. Toxische Symptome von Molybdän sind Hypertonie, Depression, Sprach-, Gang- und Sehstörung. Psychische Symptome sind Hass, Rache, Streitsucht, Abneigung gegen Gesellschaft.

Eine weitere zugehörige Arznei im Sinne eines Ergänzungsmittels ist **Thallium**, mit der psychologischen Bedeutung: **Fehlendes Gleichgewicht durch die Verleugnung des Körperbewusstseins.** Thallium wird als Schädlingsbekämpfungsmittel verwendet und hat als toxische Symptome Haarausfall, Neuralgien und Psychosen.

Wenn wir also die Integration von emotional belastenden Schocksituationen verweigern, ist auch der Spiegel der seelischen Situation, unser Körper, betroffen. Wir betreiben Lebensflucht, wenn wir nicht konsequent zu allen Erlebnissen positiv stehen wollen und können. Frustriert wollen wir, nach scheinbar schlechten Erfahrungen, weder mit der Erde, noch mit unserem Körper noch etwas zu tun haben. Dies ist natürlich nicht möglich, denn diese Lebensverweigerung verhindert jeglichen Ansatz, sich zur Gelassenheit hin zu entwickeln.

Ist der Ignoranzprozess massiv, dann ist die Ergänzung von **Iridium metallicum** mit der psychologischen Bedeutung: **Die Inspiration ist zweifelhaft, Rationales wird akzeptiert,** anzuraten. Bei Iridium haben wir eine Thematik, bei der jegliche Spiritualität und Inspiration abgewehrt wird. Dies kann sich organisch durch ein schnelles Zellwachstum, das für Krebs typisch ist, zeigen. Das Ignoranzpotential verselbständigt sich plötzlich in exponentieller Form.

Diese drei Arzneien sind äußerst hilfreich, wenn verdrängte emotionale Schocksituationen integriert werden müssen, damit sie keinen Schaden anrichten. Selbstverständlich sollten und müssen wir mit dem Einsatz dieser Arzneien nicht erst warten, bis sich Krebs entwickelt hat.

Es ist eine Freude mitzuerleben, in welcher Dynamik sich grundsätzliche Veränderungen bei betroffenen Patienten vollziehen und der Weg in die Gelassenheit möglich wird.

Der rheumatische Formenkreis

Homöopathische Behandlung einer Kniegelenksarthrose

Frau M. kam in die Praxis, weil sie seit über zwei Jahren in regelmäßigen Abständen und Schüben nicht mehr laufen konnte. Arthrose im rechten Knie war diagnostiziert. Seit ungefähr sechs Wochen war auch das linke Knie hinzugekommen, so dass Frau M. so gut wie gar nicht mehr gehen konnte. Sie erzählte, dass bis vor ein paar Tagen die Knieschmerzen bei Bewegung immer besser wurden. Über mehrere Jahre hatte sie das Problem ausschließlich rechts und nun war es eben auf das linke Knie ausgeweitet.

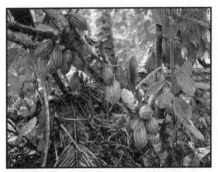

Vor 14 Tagen habe sie auf einer Treppe eine Stufe verfehlt und sei mit dem linken Fuß abgerutscht. Seitdem hätte sich der Schmerz im linken Knie gesteigert und ist inzwischen so schlimm gewesen, dass sie kaum noch laufen konnte. Ursprünglich sei das Problem der Knöchel gewesen und hätte sich dann aber aufs linke Knie verlagert. Ihr Hausarzt bemühte sich, Frau M. davon zu überzeugen, dass sie an Gewicht verlieren solle. Sie erzählte, dass sie seit ca. fünf Jahren Übergewicht habe. Zu dem Zeitpunkt hätten die Wechseljahre angefangen und sie großes Verlangen nach Schokolade *(Abb. Kakaopflanze)*. In letzter Zeit wäre sie sogar nachts aufgestanden, hätte Hunger und würde dann Schokolade essen. Das Abnehmen funktioniert aber irgendwie nicht.

Seit Beginn der Wechseljahre habe sie Hitzewallungen. Seit geraumer Zeit würde sie auch an Schlaflosigkeit leiden. Bis gegen 4:00 Uhr sei sie wach und könnte vor lauter Gedanken gar nicht einschlafen. Auf Nachfrage erzählte sie, dass sie ziemliche Sorgen bezüglich ihrer Tochter habe. Diese sei mit 17 Jahren bereits schwanger geworden, wäre inzwischen Mutter einer Tochter. Der Vater des Kindes hätte aber nie daran gedacht, sie zu heiraten. Für Frau M. war das eine sehr beschämende Situation, die ihr eine Menge ausmachte. Sie brachte auch ihre „Fressanfälle" damit in Zusammenhang. Wenn sie fasten würde, um abzunehmen, wäre sie sehr nervös und unruhig und die Schlaflosigkeit wäre noch extremer als sonst.

In der weiteren Anamnese erzählte sie, dass sie schon als Kind vier Mandelentzündungen gehabt habe und mit 20 habe sie bei einer Mandeloperation den Geruchssinn verloren.

Auch habe sie neun Monate nach der Geburt ihrer jüngsten Tochter - damals war sie 32 Jahre alt - einen Knoten in der linken Brust gehabt. Gott sei dank sei er gutartig gewesen. Damals habe sie öfter zum Arzt gehen müssen, was ihr gar nicht gepasst habe. Sie sei sehr religiös erzogen, habe ein extremes Schamgefühl und würde sich ungern irgendwie entblößen. Ihr Lieblingsessen sei von Kindesbeinen an Brot mit Butter gewesen. Ansonsten hätte sie keine Vorlieben. Außerdem habe sie schon einen Ausschlag im Gesicht gehabt, der dann mit Salben behandelt worden wäre. Seitdem habe sie aber heiße Füße, die sie auch nachts aus dem Bett herausstreckt.

In dem Anamnesegespräch wurde sie dann immer offener und erzählte zu guter Letzt sogar, dass sie im Moment überhaupt eine große Abneigung gegen Sexualität habe. Im Gespräch versuchte ich, noch etwas mehr über die partnerschaftliche Situation herauszufinden. Allerdings blockte Frau M. da sehr stark ab. Sie erzählte, dass ihr Mann schwer Diabeteskrank sei und dass sie darunter leide, dass er so verschlossen und schweigsam wäre.

Es gab Zeiten, wo sie gerne zusammen spazieren gegangen wären, aber das wäre ja jetzt mit ihren Knien überhaupt nicht mehr möglich. Sie selbst sei eine lustige, an anderen Menschen interessierte Frau, müsse aber sehr zurückstecken, da ihr Mann nicht unbedingt so Interesse an Gemeinschaft und anderen Leuten habe. Von Beruf war sie Näherin. Nach den Kindern habe sie sich selbständig gemacht und nähte nun für einige Auftraggeber in Heimarbeit relativ viel. Sie meinte, wenn sie dann sehr traurig oder belastet sei, würde sie sich gerne hinter ihre Nähmaschine zurückziehen. Dann hätte sie Zeit, zu arbeiten und über sich selbst nachzudenken.

Über Infektionskrankheiten und Impfungen wusste sie nur, dass sie einmal Keuchhusten hatte und dass sie gegen Pocken und Tetanus geimpft sei.

Aus der Anamnese verwendete ich 16 Symptome zur Repertorisation.
:

Symptom	Psychologische Bedeutung
Knieschmerz, Bewegung bessert	es fällt schwer, sich einer Sache beugen zu müssen, der man eigentlich entfliehen möchte
Knieschmerz rechts, dann links	sich zunächst einer unliebsamen Sache beugen wollen, dann aber emotional darunter leiden
Knöchel knacken beim Vertreten	Lebensdynamik und Spannkraft gingen auf einem falschen Weg verloren
Hitzewallungen	Wutanfälle
Verlangen nach Schokolade	Sehnsucht nach Erotik und Liebe
Hunger nachts	Sehnsucht nach Zuwendung und Liebe verhindert die Problemverarbeitung
voller Sorge um häusliche Angelegenheiten	nutzt die Gelegenheit, um von den eigenen Themen und Problemen abzulenken
Fasten verschlechtert	die eigenen Themen und Probleme dürfen nicht an die Oberfläche kommen
rezidivierende Mandelentzündung	wiederkehrende Wut, bestimmte Dinge nicht aussprechen zu können oder zu dürfen
Geruchssinn verloren	möchte die Umgebung nicht mehr wahrnehmen, möchte nicht merken, dass sie jemanden nicht riechen kann
Knoten in der linken Brust	Konflikt mit Kindern, steht nicht zum eigenen Kind
religiöse Affektionen	daran gewöhnt sein, Verantwortung an andere zu übertragen
Verlangen nach Brot mit Butter	Anspruchslosigkeit, verlangt nicht viel mehr als die Erfüllung der Grundbedürfnisse
Schlaflosigkeit bis 4:00 Uhr nachts	wichtige Konfliktthemen dürfen nicht verarbeitet werden
Abneigung gegen Koitus	Nähe und Verbindung zum Partner wird abgelehnt
Hautausschläge im Gesicht	zeigt, dass das Image, das eigene Gesicht verletzt ist

Nach Betrachtung der Symptomauswertung mit der HOMÖO-LOG ® Computer-Repertorisation ergab sich folgendes Ergebnis:

In der Auswertung wird deutlich, dass die Patientin in einer „dicken" Kompromisssituation lebt, mit der sie sich nicht auseinandersetzen will, sich Harmonie vorgaukelt. Diese Aussage wird in der Reihenfolge der Mittel Lycopodium clavatum, Pulsatilla pratensis und Sepia succus sehr deutlich.

Dass sie von Männern enttäuscht ist oder vielleicht auch nur von ihrem eigenen Mann, zeigt sich durch das Arzneimittel Ammonium carbonicum, aber auch durch das Arzneimittel Causticum carbonicum. Das Mittel Ammonium carbonicum sagt aus, dass sie sich unter der Beziehung offensichtlich etwas ganz anderes vorgestellt hat und sehr enttäuscht über die heutige Situation ist. Eigentlich müsste sie sich emotional von dieser Situation befreien, schafft dieses aber nicht (Causticum carbonicum).

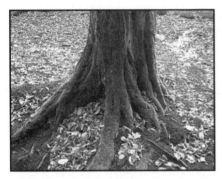

Interessanterweise ist das dritte Symptom: „Knacken der Knöchel beim Vertreten" ausschließlich von Causticum carbonicum repräsentiert. Das bedeutet, dass ein Mensch in einer Situation verbleibt, obwohl dieser Mensch genau weiß, dass er einen falschen Weg geht. Er schafft es aber nicht, die Emotionen so zu befreien, damit sein Weg korrigiert werden könnte.

Der Grund, warum Frau M. die Kompromiss behaftete Lebenssituation nicht verändert, ist in dem Arzneimittel Veratrum album und auch Mezereum deutlich zu sehen. In **Veratrum album,** der Thematik des Selbstverrats, wird deutlich, dass die Person, die dieses Mittel benötigt, große Furcht um ihr Image hat. Sie ist bereit, auf die Entfaltung der eigenen Persönlichkeit zu verzichten, nur um von anderen scheinbar geachtet zu sein bzw. in einer Gemeinschaft eine positive Position zu haben und zu behalten.

Ähnliches wird auch in **Mezereum** deutlich. Mezereum symbolisiert das Rollenspiel. In einer Beziehung oder in einer menschlichen Gemeinschaft entstehen bestimmte Rollen, die so stark sind und sich traditionell eingeschliffen haben, daß das Individuelle eines Menschen völlig überlagert wird. Hat sich diese traditionelle Rolle einmal festgeschrieben, ist es kaum möglich, diese Thematik ohne große Probleme zu verändern.

Wie schwerwiegend die Kompromiss behaftete Situation von Frau M. ist, zeigt sich in der Arznei **Acidum benzoicum,** dem einzigen Arzneimittels des Symptoms zwei: „Knieschmerz erst rechts, dann links". Die Situation hat sich mit Gewohnheit verbunden. Die Patienten, die Acidum benzoicum benötigen, haben sich an unliebsame Situationen so stark gewöhnt, dass sie nur noch negativ Denken.

Frau M. hat offensichtlich das Denkmuster: „Es kommt nichts besseres nach!" Sie glaubt nicht an eine positive Zukunft und fühlt sich nicht stark genug, eingefahrene Situationen aus eigener Kraft zu verändern. Die fehlende Stärke zeigt sich in den Arzneimitteln **Barium carbonicum, Agaricus muscarius und auch Ignatia amara.** Sicher hatte sie als Kind schon gelernt, sich klein zu machen, um Auseinandersetzungen zu entkommen (Barium carbonicum). Sicherlich ist schon in ihrer Kindheit das Muster: „Ich bin schwach und hilflos und habe keine Chance!" angelegt worden, das durch Agaricum muscarius repräsentiert wird. Häufig genug ist Agaricus muscarius die Basis der selbst erfüllenden Prophezeiung, die dann Kummer und Unterdrückung des eigenen Gefühls nach sich zieht, welches durch Ignatia amara repräsentiert wird. Offensichtlich ist Frau M. bis heute nicht in der Lage, sich mit bestimmten Themen auseinander zusetzen und ihre Bedürfnisse einzufordern **(Pulsatilla pratensis).**

Ihre Mechanismen, um mit der Situation einigermaßen zurechtzukommen, zeigen sich in Hepar sulfuris calcareum und Kalium carbonicum. **Hepar sulfuris calcareum** symbolisiert das Ändern wollen des Anderen, um nicht Konflikte lösen zu müssen. Wie es in Beziehungen häufig vorkommt, will sie ihn verändern und möglicherweise will er auch sie verändern. Leider ist dieser immer dramatischer werdende Veränderungswunsch keine Basis für eine zufrieden stellende Gemeinschaft. Es muss also Resignation daraus entstehen und die Flucht in andere Themen. Bei Frau M. ist die Flucht in eine „Nähstube" als konkrete Situation zu finden. Repräsentanz für dieses Verhalten ist das **Kalium carbonicum.** Frau M. ignoriert ihre eigenen Bedürfnisse und unterdrückt sie. Sie macht für andere, kompensiert mit Arbeit.

Da Frau M. diese Lebenssituation, in der sie steckt, keinesfalls in ihr Bewusstsein dringen lassen möchte, haben sich bei ihr die Knieschmerzen materialisiert. In der Behandlung ist also zu erwarten, da entsprechend der Besserung der Knieschmerzen eine Unzufriedenheit bezüglich der Situation deutlich wird. Frau M. nimmt die ausgewählten Arzneimittel in C 50.000 gleichzeitig 2 x täglich.

Daraufhin wurden die Knieschmerzen, vor allen Dingen links, sehr schnell besser. Auch die Schlaflosigkeit war innerhalb von drei Wochen gänzlich verschwunden. Frau M. begann, mit Bekannten und Freundinnen einen viel intensiveren Kontakt zu pflegen. Ihr kompensatorischer Arbeitseifer ließ entsprechend nach. Der Ärger über die „Schande" ihrer Tochter verlor sich bis auf einige wenige Anfälle.

Allerdings begann sie, sich ziemlich lauthals über ihren Ehemann zu beschweren. Nach einigen Wochen hatte sie sich auch damit arrangiert. Sie machte mehr von dem, was sie wollte und ließ ihn auch das machen, was er wollte. Etwa. drei Jahre später starb ihr Ehemann während einer Herzoperation. Schon vier Monate später erzählte mir Frau M., sie habe - noch heimlich - einen sehr liebevollen neuen Bekannten gefunden.

Dies erfuhr ich, nachdem sie sich nach dem Tod ihres Mannes einige Kummermittel und anschließend einige Arzneimittel gegen Schuldgefühle geholt hatte. (Diese Arzneimittel waren Ignatia amara, Natrium muriaticum, Acidum phosphoricum und Coffea cruda.) Schon im achten Monat des „Trauerjahres" (in der ländlichen Umgebung meiner Praxis werden solche traditionellen Rituale gewöhnlich sehr streng eingehalten), zog ihr neuer Lebensgefährte in das Haus ein und seitdem freuen sich beide ihres neuen lustigen Lebens. Von Knieschmerzen und Schlaflosigkeit ist selbstverständlich keine Rede mehr.

S. 1 SK GLS#   KNIE; Bewegung; bessert

S. 2 SK GLS#   KNIE; rechts; dann links; erst

S. 3 SK EX#   KNOCHEN; Knacken der Gelenke;Orte; Knöchel;Vertreten; beim

S. 4 SK ALG#   HITZEWALLUNGEN

S. 5 SS ALG#   S-; Schokolade; Verlangen

S. 6 SK M#   APPETIT; vermehrt; Hunger; nachts

S. 7 SS GM#   SORGEN; voller; häusliche Angelegenheiten; um

S. 8 SK MOD#   FASTEN (Zustand der Nüchternheit); verschlechtert

S. 9 SK IH#   ENTZÜNDUNG; einfache; Orte; Tonsillen; rezidivierend

S. 10 SK N#   GERUCHSINN; verloren

S. 11 SK B#   MAMMAE; Knoten in den Mammae; links

S. 12 SK GM#   RELIGIÖSE Affektionen

S. 13 SS ALG#   B-;Brot; Verlangen; Butterbrot

S. 14 SK SLA#   SCHLAFLOSIGKEIT; Mitternacht; nach; bis; 4 Uhr

S. 15 SK MG#   SEXUALTRIEB; Coitus; Abneigung gegen

S. 16 SK G#   HAUTAUSSCHLÄGE; Allgemeines

Repertorisation – sortiert nach Treffern - :

Wrt	Trf	Med	1	2	3	4	5	6	7	8	9	0	1	2	3	4	5	6
22	10	lyc	3	.	.	3	.	3	.	1	1	2	2	2	.	.	3	2
17	9	puls	3	.	.	1	.	1	2	1	.	3	.	2	1	.	.	3
20	9	sep	1	.	.	3	2	.	2	3	1	3	.	2	.	.	.	3
16	8	sulf	1	.	.	3	.	1	.	2	1	2	.	3	.	.	.	3
16	7	calc	1	.	.	3	1	.	.	3	.	3	.	2	.	.	.	3
12	7	caust	.	.	1	3	.	.	.	1	.	2	.	1	.	.	1	3
11	7	ign	.	.	.	2	.	2	.	1	.	2	.	2	1	.	.	1
17	7	psor	.	.	.	3	.	3	.	.	2	2	.	2	.	.	2	3
10	6	bar-c	.	.	.	1	.	.	1	2	3	.	.	1	.	.	.	2
13	6	graph	.	.	.	2	.	.	.	2	.	2	.	2	.	.	3	2
11	6	hep	.	.	.	1	.	.	.	2	2	3	.	.	.	1	.	2
13	6	lach	.	.	.	3	.	.	.	3	1	1	.	3	.	.	.	2
13	6	merc	.	.	.	2	.	.	.	1	.	3	.	1	3	.	.	3
14	6	phos	.	.	.	3	.	3	.	2	.	3	.	.	.	.	1	2
7	5	alum	.	.	.	1	.	.	.	1	.	2	.	1	.	.	.	2
6	5	am-c	.	.	.	1	.	.	.	1	.	.	.	1	.	1	.	2
6	5	ars	.	.	.	1	.	.	.	1	.	2	.	2	.	.	.	2
9	5	bell	.	.	.	1	.	.	.	.	.	3	.	2	1	.	.	2
10	5	mez	1	.	.	.	.	.	.	2	.	2	.	2	.	.	.	3
9	5	nat-m	.	.	.	1	.	.	.	.	.	3	.	1	.	.	1	3
10	5	rhus-t	2	.	.	2	.	.	.	.	.	2	.	1	.	.	.	3
10	5	sil	.	.	.	2	.	.	.	.	2	3	.	1	.	.	.	2
9	5	verat	2	.	.	.	.	.	.	1	.	1	.	3	.	.	.	2
4	4	agar	1	.	.	.	.	.	.	.	.	.	.	.	1	.	1	1
6	4	am-mur	.	.	.	1	.	.	.	1	.	2	.	.	.	.	.	2
7	4	aur	.	.	.	1	.	.	.	.	.	2	.	2	.	.	.	2
6	4	bry	.	.	.	1	.	1	.	.	.	2	.	.	.	.	.	2
5	4	carb-an	.	.	.	1	.	.	.	2	.	1	.	.	.	.	.	1
7	4	carb-s	.	.	.	2	.	.	.	.	.	2	.	1	.	.	.	2
7	4	carb-v	.	.	.	2	.	.	.	1	.	.	.	2	.	.	.	2
6	4	cham	.	.	.	1	.	.	.	.	.	2	.	2	.	.	.	1
6	4	chel	.	.	.	1	.	.	.	2	.	.	.	2	.	.	.	1
6	4	ferr	.	.	.	2	.	.	.	1	.	.	.	1	2	.	.	.
8	4	jod	.	.	.	2	.	.	.	3	.	2	.	.	.	.	.	1
8	4	kali-c	.	.	.	3	.	.	.	1	.	.	.	.	.	.	1	3
6	4	kali-p	.	.	.	1	.	.	.	.	.	1	.	2	.	.	.	1
6	4	mag-mur	.	.	.	1	.	.	.	1	.	2	.	.	.	.	.	2
6	4	nat-c	.	.	.	1	.	.	.	1	.	2	.	.	.	.	.	2

Psychologische Bedeutung – sortiert nach Treffern - :

Wrt	Trf	Med	Psychologische Bedeutung
22	10	lyc	der faule Kompromiss
17	9	puls	steckt den Kopf in den Sand, fehlende Auseinandersetzung
20	9	sep	Sehnsucht n. Harmonie, die den eigenen Vorstell. entspricht
16	8	sulf	Bewusstwerdung wird unterdrückt
16	7	calc	sich dem leben verweigern, Unterstützung wollen
12	7	caust	d. starke Verletzung emotionale Mauer gebaut haben
11	7	ign	d. starke Unterdrückung ins Gegenteil verkehrte Emotion
17	7	psor	aus Isolation entsteht Mangel
10	6	bar-c	Entw.hemmung a. Angst vor dem Leben u.d. Selbstverantw.
13	6	graph	Sitzt zwischen zwei Stühlen
11	6	hep	Andere verändern wollen, um eig. Sicherheit zu stärken
13	6	lach	unterdrückte Individualität
13	6	merc	eigene Lebenskraft findet keine Form und wird geopfert
14	6	phos	die traumatisierte Lebensenergie, immer das Gleiche
7	5	alum	eigener Standpunkt fehlt, Position nicht eingefordert
6	5	am-c	fehlende Sicherheit d.d. Zerstörung des väterl. Vorbildes
6	5	ars	Existenzangst, lieber sterben als sich verändern
9	5	bell	aus gestauter, unterdrückter Lebenskraft wird Zorn
10	5	mez	Rollenspiel anstatt individuelle Entwicklung
9	5	nat-m	festhalten an dem, was bewährt und bekannt ist
10	5	rhus-t	fühlt sich festgelegt u. eingeengt, möchte fliehen
10	5	sil	verkopft sein, d. Verletzung s. Gefühle wegdrücken
9	5	verat	der Selbstverrat
4	4	agar	sich als Verlierer fühlen
6	4	am-mur	Enttäuschung d.d. weibliche Prinzip, Ablehnung des Lebens
7	4	aur	fehlendes Selbswertgefühl
6	4	bry	Festhalten an Normen/Tradition, Individ. Nicht entfaltet
5	4	carb-an	Verzicht auf die Entfaltung der Willenskraft
7	4	carb-s	glaubt, etwas Besonderes zu sein, gespalten Persönlichkeit
7	4	carb-v	Lebenskraft wird nicht für gesundes Eigeninteresse genutzt
6	4	cham	fühlt sich nicht zugehörig, ist wütend darüber und trotzt
6	4	chel	gegen die eigenen Interessen untätig bleiben
6	4	ferr	das Leben ist harter Kampf
8	4	jod	sich nicht genährt, nicht geliebt fühlen
8	4	kali-c	Ignoranz der eigenen Bedürfnisse
6	4	kali-p	alles an sich reißen um anderen etwas zu bieten
6	4	mag-mur	sich i. Krieg befinden, innerer u. äußerer Widerstreit
6	4	nat-c	kann nicht zusammen, kann nicht alleine

Weitsichtigkeit

.. ihre Bedeutung und ausgewählte homöopathische Arzneien

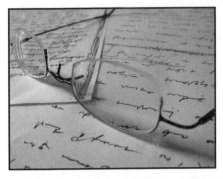

Vor einigen Jahren suchte mich eine 26jährige Patienten wegen nicht nachlassen wollender Schmerzen infolge eines Beinbruches links in meiner Praxis auf. Es stellte sich heraus, dass sie ebenso massive persönliche Probleme hatte. Als Hauswirtschaftslehrerin war sie sehr unzufrieden, mit den Schülern kam sie nicht besonders gut aus, ins Schulkollegium war sie ebenfalls nicht integriert. Sie fühlte sich sehr ausgestoßen, da sie sich selbst als Hauswirtschaftslehrerin nicht akzeptierte.

Sie war sehr kleinbürgerlich aufgewachsen, hatte eine Klosterschule besucht und einen ebenso familiär problembelasteten Mann geheiratet, der sich überdies gemessen am Temperament seiner Frau sehr ruhig verhielt. Von ihrem Naturell her war die Patientin eine ehrgeizige und wie sich später herausstellte, eine fordernde Persönlichkeit.

In der Anamnese gab sie unter anderem eine Weitsichtigkeit von +9 Dioptrien an. Sie litt unter ihren dicken Brillengläsern, mit denen sie sich absolut nicht gefiel.

Zunächst legte ich in der Behandlung mein Augenmerk auf die Verletzungsfolgen. Dazu setzte ich **Calcium carbonicum** mit der psychologischen Bedeutung: *sich dem Leben verweigern, Unterstützung wollen*, **Silicea** mit der psychologischen Bedeutung: *verkopft sein, durch seelische Verletzung sind Gefühle weggedrückt* und **Aconitum napellus** mit der psychologischen Bedeutung: *negatives Denken um des Selbstschutzes willen* ein.

Die Schmerzen der Verletzung wurden inzwischen besser, nun besprachen wir das Verhaltensmuster der Patientin ihrer Mutter gegenüber, da die Verletzung am linken Bein, am weiblichen Bein, am „Mutterbein" in der Schule vor dem ungeliebten Unterricht bei einem Treppensturz aufgetreten war. Obwohl die Patientin ihre Mutter eigentlich verachtete, da sie sich im Leben nur ihrer Umgebung anpasste, hatte die Tochter desgleichen getan.

Sie hatte auf Drängen ihrer Mutter einen „sicheren, frauengemäßen" Beruf gewählt, der ihr eine eventuelle Unabhängigkeit von Männern erlaubte. Damit hatte die Mutter ihre eigene Problematik mit ihrem Ehemann und ihren eigenen „Traumberuf" auf ihre Tochter übertragen.

Nach oben genannten Arzneien sah die Patientin auf einmal nicht mehr gut durch ihre Brille und suchte einen Optiker auf. Dieser stellte fest, dass sich die Augen um mehr als eine Dioptrie verbessert hatten. Da es mit dem verletzten Bein ohnedies viel besser ging, legte ich nun auf Wunsch der Patientin das Augenmerk auf die Weitsichtigkeit. Zunächst repertorisierte ich alle Symptome der Weitsichtigkeit:

S.   1 SK SEH# SEHFEHLER; weitsichtig
S.   2 SK SEH# SEHFEHLER; weitsichtig; abends
S.   3 SK SEH# SEHFEHLER; weitsichtig; durch Überanstrengung der Augen mit feiner Arbeit
S.   4 SD LOK# LOKALISATION; Augen; WEITSICHTIG

Wrt Trf Med psych. Bedeutung

Wrt	Trf	Med	psych. Bedeutung
8	3	arg-n	fordert Nestwärme ein
3	2	aesc	hält an leidvollem Familienschicksal fest
3	2	bell	aus gestauter; unterdrückter Lebenskraft wird Zorn
2	2	bry	Festhalten an Normen und Traditionen; Individualität nicht entfaltet
6	2	calc	sich dem Leben verweigern; Unterstützung wollen
2	2	caust	durch starke Verletzung emotionale Mauer gebaut haben
3	2	chin	sich abhängig und versklavt fühlen
3	2	con	Bezug zu den eigenen Grundbedürfnissen verloren
3	2	hyos	sich um sein Leben betrogen fühlen
3	2	lil-t	entweder/oder; Madonnen-Huren-Syndrom
3	2	lyc	der faule Kompromiss
3	2	nat-m	Festhalten an dem; was bewährt und bekannt ist
4	2	nux-v	durch Überaktivität seine wirklichen .Gefühle verstecken
4	2	onos	starr an Überzeugungen festhalten
4	2	petr	nicht über den Tellerrand hinaussehen
6	2	sep	Sehnsucht nach Harmonie; muss eigenen Vorstellungen .entsprechen
6	2	sil	verkopft sein; durch Verletzung sind Gefühle weggedrückt
2	2	spig	der Vertrauensbruch; der Stich ins Herz
2	2	tab	Rückzug aus Unsicherheit

1	1 acon	negatives Denken um des Selbstschutzes willen
1	1 alum	eigener Standpunkt fehlt; Position nicht einfordern
2	1 carb-an	Verzicht auf die Entfaltung der Willenskraft
1	1 chel	gegen die eigenen Interessen untätig bleiben
2	1 coloc	Wut im Bauch durch Anpassung und Unterdrückung von Ärger
2	1 dros	Artfremdes verdauen wollen; -harmonieren- müssen
1	1 grat	erwartet; verstoßen zu werden
1	1 hyper	im Schmerz des Leids verbleiben
1	1 mag-mur	sich im Krieg befinden; innerer u. äußerer Widerstreit
1	1 mez	Rollenspiel anstelle individueller Entwicklung
1	1 nat-c	kann nicht zusammen; kann nicht alleine
1	1 phos	die traumatisierte Lebensenergie; immer das Gleiche
1	1 phys	sucht Lösung in verzweifelter. Situation ohne fix. Sicht zu verändern
1	1 phyt	fühlt sich gefoltert; schreit erfolglos
1	1 psor	aus Isolation entsteht Mangel
1	1 raph	verunsichert im Selbstbild; Leitfigur fehlt
1	1 sang	glaubt; am Leben nicht mehr teilnehmen zu dürfen
1	1 stram	Panik; lange unterdrücktes Potential entlädt sich
1	1 sulf	Bewusstwerdung wird unterdrückt
1	1 valer	sich erpresst fühlen

Die homöopathischen Arzneien für Weitsichtigkeit beschreiben eine Situation, in der eine Persönlichkeit unbedingt Nestwärme einfordert und sich deshalb dem bisherigen Familienschicksal und den Traditionen anschließt, um dazu zu gehören und nicht verstoßen zu werden. Daraus entstehen möglicherweise eine starre Lebenssichtweise und feste, unumstößliche Überzeugungen.

Diese bleiben so lange erhalten, bis z.B. ein Vertrauensbruch innerhalb dieser Gemeinschaft erfolgt, oder lang anhaltende seelische Verletzungen, die unerträglich werden, den inneren Kampf zwischen eigener Individualität und Anpassung deutlich werden lassen. Letztlich stellt sich heraus, dass die Persönlichkeit nie ein adäquates Vorbild in der Person der Eltern hatte und sich auf Grund eines fehlenden eigenen Standpunktes angepasst hat. Mit diesen Erkenntnissen ist der Weg zum Individualisierungsprozess endlich offen und die Weitsichtigkeit ist nicht mehr notwendig.

Genau dies passierte bei der Patientin.

Nach **Raphanus, Alumina, Magnesium muriaticum, Physostigma, Aesculus, Onosmodium, Spigelia** und **Gratiola** wurde die Weitsichtigkeit immer geringer. Alle 4 – 6 Wochen benötigte sie schwächere Brillengläser. Nach einem halben Jahr waren sowohl der Beinbruch wie auch die Augen ausgeheilt. Innerhalb eines Jahres hatte die Patientin ihren Lehrerberuf aufgegeben und hatte sich einem therapeutischen Beruf zugewandt.

Diese Veränderung hatte bei ihrer Familie keinen großen Anklang gefunden. Es kam zu emotionalen Erpressungsversuchen und Streit, der sich aber nach einiger Zeit wieder legte. Das Verhältnis innerhalb der Familienhierarchie hatte sich ebenso wie das Auftreten und die Selbstsicherheit der Patientin umfassend und grundlegend verändert.

Die Weitsichtigkeit im Sinne: „die direkte Umgebung will nicht so wahrgenommen werden, wie sie wirklich ist" hat sich zu Gunsten des Erkennens der Realität erübrigt.

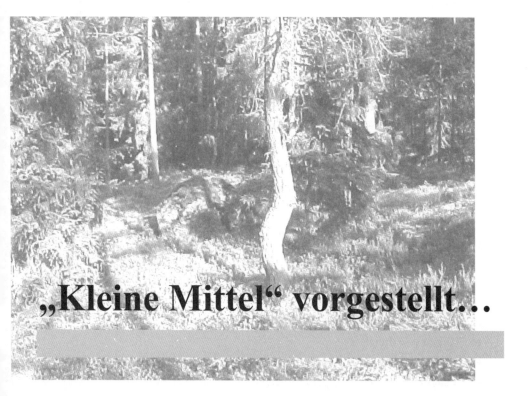

„Kleine Mittel" vorgestellt...

Aqua Kissingen

Die eigene Weiblichkeit annehmen

Aqua kissingen, das Wasser aus der Mineralquelle von Bad Kissingen, ist wie alle anderen Wasserarten ein stark emotional geprägtes Arzneimittel. Aqua kissingen ist im Synthetischen Repertorium zu finden mit insgesamt 47 Symptomen. Die 17 interessantesten Symptome, nämlich die, welche maximal bis zu 80 Arzneimittel in den Rubriken haben, seien hier kurz aufgeführt.

1. Auffahren, wie elektrisiert
2. beklagt sich
3. brütet über Unangenehmes
4. brütet über Kleinigkeiten
5. Fehler beim Sprechen
6. Gedächtnisschwäche sich auszudrücken
7. schreckliche Gedanken, nachts bei Erwachen
8. unangenehme Gedanken
9. Langeweile
10. verweilt bei vergangenen, unangenehmen Ereignissen
11. weinen, wenn man sie/ihn ansieht
12. Ohnmacht nach dem Stuhlgang
13. zusammengezogener Puls
14. Zucken im Schlaf
15. Träume von früher
16. Träume von Mord
17. Mensisschmerzen bei Magenproblemen

Aqua kissingen war mir speziell bei Kindern aufgefallen, die Probleme bei mit ihrer Aussprache hatten. Sie konnten sich nicht richtig ausdrücken, vergaßen Worte. Sie hatten noch bis zum elften oder zwölften Lebensjahr Probleme. sich zu formulieren. Wenn die Kinder dies merkten, war es ihnen äußerst unangenehm wenn sie sich beobachtet fühlten. Manche begannen auch zu weinen, so wie es im Synthetischen Repertorium bei Symptom 11 zu finden war.

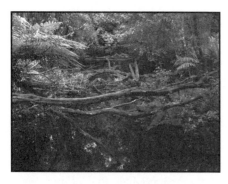

Was mir bei diesen Kindern ebenso auffiel, war eine Lateralitätsstörung, mit der Entwicklung hauptsächlich einseitiger Symptome: Wenn sie Schmerzen entwickelten, waren sie meist linksseitig zu finden. Aus meiner Beobachtung heraus, haben die Lateralitätsstörungen generell den psychischen Hintergrund, dass die Eltern dieser Kinder bzw. dieser Patienten sehr unterschiedlich sind bzw. waren.

Die emotionale Verbindung der Eltern ist sehr schwierig. Die Menschen mit Lateralitätsstörungen haben damit die Aufgabe, die unterschiedlichen Elternteile in sich zu verbinden. Das zeigt sich darin, dass Gefühl und Verstand, der weibliche und der männliche Anteil, schwierig miteinander zu vereinbaren sind.

Irgendwann kam ich auf den Gedanken, diese Arznei bei Legasthenie einzusetzen und sah tatsächlich Erfolge. Eine 28 jährige Patientin hatte als wichtigstes Symptom und damit für mich Leitsymptom, die im Symptom 17 beschriebenen Mensisbeschwerden, gleichzeitig mit Magenproblemen. Übersetze ich dieses Symptom in seine psychische Bedeutung, dann heißen die Mensisbeschwerden „das Leid des Getrenntseins von Mann und Frau" und die Magenbeschwerden „Fehlende Nestwärme, sich nicht zu Hause fühlen". Das Symptom drückt aus, dass die Mann-Frau-Beziehung oder der Ausgleich der Eltern nicht vorhanden war und die Patientin Nestwärme dadurch vermisste.

Ich sprach die Patientin auf diesen Hintergrund an und sie bestätigte mir, dass die Eltern sehr unterschiedlich seinen, dass sie immer gestritten hatten und ständig sehr emotional wurden. Sie selbst habe daraus gelernt, sich emotional zurück zunehmen, da sie sonst in die Rolle des „Sündenbocks" gedrängt wurde. Sie war häufig genug der Streitgegenstand ihrer Eltern. Gerade wenn sie weinte, oder ihre emotionalen Bedürfnisse anbrachte. Es fiel mir auf, dass diese Patientin sehr männlich wirkte und so befragte ich sie weiterhin über die Beziehung ihrer Eltern und stellte die These auf, das ihr Vater ihr lieber war, als die Mutter. Sie bestätigte dies sehr deutlich und sagte generell, dass ihre Mutter in der Familie einen recht schweren Stand habe. Sie würde nicht sonderlich ernst genommen und ihr Vater neigte dazu sie zu verachten. Sicherlich aus diesem Grunde hatte sie lieber, auch in ihrem Äußeren eine vermännlichte Rolle gewählt, damit sie trotzdem als Frau, eine gewisse Anerkennung erhalten würde.

Diese Patientin und ihre Ausführung wurden für mich zu einem Schlüsselerlebnis. Ich nahm mir einige Patientenakten von Frauen vor, die einen stark vermännlichten Eindruck gemachten hatten und suchte nach Symptomen von Aqua kissingen. Sehr versteckt fand ich bei der Suche das ein oder andere Symptom von Aqua kissingen. Es war sicher kein durchschlagendes Ergebnis, aber wenn von der Arznei ohnehin nur 47 Symptome bekannt sind, kann man davon ausgehen, dass Aqua kissingen nur ungenügend geprüft ist.

So beschloss ich, bei der nächsten Konsultation die vermännlichten Patientinnen nach ihrer Familiensituation zu befragen. Es stellte sich tatsächlich heraus, dass in allen Fällen eine Verachtung des Weiblichen vorlag. Die Mütter dieser Patientinnen waren nicht geachtet, so dass die Patientinnen selbst lieber den männlichen Teil lebten. Nachdem ich etwas mutiger und erfolgreich mit Aqua kissingen umzugehen gelernt hatte, stellte ich nach etlichen Diskussionen, unter anderem mit meinem Lebensgefährten, die These auf, dass generell in Deutschland die Thematik Frau, Hausfrau und Mutter sehr negativ besetzt ist und ich setzte Aqua kissingen bei den Karrierefrauen bzw. bei den Frauen ein, die letztendlich sich als Hausfrau und Mutter sehr missachtet fühlten und sich selbst als „nur Hausfrauen" missachteten.

Die These bestätigte sich dahingehend, dass eine große Anzahl von Frauen, die mit ihrer Rolle als Frau und Mutter unzufrieden gewesen waren, nach der Gabe von Aqua kissingen auf einmal eine gewisse Zufriedenheit erreichten und die Langeweile, das Symptom 9 in der Liste der aufgeführten Symptome von Aqua kissingen, sich zu Gunsten von „genießen können" und sich selbst eine Aufgabe suchen, veränderte. Die psychologische Bedeutung von Aqua kissingen habe ich als „Ablehnung und Verachtung des weiblichen emotionalen Anteiles" definiert. Ich hoffe, dass die homöopathische Arznei Aqua kissingen, genauso wie in meiner Praxis, auch in vielen anderen zur Versöhnung mit dem weiblichen Anteil beiträgt.

Es sei noch darauf hingewiesen, dass Aqua kissingen sicher nicht nur eine homöopathische Arznei für weibliche Patienten ist. Bei den männlichen Patienten liegt eine Missachtung der Mütter bzw. aller Frauen. Die männlichen Patienten sind sehr sachlich, logisch und bei ihnen vermisst man das assoziative, typisch weibliche Denken. Gerade die Herren, die zu materialistisch denken, und den spirituellen Anteil belächeln, sind ideale Kandidaten für Aqua kissingen.

Aqua teplitz

Die verletzte emotionale Öffnung

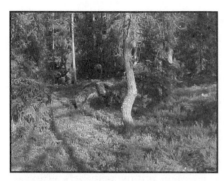

Alles was flüssig ist, symbolisiert Gefühl und die Gefühlswelt. Aus diesem Grund sind die einzelnen Wasserarten auch als homöopathische Arzneien hoch interessant und für Störungen in der Gefühlswelt der Patienten äußerst wichtig. Aqua teplitz, das Mineralwasser aus Böhmen ist eine wenig bekannte Arznei. Im Kent'schen Repertorium finden wir insgesamt nur 233 Symptome von Aqua teplitz. In den anderen bekannten Repertorien ist es oft gar nicht zu finden.

Das Arzneimittelbild von Aqua teplitz zeigt sich z. B. in folgenden Symptomen:

Symptom	psychologische Bedeutung
Haarausfall	Vitalitätsverlust
Gedächtnisschwäche	Ignoranz
mürrisch/ missmutig sein	Kontakt abweisen
reizbar, wenn man ihn anspricht	niemanden an sich heranlassen
Abneigung gegen Fleisch	will nicht mehr kämpfen
Nackensteifigkeit	sich bedroht fühlen, keine Liebe erwarten
Muskelkrämpfe	in einer Situation stecken bleiben, anstatt sie zu verändern
Zungenlähmung	formuliert seine Gefühle nicht
Bläschen im Mund und auf der Zunge	formuliert sich zu wenig
Schmerzen im Hals, die sich zum Ohr erstrecken	hört nicht auf die innere Stimme, weil er meint alles schlucken zu müssen
Schwäche beim Erwachen	fühlt sich für den täglichen Neubeginn zu schwach
Eiterung am Ellbogen	wütend darüber, sich nicht durchsetzen zu können
Schwindel; wenn sie geht, scheinen sich auch alle Häuser zu bewegen	glaubt, dass kein sicheres Nest vorhanden ist

Diese Symptome beschreiben einen Menschen, der sich zurückgezogen hat.

Der Patient, der diese Arznei braucht, ist offensichtlich sehr unsicher. Er fühlt sich bedroht, er hat das Gefühl keine Sicherheit zu haben. Das wird auch durch folgendes Symptom noch einmal deutlich:

Magenschmerz, besser nach kalten Getränken	muss die Wut über fehlende Nestwärme besänftigen

Ein Patient mit obigen Symptomen hat keine innere Sicherheit, da er vielleicht den notwendigen Schutz in der Kindheit vermisst hat. Deshalb ist es verständlich, dass ein solcher Mensch nach Unterstützung und Stärke sucht. Wenn er einen anderen kennen lernt, setzt er vermutlich viel Hoffnung in emotionale Sicherheit durch den anderen. Zum Beispiel wünscht er sich, wenn er eine neue Partnerschaft eingeht, emotional unterstützt, fast kindlich aufgehoben zu sein. Wird das nicht erfüllt, was ja zu erwarten ist, kommt es zum Rückzug und letztlich zur Resignation.

In der „mentalen Arzneimittelprüfung", in der eine homöopathische Arznei in einer Hochpotenz über längere Zeit in der Hand gehalten wird, erzählt der Proband dann, welche Gefühle und Erinnerungen in ihm hochkommen. Eine Probandin mit Aqua teplitz in der Hand sagte ganz spontan: „Wenn ich mich emotional öffne, werde ich sowieso verletzt." Dann fügte sie noch etwas sehr Wichtiges hinzu: „Wenn ich mich emotional öffne, habe ich das Bedürfnis als einzige Chance auf eine Zusammengehörigkeit schwanger zu werden." Damit wurde eine Indikation für Aqua teplitz deutlich, die seit Jahren in der Praxis gute Hilfe bedeutet. Besonders Frauen, die sich in ihren Partnerschaften enttäuscht fühlen, entwickeln oft heftig einen Kinderwunsch. Es ist dann der Wunsch und die Vorstellung da, dass das Kind der Frau die bedingungslose Liebe gibt, die sie in ihrer Partnerschaft vermisst. Das Kind soll der Mutter dann das geben, was sie an Liebe im Leben vermisst.

Bei Aqua teplitz geht es darum, dass ein Mensch sich emotional geöffnet hat und dann enttäuscht wurde. Der Schluss, der daraus entsteht, ist, einen zunächst Schwächeren an sich zu binden, damit eine emotionale Verletzung nicht mehr passieren kann. Aqua teplitz ist bei der Thematik eines Patienten „Ich werde sowieso verlassen" von wesentlicher Bedeutung. Denn auch das Kind als Alternative wird eine Enttäuschung bringen. Irgendwann wird das Kind flügge und der Mutter nicht mehr die emotionale Stabilität geben können und wollen, denn auch dieser Mensch muss seinen eigenen Weg gehen.

Aqua teplitz ist demnach eine Arznei, die für die Menschen wichtig ist, die große Probleme haben, sich auf einen anderen einzulassen. Daher ist ein wesentliches Folgemittel **Osmium**, die Arznei des „Sich-Einlassens". Als weiteres Folgemittel finden wir **Natrium muriaticum**, „das Festhalten an Altem". Ist das Gefühl einer emotionalen Hingabe entstanden, soll diese natürlich festgehalten werden. Da das Leben aber Dynamik ist und fortschreitet, wird auch das Festhalten letztlich zu einer Enttäuschung oder kompensierend zu einer großen Illusion führen.

Aqua teplitz ist eine großes tiefenpsychologisches Motiv von **Natrium muriaticum**, denn der Patient erhält durch **Aqua teplitz** die innere Sicherheit, sich selbst zu vertrauen, sich auf sich selber einzulassen. Die Abhängigkeit, auf die Persönlichkeit der anderen unbedingt angewiesen zu sein, kann sich positiv wandeln, weil er sehr viel mehr Stärke und Selbstliebe entwickelt. **Aqua teplitz** ist ein wertvolles und wichtiges Arzneimittel, welches ich in meiner Praxis inzwischen häufig einsetze, damit ein Patient die Entwicklung zur emotionalen Sicherheit in sich selbst erleben kann.

In der Summe der einzelnen Symptome und deren Deutung und aus der Erfahrung der mentalen Arzneimittelprüfungen habe ich das Mittel **Aqua teplitz** mit der psychologischen Bedeutung „**emotionale Öffnung wird aufgrund von Leid vermieden**" versehen. Aqua teplitz ist sicher eine wichtige Arznei, die, wenn sie angezeigt ist, eine schnelle emotionale Stabilisierung des Patienten bewirken wird.

Erst dann, wenn eine Persönlichkeit sich auf sich selbst einlässt und nicht mehr in so starkem Maße emotionale Stütze im Außen sucht, kann sie Eigenverantwortlichkeit entwickeln. Eigenverantwortlichkeit ist die wichtigste Basis, damit wir unser Leben selbst gestalten können und nicht scheinbar vom Leben dirigiert werden.

Sanicula Aqua

Die Arznei der „dicken Luft"

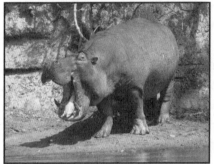

Es kommt in den besten Familien vor, dass Eheleute sich nicht mehr verstehen und wenn sie ehrlich wären, sich von einander trennen müssten. Aber die Kinder sind oft das wichtigste Argument, die Beziehung doch aufrecht zu erhalten. Aber was macht das Kind in dieser Atmosphäre?

Der Atmosphäre von **Sanicula aqua** mit der psychologischen Bedeutung: *„In vergifteten Gefühlen überleben müssen."*

Die unterschwellige Reizsituation der Eheleute oder vielleicht sogar das resignierende Schweigen wird oft zu einer unangenehmen Atmosphäre. Das Kind, dass in einer solchen Situation aufwächst, fühlt sich nicht selten schuldig, obwohl es eigentlich mit diesem Zustand wenig zu tun hat. Aus diesem Schuldgefühl entsteht Handlungsbedarf für das Kind. Oft fühlt es sich genötigt, je nach Charakteranlage, entweder den Kasper zu spielen oder in irgendeiner Form die Eltern zu befrieden, indem es z. B. die Aufmerksamkeit auf sich lenkt, um die Atmosphäre etwas aufzulockern. Kinder in dieser Situation lassen sich vielfältig Kompensationsmuster einfallen. Sie können einerseits albern sein, andererseits Streiche inszenieren, sich regelmäßig verletzen, Unfälle produzieren etc.. All das machen sie, um abzulenken und die unangenehme dicke Luft in irgendeiner Art und Weise zu bewältigen.

Hat eine Person eine solche Inszenierung über viele Jahre durchgezogen und bewältigt, dann sind sicher Folgereaktionen entstanden. Meistens fühlt er sich ausgenutzt, weil trotz aller Anstrengungen die Atmosphäre sich nicht verändert, es ist keine Ehrlichkeit eingetreten. Die Situation des „Ausgenutzt-seins" wird repräsentiert von der Arznei **Borax veneta,** einer Folgearznei von **Sanicula aqua,** mit der psychologischen Bedeutung: *„Sich ausgenutzt und weggeworfen fühlen."*
Besonders interessant ist, dass die Arznei **Borax veneta** als Repräsentant für Verpilzungen gilt. Das Terrain des Pilzbefalles ist damit geschaffen. Manch ein Kind was mit Pilzbefall zu tun hat, ist in der **Sanicula aqua** und **Borax veneta**-Situation.

Das Fatale ist, dass die Persönlichkeit, die den Entertainer für die Umgebung macht, letztlich zu keiner Lösung kommt, weil keine Ehrlichkeit und Klarheit in die Situation gebracht werden kann. Schlussendlich muss sie sich ausgenutzt fühlen, weil keine produktive Lösung in Sicht ist. Aus dieser unangenehmen Situation entsteht oft das Lebensgefühl „für sich selber keine Position zu haben" **Alumina.** Denn es ist leicht nachvollziehbar, dass das Kind, was sich in einer unterschwelligen Reizsituation befindet, versuchen wird, sich mit einem Elternteil, möglicherweise dem schwächeren, zu identifizieren. Dabei lernt die Persönlichkeit, dass das Leben Krieg bedeutet, dass ein ständiger Kampf stattfindet. Die Thematik *„Krieg führen müssen"*, wird durch die **Magnesium-Arzneien** repräsentiert.

Nehmen wir einmal an, ein kleiner Junge ist in der oben beschriebenen Situation. Die Eltern verstehen sich nicht mehr, bei beiden Elternteilen ist ein emotionales Defizit zu verzeichnen und der Junge fühlt sich genötigt, das emotionale Defizit der Mutter zu füllen **(Juglans regia).** Die Mutter wird die Bemühungen des Jungen gerne annehmen, bis zu dem Zeitpunkt, wo der Ehemann und Vater bei seiner Ehefrau wieder sein Recht einfordert. Oftmals fühlt sich dann der Sohn sehr verletzt und im Stich gelassen, weil er seiner Mutter doch nicht vertrauen kann und es prägt sich die Situation, dass er in einem Lebenskampf unterlegen sein wird, der ewige Zweite.

Ist diese Erfahrung in dem kleinen Jungen nun geprägt, so wird sie sich auch in späteren Partnerschaften des inzwischen Erwachsenen wieder finden. Vielleicht wird ihm später die Angebetete von irgendeinem männlichen Kollegen weggeschnappt, oder er bleibt insofern der ewige Zweite, indem er zum Tröster avanciert. Er tröstet die verletzten Damen, in der Hoffnung Zuneigung und Liebe von ihnen zu bekommen. Meistens endet dies aber wieder in der Enttäuschung und das alte, von der Mutter geprägte Muster, ist wieder aktuell.

Die beschriebene Verhaltensmusterkette funktioniert natürlich auch bei einem kleinen Mädchen, dass versucht, seinen Vater zu trösten. Vielleicht bekommt die Tochter die Position der Ersatzehefrau (natürlich ohne die sexuellen ehelichen Pflichten) und sie wird automatisch zur Rivalin ihrer Mutter. Diese Situation spiegelt sich dann später darin, dass der Partner sich nicht eindeutig für seine Freundin entscheiden kann und optional oder real andere Frauen die Beziehung stören und wieder gibt es die Rivalität.

Die Kehrseite der Medaille sieht natürlich auch so aus, dass die Tochter, die irgendwann flügge wird und einen eigenen Partner haben möchte, sich sehr schwer von ihrem Vater lösen kann. Der Vater, der es gewohnt ist, mit zwei rivalisierenden Frauen zu leben, wird es nicht unbedingt toll finden, wenn ein zusätzlicher Mann ins Spiel kommt und es entstehen Eifersucht und verletzte Gefühle. Dieses Spiel kann natürlich noch viel differenzierter und umfassender inszeniert werden. Noch ganz andere, viel verborgenere Verhaltensmusterketten können sich aus diesem grundsätzlichen Thema der ungeklärten dicken Luft entwickeln.

Für den Homöopathen ist es wichtig zu wissen, dass die Gabe von **Sanicula aqua** genau diese geprägte Verhaltensmusterkette aktivieren wird. Der Patient reagiert oft mit Resignation und Trauer, weil die Erfahrung des „Ausgenutzt-worden-seins", bei der keine Lösung gefunden wurde, sofort aktiv wird. Gerade nach *Sanicula aqua* ist es wichtig, sofort weiterzubehandeln, damit der Patient nicht in einer solchen Situation stecken bleibt.

Avena Sativa - Saathafer

… Selbstachtung gewinnen

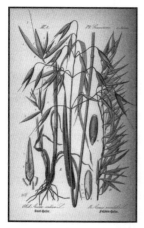

In unserer Sprache liegt sehr viel Wahrheit. Viele Sätze und Redewendungen haben tiefe und bedeutungsvolle Inhalte. So auch der Satz: „Dich hat wohl der Hafer gestochen". Diese Aussage unterschreibt eine Persönlichkeit, die sehr eigenwillig verrückte traditionell unangebrachte Dinge tut.

Als Nahrungsmittel, als Haferflockenbrei oder sogar Haferschleim bietet der Hafer Hilfe und Beruhigung für den Magen. Dieser, der Magen, trägt die Symbolik der Nestwärme. Die Persönlichkeit, die Magenprobleme hat, fühlt sich in ihrer Lebenssituation nicht heimisch, nicht zuhause, nicht sicher. Sie hat sich offensichtlich zu sehr an anderen orientiert und fühlt sich vielleicht abgewiesen, auf jeden Fall nicht zugehörig. Wenn andere Nahrung nicht vertragen und verarbeitet werden kann, das Leben vielleicht gerade „zum Kotzen" ist, gibt der Haferschleim meistens doch noch Stabilität und beruhigt.

Auch in homöopathischer Form tat Avena sativa gute Dienste bei einer Patientin, die sich zwischen den Anforderungen ihrer Mutter und den Anforderungen ihres Lebenspartners aufrieb. Sie war nervlich wie auch körperlich ziemlich fertig, weil es für sie offensichtlich nur die Lösung gab, entweder die Bedürfnisse und Wünsche der Mutter zufrieden zu stellen, oder mit ihrem Partner zusammen zu bleiben. Die Mutter hat sich nach Aussage der Patientin in alle ihre Männerbeziehungen eingemischt. Niemand war ihr bis jetzt recht gewesen. Damit konnte die Patientin bisher absolut nicht umgehen. Anstatt ihren eigenen Weg zu gehen, rieb sie sich an den emotionalen Anforderungen der beiden auf.

Nach Avena sativa in einer C 50.000 beruhigte sich die Patientin sofort sichtlich. Die fordernde Mutter war auf einmal nicht mehr so wichtig. Die Gesichtszüge der Patientin wurden innerhalb weniger Minuten um Dimensionen gelassener, freundlicher und lockerer.

In den Repertorien von Boericke und im Synthetischen Repertorium sind einige Symptome von Avena sativa zu finden. Das Aufgeriebensein in Sorgen und Nöten ist auch in den Avena sativa-Symptomen fast durchgängig zu finden. Das Symptom der **Hirnmüdigkeit** tritt sicherlich in dem Augenblick ein, wenn ein Mensch viel zu viel denkt oder viel zu viel gedacht hat und keine Lösung finden konnte. Bei **Hypochondrie** ist ein Kraftpotential da, welches aber nicht sinnvoll ausgeleitet werden kann, so dass Stauungen entstehen und der Patient ziemlich viele beliebige Symptome produziert.

Beim **Brennen auf dem Scheitel** symbolisiert der Scheitel die Intuition, die von oben erwartet wird, wenn man sie zulässt. Für die Persönlichkeit wäre es dringend nötig, ihre Intuition zuzulassen die als Alternative zum logischen Denken oftmals mehr Hilfe bringt als die Logik selbst. **Kopfschmerzen im Hinterkopf** stehen für die Konfliktanteile „die man noch im Hinterkopf behalten hat", also Dinge, die entweder nicht bewältigt, nicht vergessen oder noch zu lösen sind. Sie befinden ich gemäß unserer Sprache im Hinterkopf. Bezogen auf die Patientin, war ein wesentlicher Konflikt zwischen Mutter und Tochter offensichtlich nicht gelöst worden, denn auch die Patientin litt öfter unter Hinterkopfschmerzen.

Auch bei **Schnupfen**, bei der **Rhinitis**, ist Avena sativa zu finden. Derjenige, der die Nase voll hat, also einen Schnupfen entwickelt, tut dies, weil er möglicherweise in einem Konflikt steht, der scheinbar nicht gelöst werden kann; weil er vielleicht zwischen zwei Menschen steht, weil er meint, sich entscheiden zu müssen, oder weil er grundsätzlich in einem Reizzustand steht. Auch andere Symptome von Avena sativa deuten auf Reizzustände hin, so beispielsweise das **Vibrieren der Extremitäten beim Einschlafen, Zucken, Zittern, Schwäche der Hände, besonders der Handflächen** oder auch **Entkräftung nach akuten geistigen Anstrengungen**. In all diesen Symptomen wird deutlich, dass die Energie nicht fließt, dass es Stauungen gibt, die offensichtlich nicht gelösten Konflikten entspringen.

Ein weiteres interessantes Symptom ist die **Schwäche nach Grippe.** Grippe symbolisiert das Gefühl des „Gefoltert seins", des Belastetseins. Wenn das Gefühl des Belastetseins nicht endet, dann bleibt die Schwäche. Auch hier ist die Situation nicht gelöst. Ebenfalls ist interessant, das Avena sativa bei den verschiedensten **Süchten** angezeigt ist. Bei **Alkoholismus**, bei **Tablettensucht**, aber auch als Folge von **Narkosen**. Die Süchte deuten auf eine Lebenssituation des Patienten hin, in der er sich nur nach Wechsel der Bewusstseinsebene als Persönlichkeit spüren und fühlen kann. Vielleicht empfindet er nur auf dieser Ebene seine Existenzberechtigung.

Auch bei Operationen, bei denen die Narkose hilfreich und notwendig ist, wird ein Konflikt bearbeitet, bzw. ein Konfliktpotential, das sich materialisiert hat, entfernt, das im Hier und Jetzt anscheinend nicht lösbar war. Die Patienten, die in Narkoseschäden verbleiben, haben große Schwierigkeiten, ins Hier und Jetzt zurückzugehen, möglicherweise wegen diese oder verschiedener drohender Konflikte, die sie für sich als nicht lösbar erkannt haben.

Um den Zustand von Avena sativa noch deutlicher zu beschreiben, sei das Symptom **Schlaflosigkeit infolge von Schwäche** erwähnt. In dieser Situation scheint der Patient so intensiv gedacht und Konflikte innerlich zu bearbeiten versucht zu haben, dass nur noch Schwäche übrig bleibt. Letztendlich ist er auch nicht bereit, in die nächtliche Verarbeitungsphase zu gehen, damit eine endgültige Lösung vielleicht doch noch möglich wäre. In Avena sativa ist eine gewisse Sturheit, ein Problem nur in einer bestimmten Art und Weise lösen zu wollen, enthalten. Dies wird in dem Symptom **Schlaflosigkeit während der Rekonvaleszenz** deutlich. Letztlich versucht der Patient zu verhindern, dass er wieder vollständig stabil und kraftvoll wird.

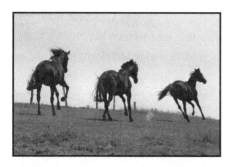

Avena sativa haben wir einmal in einer mentalen Arzneimittelprüfung betrachtet. Während einer mentalen Arzneimittelprüfung hält der Proband das Röhrchen Avena sativa, z.B. eine C 50.000, über längere Zeit in der Hand und beschreibt in einem Entspannungsgefühl, sofern dies möglich ist, die hochkommenden Symptome, bzw. die hochkommenden Bilder. Oftmals sind die Bilder und Geschichten, die bewusst werden, so plastisch, dass man von einem inneren Kino sprechen kann. Bei Avena sativa war eine Probandin zu Pferd auf der Flucht und wurde von einigen Leuten verfolgt. Sie war sehr aufgeregt und wollte unbedingt entkommen. Es war allerdings keine dramatische Flucht, in der sie sich bedroht fühlte, sondern die Leute schienen ihr einfach nur hinderlich oder lästig zu sein. Sie versteckte sich zunächst und war in Sicherheit. Anschließend wendete sie ihr Pferd und ritt in die Richtung zurück, aus der sie die Verfolger erwarten konnte.

Erfreulicherweise war sie durch das Halten von Avena sativa unterdessen so stabil geworden, dass die anderen einen Sicherheitsabstand zu ihr einhielten. So war das Belästigungsgefühl durch andere überflüssig geworden.

Wenn wir alle genannten Aspekte einmal zusammentragen, so scheint der Hauptnenner dieser Aspekte, also die Lebenssituation des Patienten, in der er sich befindet, wenn er Avena sativa braucht, darin zu liegen, dass eine Persönlichkeit den inneren **Zwang** verspürt, **es allen Menschen in seiner Umgebung recht zu machen.** In diesem „recht machen müssen" und sich dabei selbst vergessen, reibt sich die Persönlichkeit auf, bis von ihr selbst nichts oder ganz wenig über bleibt. Die Nerven liegen blank. Allerdings zeigten sich in weiteren mentalen Arzneimittelprüfungen Kompensationsmuster, in denen die Persönlichkeit, die in der „Avena sativa-Situation" steckte, einen Helfertrieb entwickelte, so dass über den Helfertrieb die Erwartungshaltungen der anderen einigermaßen kontrolliert werden konnten. Waren es zu viele Anforderungen, die auf die Persönlichkeit einwirkten, lagen die Nerven wiederum blank.

Avena sativa gehört damit zu den Arzneimitteln des fehlenden Selbstwertgefühls und der fehlenden Selbstachtung. Denn die Persönlichkeiten, die das Gefühl haben, alle Erwartungshaltungen in ihrer Umgebung erfüllen zu müssen, werden nie zu sich selber kommen können und damit nie ihr eigenes Leben und ihre eigenen Bedürfnisse leben und erleben.

Cajeputum – weißer Teebaum

Manifestiertes auflösen helfen

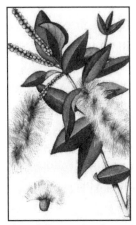

Vor einiger Zeit behandelte ich eine Patientin, die trotz Scheidung immer noch extrem mit den Konflikten ihrer eigentlich aufgekündigten Beziehung beschäftigt war. Trotz diverser Gespräche, wie auch der Wahl unterschiedlichster Homöopathika, schienen diese Konflikte beständig im Gedankengut dieser Patientin zu bleiben. Sie kam aus einer kirchlich konservativen Familie.

Basierend auf den Wertungsmustern der Kirche sagte sie mir, dass sie sich nicht mehr vorstellen könne, nochmals wieder zu heiraten. Diese Aussage machte mich stutzig und die Patientin erklärte mir, dass sie große Mühe hatte, überhaupt zu ihrem Scheidungswunsch zu stehen, da sie ja vor Gott einen Schwur getan habe. Da die Konflikte in der Beziehung immer problematischer wurden und sogar beinahe in einem Selbstmordversuch gipfelten, entschied sich die Patientin gegen diesen Schwur. Eigentlich hätte sie sich schon zehn Jahre zuvor scheiden lassen müssen.

Die Patientin war nun in extremem Widerstreit, weil sie sich innerlich noch an ihren Eid gebunden fühlte, andererseits aber unterdessen einen gut zu ihr passenden neuen Partner gefunden hatte, zu dem sie wider jeglicher Logik nicht stehen konnte.
Diese Situation der neuen Partnerschaft war auch schon auf das Äußerste gereizt, weil der Zwiespalt der Patientin ein glückliches Zusammensein behinderte. Der neue Partner war am Rande seiner Geduld.

Auf der Basis der kirchlichen Religiosität erinnerte ich mich an die Arznei *Cajeputum*, die Arznei des Fluches oder des ewigen Schwurs:
Nachdem die Patientin diese Arznei in der üblichen C 50.000 Potenzierung zweimal täglich über 14 Tage erhalten hatte, konnte sie sich erfreulicherweise viel mehr auf ihren Partner einlassen und verlor ihre starre Haltung, dass ihr kein Partner mehr zustehen würde.

Am Beispiel dieser Patientin betrachtete ich *Cajeputum* einmal tiefer gehend und stellte fest, dass viel häufiger als gedacht eine Scheidung oder Trennung erst dann wirklich abgeschlossen werden konnte, nachdem diese Arznei gegeben war. Gerade in den Kämpfen um die Kinder zeigt sich ein nicht enden wollender Ehekampf. Dieser kann natürlich auch Racheaspekte beinhalten, hat aber erstaunlich oft die Ursache des gegebenen Schwurs.

Betrachten wir uns die empirischen Folgemittel von *Cajeputum*, dann wird manches Verhalten von Patienten erklärbar: Ein wesentliches Folgemittel ist *Helonias dioica* mit der psychologischen Bedeutung - „Gedankliche Vorstellungen sollen stur erzwungen werden.". Die Arznei *Helonias dioica* verstärkt den „Eheschwur" dahingehend, dass die Erwartung an Harmonie, Loyalität und Gemeinschaft als Basis der Ehe unterstellt wird. Dies natürlich im Sinne der von Generation zu Generation fort getragenen Illusion in einer patriarchal geprägten Gesellschaft. Die Patienten, die *Helonias diocia* benötigen, sind verbissen und fixiert auf das illusionär geprägte Harmoniebild, welches sie möglichst nie hergeben und auflösen wollen.

Eine solche Haltung: Der Schwur gepaart mit Illusion züchtet praktisch Konflikte, die letztlich das Selbstwertgefühl massiv beeinflussen. Aus diesem Grund ist *Aurum metallicum*: „fehlendes Selbstwertgefühl", ebenfalls ein Folgemittel von *Cajeputum*. Aufgrund des fehlenden Selbstwertgefühls entsteht leicht die Problematik von *Jodum* - „Sich nicht ernährt, nicht geliebt fühlen".

Der Patient fühlt sich nicht anerkannt und geachtet, er sucht Menschen bzw. Freunde, die ähnlich denken wie er, hat aber das Problem, dass aufgrund des schwachen Selbstwertgefühls eine so starke Hilflosigkeit entstanden ist, dass er im partnerschaftlichen Sinne keinen ihm entsprechenden Menschen findet. Ist er dann stark kirchlich religiös, erlaubt er sich noch nicht einmal in Gott, bzw. in der Spiritualität eine Stütze zu finden. Eigentlich ist dieser Mensch partnerschaftsunfähig, was sich auch aus der Arznei *Rhus toxicodendron* - „fühlt sich festgelegt und eingeengt, möchte fliehen", ebenfalls einem Folgemittel von *Cajeputum*, ergibt.

Er kennt in der Realität nur Partnerschaften im Sinne eines Kampfes, in dem er sich letztlich eingeengt fühlt, opfert dafür sein Selbstwertgefühl und fühlt sich ungeliebt, weil sein Bedürfnis nach Harmonie als Illusionsbild in Gefahr gerät. Die Problematik entwickelt sich zum circulus viciosus. *Cajeputum* ist das Schlüsselmittel, das diesen Kreis durchbrechen kann.

Unterdessen habe ich in meiner Praxis vielen geschiedenen und mit schwachem Selbstwertgefühl ausgestatteten Menschen Cajeputum verordnet, obwohl dies in der Repertorisation kaum zu finden ist. Cajeputum ist sicher nicht nur eine Arznei für den Eheschwur, sondern auch für andere Schwüre, die ein Mensch sich selbst gegeben hat bzw. für Flüche, die andere ausgesprochen haben, und die vom „Verfluchten" angenommen wurden. Diese Flüche können auch viel sanfter aussehen:

Wenn ein Elternteil einem Kind ständig erzählt, dass es sowieso dumm ist, einem Mädchen erzählt, beruflich nichts machen zu müssen, da es ja eh heiratet, oder dass dieses es einmal besser haben muss als die Eltern selbst, all diese Beispiele sind Cajeput- Themen. Eine äußerst versteckte und schwer zu findende Cajeput-Thematik finden wir im Ergänzungsmittel Hippomanes, mit der psychologischen Bedeutung: „Der Embryo übernimmt das Leid der Mutter".

Es ist durchaus häufig anzutreffen, dass ein Patient einen Schwur, den sich die Mutter des Patienten gegeben hat, während sie schwanger war, mit übernimmt. Diese Problematik ist für den Homöopathen schwer durchschaubar, denn erst in der Betrachtung des Lebens der Mutter ist ein Schwur oder Eid zu finden. Das Embryo hat die Thematik kritiklos übernommen und reagiert auf die Folgen des Schwurs der Mutter mit Symptomen.

Es kommt nicht von ungefähr, dass in den letzten Jahren das Teebaumöl an Popularität gewonnen hat: In der heutigen Zeit, in der Bewusstwerdung einen höheren Stellenwert einnimmt, zeigen sich spezielle Themen, die für einen gesunden Kulturkreis gelöst werden können, als medizinische „Modetrends". Der Individualisierungsprozess kann nur umfassend erfolgen, wenn die Abhängigkeit von anderen Menschen oder deren Worten und Meinungen weitestgehend auflösbar wird. Das Cajeputum löst Manifestationen in Denkprozessen auf, egal ob diese selbst oder von Anderen initiiert wurden.

Interessante Symptome von Cajeputum und ihre mögliche Deutung:

langsam und würdevoll gehen <sk>	Eigendynamik ist gefährlich, sonst könnte man seinen eigenen Weg gehen wollen
Kopfschmerz abends im Zwielicht <sk>	will Wandlungsprozesse ausschließlich rational vollziehen
Gliederschmerz morgens, besser nach dem Frühstück <sk>	nimmt sich vor, heute für sich selbst aktiv zu handeln
stechender, schießender Rückenschmerz beim Bücken <sk>	hat sich etwas aufladen lassen, wogegen er sich auflehnen möchte
Empfindungen der Arme, wie gefesselt <sk>	meint, nicht handeln zu dürfen
Taubheit, Pelzigsein der Oberschenkel an der Außenseite <sk>	die Elternbeziehung ist gestört, wird aber nicht zur Kenntnis genommen
Halsschmerz, Oesophagus beim Schlucken von festen Speisen <sk>	will nichts Neues mehr schlucken
Uringeruch scharf wie Katzenurin <sbr>	ist sauer darüber, dass seine Emotionen nicht sein dürfen
Entzündung, Arthritis nach innen schlagend oder unterdrückt <sbr>	richtet seine Aggressionen gegen sich selbst
Gicht, nach innen schlagend <sbr>	richtet sein Wutpotential nur gegen sich selbst
Abneigung gegen Gesellschaft, will allein gehen <ss>	darf nicht von weiteren Impulsen abgelenkt werden, damit er den eingeschlagenen Weg weiter gehen kann
Stumpfheit abends nach dem Zubettgehen <ss>	will nicht mehr wahrnehmen, dass alles umsonst war
Träume, Hang zu schwören <ss>	damit andere mir nichts tun, will ich funktionieren
Erektionen nach dem Aufstehen <ss>	sein eigenes Potential existiert doch noch
schmerzhafte Menses nach Erkältung <ss>	leidet sehr unter der Trennung vom Ganzen

Diese Symptome sind beliebig und frei aus dem Arzneimittelbild von Cajeputum gewählt. Der Anspruch auf Vollständigkeit wird nicht erhoben.

Millefolium – gemeine Schafgarbe

Bedürfnislosigkeit als Schutz vor Konflikten

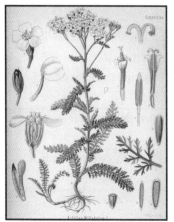

Hinter der allgemein bekannten und als Tee gerne getrunkenen Schafgarbe versteckt sich eine äußerst wichtige und verbreitete Lebensthematik. Der Patient, der Millefolium benötigt, hat sich und seine Bedürfnisse äußerst reduziert, um dazugehören zu dürfen. Um aus der Not eine Tugend zu machen, wird Bedürfnislosigkeit sogar noch apostrophiert.

Derjenige, der bedürfnislos leben kann, fühlt sich unabhängig und merkt gar nicht, wie stark er sich letztlich von seiner eigenen Haltung abhängig macht. Das Askesebedürfnis kann sich verselbständigen: Das Fatale daran ist, dass die Achtung durch andere weder erwartet noch eingefordert wird. Damit isoliert sich die Persönlichkeit oder/und ist von der Stimmung anderer abhängig. Der Millefolium-Patient ist letztlich ein Asket, der sich gegen andere nicht wehrt und sich auch nicht wehren will. Das gesamte gestaute kreative Potential, welches durch den Stauungsprozess zu Aggression wird, richtet der Millefolium-Patient gegen sich selbst. Oft hat er sich zur Aufgabe gestellt, ein friedlicher Dulder zu sein, der sich jegliche Form von Wehren versagt.

Interessante Symptome von Millefolium und ihre mögliche Deutung

Verwirrung, benommener Kopf, nach Kaffee schlechter \<sk\>	nimmt sich nicht das Recht, auf sich selbst zu achten
Schwindel beim langsamen Gehen, jedoch nicht bei heftiger Anstrengung \<sk\>	erlaubt sich nur Stress, in Ruhe macht sich der Selbstbetrug deutlich
Völlegefühl nach einem Schlummer \<sk\>	Verarbeitung von Konflikten drängt sich auf
Bluthusten (Haemoptoe), heißes Blut \<sk\>	fehlende Anerkennung hat den Verlust von Lebensfreude zur Folge

Muskellähmung der Arme im Schlaf <sk>	darf auch in der Verarbeitungsphase nicht handeln
Taubheit, Pelzigsein am Fuß, links dann rechts <sk>	verbietet sich sowohl den rationalen als auch den emotionalen Standpunkt zu spüren
Gliederschmerz am Gesäß, morgens <sk>	Gefühl der Machtlosigkeit
heftig, stechender Augenschmerz, abends während des Lesens <sk>	lässt schlussendlich zu, dass der Blick wieder beeinflusst und infiltriert wird
Empfindungen, Gefühl von kalter Luft im Ohr, saust heraus <sk>	das Innere möchte frustriert Impulse kenntlich machen
Auswurf blutig, Haemoptoe, nach einem Fall <sk>	der Zusammenbruch hat den Verlust von Lebensfreude zur Folge
Magenempfindung, wie voll mit Wasser <sk>	viele nicht formulierte Gefühle sind mit dem Wunsch nach Nestwärme verbunden
tetanische Krämpfe der Gliedmaßen <sk>	will unbedingt in dieser Weise handeln
schmerzhafte Varizen der Unterschenkel <sk>	will unbedingt diesen Lebensweg gegen jede Widrigkeit so gehen
Stumpfheit nach Wein <ss>	wehrt Lebensgenuss ab

Der Patient versucht, zum Heiligen zu werden. Zwei typische Elemente von Millefolium sind auffällig: Die Persönlichkeiten, die Gefühlsausbrüche anderer nicht ertragen können, zeigen damit, dass sie sich ihre eigenen Gefühlsausbrüche nicht gestatten. Deshalb sind häufig diejenigen, die sagen „Schreien ertrage ich nicht", der Arznei Millefolium zuzuordnen. Besonders interessant ist aber, dass auch das Gegenteil „Schweigen nicht ertragen können" zu Millefolium gehört.

In vielen Beziehungen werden Konflikte dadurch unterdrückt, dass der eine den anderen durch Liebesentzug, durch Schweigen, bestraft. Die Persönlichkeiten, die diese Form von Bestrafung vielleicht schon als Kind erlebt haben, verlieren ihre Kreativität und ihren Selbstausdruck. Sie reagieren auf Konflikte gewöhnlich mit Rückzug. Die Entscheidung, sich in eine Bedürfnislosigkeit zurückzuziehen und von anderen Menschen nicht mehr viel zu wollen, ist damit nahe liegend. Die Unfähigkeit, Konflikte zu lösen, führt in eine Märtyrerhaltung.

Wird Millefolium eingesetzt, löst sich automatisch der Wunsch nach Achtung und Be-achtung durch andere aus: Deshalb ist Antimonium tataricum, mit der psychologischen Bedeutung „sich abhängig und nicht geachtet fühlen", ein bewährtes Folgemittel. Die Persönlichkeit beginnt, damit ihre eigenen Defizite zu spüren und wird sich ihres feh-lenden Anspruches, Machtanspruches bewusst. Der nächste Schritt, um eine wirkliche Veränderung herbeizuführen, liegt darin, dass die Persönlichkeit Glück und Lebens-freude für sich überhaupt für möglich hält, für sich beansprucht. Sie muss sich ent-scheiden, ihre Märtyrerrolle aufzugeben.

Dies ist mit der Arznei Arsenicum jodatum, mit der psychologischen Bedeutung „Ü-berzeugung, lebenslang nie ernährt und geliebt zu werden", möglich. Arsenicum joda-tum gibt die Botschaft, dass die Persönlichkeit doch noch Liebe erfahren und Gleich-gesinnte finden kann, wenn sie es denn für möglich hält und nicht stur an der Askese festhält. Letztlich ist es wichtig, dass der ursprüngliche Millefolium-Patient spürt, dass er mit seinen Überzeugungen, die aus der seelischen Not der Kindheit entstanden sind, nicht weiterkommt und zu seiner Persönlichkeit stehen lernen muss. Ein wichtiges Hilfsmittel, um sich selbst treu zu werden, um sich selbst zu spüren, ist die Arznei Coffea cruda (tosta) mit der psychologischen Bedeutung „Schuldgefühle, sich der Si-tuation aber nicht stellen". Im Folgenden werden einige Symptome von Millefolium, die beliebig gewählt sind, vorgestellt und gedeutet:

Die Arznei Millefolium in Verbindung mit Antimonium tataricum, Arsenicum joda-tum und Coffea cruda wird bewirken, dass sich eine Persönlichkeit deutlich ihrer selbst bewusst wird und ab sofort Ansprüche an die Umgebung stellt, da sie durch die Enttraumatisierung des Liebesentzugs ihre Bedürfnislosigkeit aufgibt. Sie spürt ihre eigenen Wünsche und will die Vorstellungen, die sie für ihr eigenes Leben hat, umset-zen. Für die Umgebung ist dieser Prozess nicht immer einfach, da das bedürfnislose Familienmitglied zwar grantig, aber bequem ist bzw. war. Im Sinne der Gruppendy-namik ist der Millefolium-Patient bestens als Sklave und Sündenbock nutzbar. Inner-halb einer Gemeinschaft hat sich das Miteinander oftmals so eingespielt, dass die Ver-änderung eines solchen Familienmitgliedes schmerzhaft für alle sein kann. Für den Millefolium-Patienten ist es nicht leicht, dem Gegendruck der Umgebung standzuhal-ten. Für die Umgebung wandelt sich der „bedürfnislose Trottel" zum „Racheengel". Sicher muss dies nicht immer in der oben beschriebenen Intensität passieren. Sicher ist, dass die Veränderung alle in der Umgebung betrifft.

Strontium metallicum

… an Verstrickungen festhalten, fehlendes Loslassen

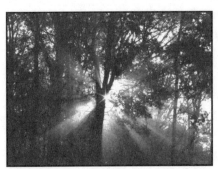

Strontium metallicum ist eine unendlich wichtige homöopathische Arznei, wenn ein Patient sich aus alten Verstrickungen und Gewohnheiten, die ihn an seiner Persönlichkeitsentwicklung hindern, lösen muss. Dies ist besonders bei Krebspatienten der Fall. Nach Jan Scholten kann Strontium das Calcium im Knochen ersetzen. Dies bedeutet, dass die Verstrickung mit anderen, z.B. Familienmitgliedern, dem Patienten anscheinend Sicherheit und Struktur zu scheinen geben. Gewohnte Verhaltensmuster, seien sie für den Beobachter noch so irritierend oder auch negativ, werden als Lebensbasis erhalten und weitergeführt.

Der Patient ist zwar mit manchen Lebensgegebenheiten sehr unzufrieden, glaubt aber, diese nicht ändern zu können. Vielleicht deshalb, weil sie immer schon so waren.

Strontium metallicum ist als Ausleitungsmittel für Antibiotika bekannt und tut gute Dienste. Wird ein Antibiotikum eingesetzt, so wird Freund und Feind beseitigt. Unsere Symbionten, die uns helfen, den Verdauungsprozess und generell die Integration des Lebens in uns zu vollziehen, werden gleichermaßen vernichtet wie auch die feindlichen Erreger. Übertragen wir diese Vorgehensweise auf den Umgang. mit anderen Menschen im täglichen Leben, so geht das Gefühl für das, was uns nutzt und schadet, verloren. Wir können Freund und Feind nicht mehr unterscheiden. Stattdessen werden Verstrickungsmuster, wie z.B. familiäre Rituale, zur Gewohnheit und als Lebensinhalt adaptiert. Nach der Behandlung mit *Strontium metallicum* erkannte eine Krebspatientin zum allerersten Mal, dass sie sich mit ihrer Erkrankung an ihrem Ehemann rächen wollte. Er sollte die gleiche Verlustangst erleben, wie sie es zu Beginn der Beziehung durch sein „Fremdgehen" erfahren hatte.

Ob diese Rituale von uns selbst gewünscht sind oder nicht, wird oftmals gar nicht hinterfragt.

Symptom	Symbolische Bedeutung
Gefühl des Zusammenschnürens Spannung im Kopf, erstreckt sich vom Scheitel bis zum Kiefer	Verbissenheit verhindert die Intuition
bohrender, grabender, schraubender Schmerz an einer Stelle des Hinterkopfs	prägende Infiltration, Beeinflussung durch andere, wird rachsüchtig verfolgt
rotes, heißes Gesicht, morgens bis 15.00 Uhr	es drängt ihn, sein wahres Potential und Gesicht zu zeigen, dazu fühlt er sich aber noch zu unreif
Zittern in der Brust, wie durch Weinen	zurückgehaltene Emotionen fordern ausgedrückt zu werden
Lumbalregion bei Stuhlgang mit hartem Stuhl	schon in der Familie war es üblich, Kritik fehlende Befreiung zurückzuhalten,
morgens krallendes Gefühl in den Unterschenkeln	versucht verzweifelt, seinen Standpunkt auch für diesen Tag zu halten
krampfhaftes Zucken der Beine, nachts, beim Einschlafen	in der nächtlichen Verarbeitungsphase wird ihm bewusst, dass er eigentlich seinen Standpunkt verändern möchte
Schmerzen in den Füssen beim Entblößen	es tut weh, den eigenen fehlerhaften Standpunkt deutlich zu machen
reißender Schmerz im Handgelenk beim Zubettgehen	hat wieder nur für andere gehandelt
reißender Schmerz im Knie um Mitternacht	sich von der üblichen Denkweise seiner Familie differenzieren möchte -
reißender Schmerz mit einem Gefühl, als ob die Knöchel zusammengeschnürt seien	möchte sich dringend lösen, da er sich in seiner Dynamik eingeschränkt fühlt
krampfende Nasenspitze	hält sein Interesse zurück
krallender Zahnschmerz	hält sich in seiner Wehrhaftigkeit zurück
anfallweise reißender Ohrschmerz	ist in der Beeinflussung von außen und in der Beachtung der inneren Stimme zerrissen
Jucken in der Schulter und Oberarm, wird durch Kratzen schlechter	lässt sich nicht davon abbringen, familienüblich Verantwortung zu übernehmen und in dieser Form zu handeln -

Vor der Strontium-Gabe nahm sich die Patientin als Opfer wahr, als Opfer ihrer Erkrankung. Nach Strontium metallicum erkannte sie die eigene Autoaggression mit der damit verbundenen Rachsucht bezüglich ihres Mannes.

Die ursächliche Verstrickung lag darin, dass die Patientin die zugefügte „Verletzung" wortlos hingenommen hatte. Sie fühlte sich hilflos und abhängig. Daraus entwickelte sich eine Verhaltensstruktur, die die gesamte Kommunikation des Paares beeinflusste. Erst durch die Entwicklung der Krebs-Erkrankung wurde die Verhaltensstruktur in Frage gestellt und geriet auf eine Ebene, auf der sie erkannt und gelöst werden konnte.

Alle Erkrankungen, bei denen Antibiotika eingesetzt werden, verselbständigen sich zu Verhaltensmustern, die kritiklos hingenommen werden.

Durch Strontium metallicum ist es möglich, diese hingenommenen Konflikte wieder ins Bewusstsein zu erheben. Dadurch werden sie lösbar.

Editorial: Einmal nur soll hier der Verlag das „letzte Wort" haben: Wir hoffen, dass dem hier nun in verändertem Layout vorliegenden, dritten Band – dem dritten Kind sozusagen- noch weitere „Geschwister" folgen werden. All denjenigen, die sich der Thematik „Kreative Homöopathie" gedanklich mehr und mehr annähern und für die dadurch vielleicht andere, tiefer greifende Fragen aufgeworfen werden, wünschen wir, dass es ihnen mit viel Elan gelänge, für das eigene Leben das Beste aus diesem Buch mitzunehmen.

Für Fragen - selbst wenn sie „unsinnig" *scheinen* - sind wir ebenso offen wie für Kritik, Anregungen und andere „Nasenstüber".

Entdecken Sie die psychologische Dimension einer großen Heilkunst

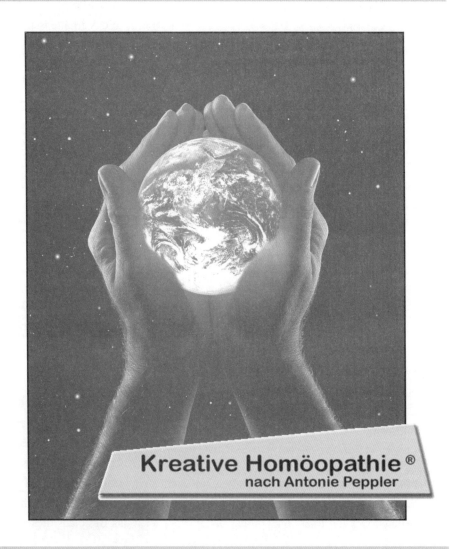

Kreative Homöopathie®
nach Antonie Peppler

Homöopathische Literatur aus dem CKH® Verlag

„Die psychologische Bedeutung homöopathischer Arzneien"

Autorin: **Antonie Peppler**

Band I, 190 Arzneien

Dieses Werk hilft auf der Basis der individuellen Fallanamnese und Repertorisation, die derzeitige Lebenssituation des Patienten zu erfassen. Damit wird der Therapeut in die Lage versetzt, den Entwicklungsweg des Patienten nachzuvollziehen und ihn begleiten zu können.

Das Erkennen der psychologischen Bedeutung einer Arznei -abgeleitet aus der Summe der Symptome eines Arzneimittelbildes, deren Interpretationen und Deutungen sowie ihrer synergetischen Betrachtung- fasst das empirische Wissen über Arzneimittelbeziehungen in komplexeren Aussagen zusammen und begründet damit die vorgestellte neue, kreative Behandlungsmethodik.

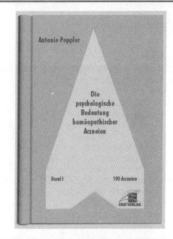

Verkaufspreis: 75,- € / 139,- SFr　　　　CKH® Verlag, Großheubach, Best. Nr. 1100103

„Die psychologische Bedeutung homöopathischer Arzneien"

Autorin: **Antonie Peppler**

Band II, 140 Arzneien

Nach den großen Erfolg von Band I erschien Band II mit weiteren 140 Arzneien in der gewohnt klaren Form. Er enthält außerdem einen erweiterte Indikationsliste und mehrere praktische Beispiele.

Die beiden vorliegenden Bände haben sich zum Handwerkszeug des Kreativen Homöopathen entwickelt und geben auch dem interessierten Laien einen Einblick in die Methodik der Herleitung der den Symptomen zugrunde liegende Themen.

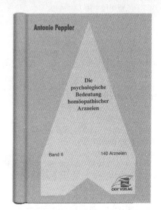

Verkaufspreis: 75,- € / 139,- SFr　　　　CKH® Verlag, Großheubach; Best. Nr.: 1100104

Kreative Homöopathie
Gesammelte Veröffentlichungen von Antonie Peppler

Herausgeber: **Hans-Jürgen Albrecht**

Bisher erschienen: Band I—III

In ihren zahlreiche Vorträgen und Seminaren hat die Homöopathin Antonie Peppler den von ihr entwickelten philosophischen, synergetischen und ganzheitlichen Ansatz der „Kreativen Homöopathie" einer breiten Öffentlichkeit bekannt gemacht. Gleichzeitig ist auch eine große Zahl an Artikeln zu den verschiedensten Themenkreisen erschienen. Ihr Lebensgefährte und Kollege Hans-Jürgen Albrecht hat es sich zur Aufgabe gemacht, diese Veröffentlichungen zu sammeln und den interessierte Homöopathen als Buch vorzulegen. Bereits die ersten beiden Bände waren ein großer Erfolg. So sind all diese Bände in einem breiten Themenspektrum angelegt und erlauben auch dem „Neueinsteiger" einen direkten Zugang zu den neuen Aspekten der Homöopathie auf dem Weg ins das dritte Jahrtausend.

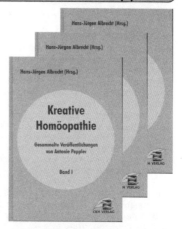

Verkaufspreis: jeweils 49,- € | CKH® Verlag, Großheubach; Best. Nr.: 1100101,-102 u.–112

Wasser und Homöopathie

Autoren: **Wolfgang Ludwig, Hans-Jürgen Albrecht**

Technische Grundlage der Homöopathie ist die Arbeit mit hoch verdünnten wässrigen Lösungen. Dabei werden meist Verdünnungen verwendet, die eine naturwissenschaftliche Erklärung der Wirkungsmechanismen nicht mehr direkt erlauben. Dadurch wird die Homöopathie *scheinbar* angreifbar und treibt den praktizierenden Homöopathen oft in eine Trotzhaltung gegenüber den akzeptierten Wissenschaften. Der inzwischen verstorbene Dr. rer. nat. Wolfgang Ludwig hat diesen Rückstand aufgearbeitet du die Eigenschaften von Wasser und homöopathischen Lösungen grundlegend untersucht. Seine Beobachtungen erlauben eine neue Sicht auf die Eigenschaften hoch verdünnter Lösungen und zeigen auf, das Wasser *„ein Gedächtnis"* für Informationen besitzt. Hans-Jürgen Albrecht hat mit kurzen, homöopathischen Ausführungen die Interpretationen der wissenschaftlichen Ergebnisse für die Kreative Homöopathie aufbereitet.

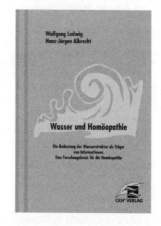

Verkaufspreis: 75,- € | CKH® Verlag, Großheubach; Best.Nr.: 1100109

„Schwermetalle"
Stoffliche Wirkungsweisen und psychologische Hintergründe
aus der Sicht der Kreativen Homöopathie

Autoren: **Antonie Peppler, Hans-Jürgen-Albrecht**

Das die Belastung durch Schwermetalle Gesundheitsschäden hervorruft ist gängiger Alltag allopathischer und naturheilkundlicher Praxen. Gleichzeitig herrscht Unsicherheit über die Toxizität und die vorliegende Mechanismen der Vergiftung. Die Ausleitung von Schwermetallen ist ein unverzichtbarer Bestandteil des medizinischen Alltags, wobei sich dies jedoch fast ausschließlich auf die Bindung und Ausscheidung des toxischen Metalls beschränkt. Schwermetalle sind jedoch nicht einfach nur Stoffwechselgifte, sondern auch Themen mit denen sich die menschliche Psyche auseinandersetzen muss. In diesem Buch werden die chemischen und toxikologischen Daten der Schwermetalle ausführlich erläutert und die homöopathische und psychologische Bedeutung des Themas verdeutlicht. Für den Anwender sind auch praktikable Wege einer homöopathischen Ausleitung beschrieben, die der Zwiespalt zwischen Vergiftung und psychischer Entwicklung zur Eigenverantwortung erfasst.

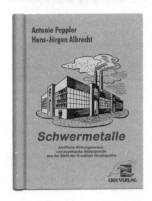

Verkaufspreis: 69,- € / Subskription: 59,- €   CKH®-Verlag, Großheubach; Best.Nr.: 1100111

Das große Impfbuch
der „Kreativen Homöopathie"

Autorin: **Antonie Peppler, Hans-Jürgen Albrecht**

Die Kreative Homöopathie nach A. Peppler beschäftigt sich auch mit der aktuellen Impfthematik, jedoch ohne in die verbreitete Panikmache einzustimmen.
Die Autoren Hans – Jürgen Albrecht und Antonie Peppler erläutern in ihrem neuen Buch alle gebräuchlichen Impfungen für den Menschen und ihre Auswirkungen auf eine homöopathische Behandlung. Sie zeigen gangbare Wege für die persönliche Gesundheit.
In zahlreichen Vorträgen im In- und Ausland und ihren Seminaren hat A. Peppler die Stellung der Kreativen Homöopathie Verdeutlicht. Aus diesen Kreisen wurde dabei immer wieder der Wunsch nach einem umfassenden Nachschlagewerk über die Mechanismen und Wirkprinzipen der Impfung sowie die entsprechenden Infektionskrankheiten an sie herangetragen. Mit diesem Buch kommen die Autoren diesem Wunsch nach und ermöglichen damit, dem Leser, Diskussionen zu dieser Thematik auf einer einheitlichen Basis zu führen.

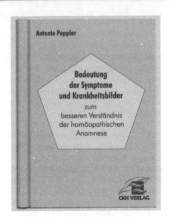

Verkaufspreis: 89,- € / Subskription: 75,- €   CKH®-Verlag, Großheubach; Best.Nr.: 1100108

Das große Impfbuch
der „Kreativen Homöopathie"

Autorin: **Antonie Peppler, Hans-Jürgen Albrecht**

Die Kreative Homöopathie nach A. Peppler beschäftigt sich auch mit der aktuellen Impfthematik, jedoch ohne in die verbreitete Panikmache einzustimmen.

Die Autoren Hans – Jürgen Albrecht und Antonie Peppler erläutern in ihrem neuen Buch alle gebräuchlichen Impfungen für den Menschen und ihre Auswirkungen auf eine homöopathische Behandlung. Sie zeigen gangbare Wege für die persönliche Gesundheit.

In zahlreichen Vorträgen im In- und Ausland und ihren Seminaren hat A. Peppler die Stellung der Kreativen Homöopathie Verdeutlicht. Aus diesen Kreisen wurde dabei immer wieder der Wunsch nach einem umfassenden Nachschlagewerk über die Mechanismen und Wirkprinzipen der Impfung sowie die entsprechenden Infektionskrankheiten an sie herangetragen. Mit diesem Buch kommen die Autoren diesem Wunsch nach und ermöglichen damit, dem Leser, Diskussionen zu dieser Thematik auf einer einheitlichen Basis zu führen.

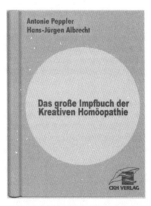

Verkaufspreis: 89,- € / Subskription: 75,- €   CKH®-Verlag, Großheubach; Best.Nr.: 1100108

Milzbrand
Mögliche Homöopathische Hilfen und psychische Hintergründe

Autoren: **Antonie Peppler, Hans-Jürgen Albrecht**

In der homöopathischen Praxis war auffällig, dass bei vielen Patienten - aus welchem Grunde auch immer - der Milzbranderreger als latentes, unentdecktes Thema eine Rolle spielte. Akut in die aktuelle Diskussion geriet er durch die Geschehnisse nach dem 11. September 2001, obwohl dieses Ereignis bei weitem nicht den einzige Ansatzpunkt für die Kontakte von Menschen mit diesem Virus darstellt.

Häufig genug blockierte er die homöopathische Behandlung und Heilung. Anhand der homöopathischen Anamnese wird deutlich, dass Infektionserkrankungen nicht nur in akuter, sondern auch in latenter Form außerordentlichen Einfluss auf Gesundheit und Wohlbefinden der Menschen haben können. So entstand dieses Werk mit homöopathischen Therapie-Tipps.

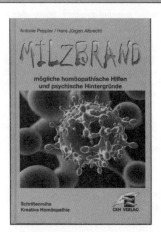

Verkaufspreis: 20,- €   CKH® Verlag, Großheubach; Best. Nr.: 1100110

Kreative Homöopathie
Der Weg zur Lebenslust

Autoren: **Antonie Peppler, Hans-Jürgen Albrecht**

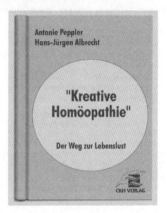

„Kreative Homöopathie" nach Antonie Peppler versteht sich als Begleiter des Patienten auf dem Weg zur Gesundheit. Lebensfreude, eben „Lust am Leben" wird dabei als Ergebnis von Gesundheit an Körper, Seele *und* Geist verstanden.

Aus der Sicht der Kreativen Homöopathie werden in einer kleinen - für den alltäglichen Gebrauch geeigneten - „Materia Medica" Symptombilder und Krankheiten erläutert und mögliche Wege hin zu umfassender Gesundheit aufgezeigt.

Verkaufspreis: 69,- € / Subskription 59,- €   CKH® Verlag, Großheubach; Best. Nr.: 1100105

„Kreative Homöopathie
und Tierheilkunde"

Autorin: **Antonie Peppler, Stefan Scheibel**

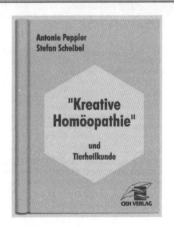

Mit diesem Arbeitsbuch wird Laien die Untersuchung und homöopathische Behandlung ihrer „Lieblinge" näher gebracht.

Es werden Methoden beschrieben, wie die Krankheit erkannt, bestimmt und letztlich –so sanft wie nur irgend möglich– mit ausgewählten homöopathischen Arzneien behandelt werden kann.

.

Verkaufspreis: 49,- € / Subskription 45,- €   CKH® Verlag, Großheubach, Best. Nr. 1100107

... sich für das Richtige entscheiden:

Das Studium der Kreativen Homöopathie
- Ausbildung in sieben Semestern -

AUSBILDUNG IN KREATIVER HOMÖOPATHIE

Homöopathie, Deutung der Symptomsprache und Psychologie

Diese Ausbildung ist für alle konzipiert, die Interesse an der Erkenntnis des Lebens haben. Die Homöopathie wird als Spiegel eines komplexen Lebenssystems verstanden, dessen Zusammenhänge begriffen und auch in aller Komplexität als Therapie eingesetzt wird.

Im Sinne der Kreativen Homöopathie kann Homöopathie nicht gelernt, sondern nur begriffen werden. Deshalb haben alle, die sich bereits mit Homöopathie beschäftigt oder schon eine Ausbildung darin haben, eine gute Grundlage. Über konsequentes Denken in Analogien kann gelerntes Wissen in Begreifen umgewandelt werden.

Ein Schwerpunkt der Ausbildung ist das Thema der Eigenverantwortlichkeit. Gewöhnlich wird Krankheit abstrakt gesehen. Dass Krankheit ein konsequentes Produkt der eigenen inneren Motivation des Betroffenen ist, muss erst einmal verinnerlicht werden.

Dieser Erkenntnisprozess ist sicherlich das Schwierigste und Zeitaufwendigste der gesamten Ausbildung, da der „Kreative Homöopath" die Eigenverantwortlichkeit auch für sich selbst akzeptieren muss. Die Denk- und Verhaltensweise eines Opfers, die mögliche Leidensrolle wird abgestreift zu Gunsten der Eigenverantwortlichkeit, zu Gunsten der Möglichkeit das Leben selbst auch bewusst steuern zu lernen.

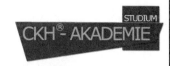

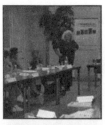

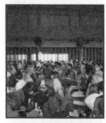

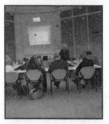

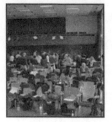

Der Unterscheid zu anderen Ausbildungen

In dieser Ausbildung wird die Homöopathie so vermittelt, dass bereits nach dem ersten Block gemachte Erkenntnisse sofort in die Praxis umgesetzt werden können. Die Kreative Homöopathie wird in Dynamik, ohne Starre, ohne „Angstmache" vermittelt. Das Motto: all das, was entsteht, kann auch wieder verschwinden, wenn die Motivation des Patienten und das homöopathische Wissen ausreichen, wird konsequent verfolgt. Bei jeder Behandlung lernt der Kreative Homöopath wahrscheinlich dazu. Die Beweglichkeit im Denken, aus welcher Motivation hat der Patient diese Erkrankung mit dieser Bedeutung entwickelt, wird ständig trainiert.

Allein aus diesem „Detektivspiel" versteht sich, das eine konsequent und korrekt ausgeführte Anamnese, Repertorisation und homöopathische Auswertung unabdingbare Grundlage ist, aber für eine erfolgreiche Behandlung das psychologische Erfassen und das Begreifen der Symptome des Patienten mindestens ebenso wichtig ist.
So besteht die Ausbildung zunächst, im ersten Grundjahr (2 Semester) u. a. aus dem Training, Krankheit aus der gedanklichen Abstraktion zu lösen.

Ein Verständnis dafür, was die Symptome des Patienten bedeuten und in welchem psychologischen System sich der Patient befindet, aus dem er seine Krankheit entwickelt, wird mit fast kindlich anmutenden Aha-Erlebnissen und mit viel Spaß der Seminarteilnehmer begleitet.

Wesentliche Denk- und Erkenntnisgrundlage ist auch, dass alle Informationen und Erlebnisse des Patienten miteinander verknüpft sind. Diese müssen auch therapeutisch in ihren Verknüpfungen berücksichtigt werden um erfolgreich zu behandeln.

Die ersten beiden Semester sollen in aufeinander folgender Reihe absolviert werden. Die Reihenfolge der restlichen, vertiefenden Themen ist frei wählbar.

Fragen Sie uns, wir informieren Sie gern über die nächsten Termine und Einstiegmöglichkeiten.

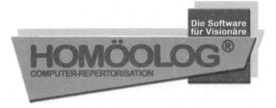
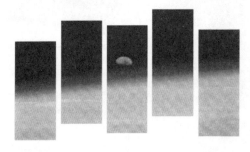
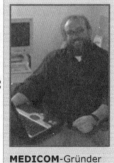

Neue Erkenntnisse verlangen nach Neuerungen der Methoden.

Und so entwickelten und entwickeln wir in Zusammenarbeit mit dem **CKH®–Centrum für Klassische Homöopathie** zusätzlich die in dieser Form einmaligen Auswertungsmodule

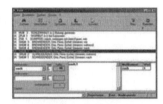

- Psychologische Bedeutung von Arzneien *nach Antonie Peppler*
- Therapie- & Impfblockadeanalyse
- Folgemittelanalyse *nach H.J. Albrecht*

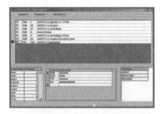

Die Berücksichtigung neuester homöopathischer Erkenntnisse, ganzheitlicher Ansätze und unsere 17-jährige wissenschaftlich-kritische Analyse der bekanntesten Repertorien machen **HOMÖOLOG®** zu einem Werkzeug für den Schritt in ein neues Jahrtausend der homöopathischen Heilung.

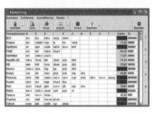

Nutzen Sie die Möglichkeiten der HOMÖOLOGIE® als ganzheitliche homöopathische Analysemethode die mit der Anwendung einer tiefenpsychologischer Hintergrunderkennung, der psychologischen Deutung von Krankheitssymbolen und Arzneimitteln therapeutische Ansätze verknüpft und zu einem neuen Ganzen verbindet ohne klassische Erkenntnisse zu vernachlässigen.

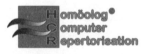

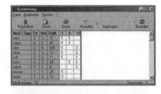

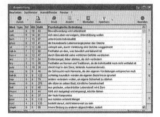

Suchen und Finden Sie die Symptome Ihrer Patienten in einer leicht verständlichen und vielen Praxen erprobten Homöopathie-Software.

Stellen Sie die Lebenssituation und Therapieblockaden Ihrer Patienten in unserer Software dar. Nutzen Sie die Möglichkeiten der therapiefertigen Darstellung solcher krankheitsfixierender, persönlichkeits- und bewußtseinshemmender Blockaden. Zweifellos ersetzt nichts den sprichwörtlichen gesunden Menschenverstand und die Intuition eines Homöopathen, Arztes oder Heilpraktikers.

Dennoch: Die Unzahl der geprüften Mittel, der Erkenntnisschub auf allen Ebenen homöopathischer Praxis sind kaum noch ohne kluge Hilfsmittel in Ihrer ganzen Breite erfass- und nachvollziehbar.

An dieser Stelle stehen unser Know-How und unsere eigenen langjährigen Erfahrungen sowohl in der homöopathischen Praxis als auch in der Weiterentwicklung derselben. Ganz gleich ob per Telefon, Fax oder Email: wir informieren sie umfassend und ermitteln gemeinsam mit Ihnen Ihre optimale Softwarekonfiguration.